中医疫病创新案例

何清湖　喻　嵘　主编

中医古籍出版社
Publishing House of Ancient Chinese Medical Books

图书在版编目（CIP）数据

中医疫病创新案例 / 何清湖，喻嵘主编. -- 北京 ：
中医古籍出版社，2024.8
（中医疫病学系列丛书 / 何清湖，喻嵘总主编）
ISBN 978-7-5152-1963-9

Ⅰ. ①中…　Ⅱ. ①何… ②喻…　Ⅲ. ①瘟疫－病案
Ⅳ. ①R254.3

中国版本图书馆CIP数据核字（2022）第034629号

中医疫病创新案例
中医疫病学系列丛书
何清湖　喻　嵘　主编

策划编辑　杜杰慧
责任编辑　张雅娣
封面设计　蔡　慧
出版发行　中医古籍出版社
社　　址　北京市东城区东直门内南小街16号（100700）
电　　话　010-64089446（总编室）　010-64002949（发行部）
网　　址　www.zhongyiguji.com.cn
印　　刷　北京市泰锐印刷有限责任公司
开　　本　710mm × 1000mm　1/16
印　　张　13.75
字　　数　240千字
版　　次　2024年8月第1版　2024年8月第1次印刷
书　　号　ISBN 978-7-5152-1963-9
定　　价　56.00元

《中医疫病学系列丛书》

总编委会

《中医疫病创新案例》

编委会

主　　编　何清湖　喻　嵘

副 主 编　曹　淼　孙相如

编　　委（排名不分先后）

尹周安　邓　娜　邓芳芳　刘　娟
孙相如　苏丽清　苏联军　李彩云
李鑫辉　杨艳红　肖碧跃　吴若霞
何宜荣　何清湖　邹旭峰　易亚乔
胡方林　胡以仁　郜文辉　聂　娅
黄安华　梅　明　曹　淼　喻　嵘
谢雪姣　雎世聪　黎鹏程

学术秘书　曹　淼

前　言

疫病，是指有强烈传染性并能引起较大范围流行的一类疾病。如《说文解字》中言："疫，民皆病也。"《素问·刺法论》："五疫之至，皆相染易，无问大小，病状相似。"疫病，是中国古代对人民健康与生命摧残最严重的一类疾病，如汉代张仲景在其《伤寒杂病论》的序中言："余宗族素多，向余二百。建安纪年以来，犹未十稔，其死亡者，三分有二，伤寒十居其七。"疫病对古代社会的影响可见一斑。疫病虽烈，但并未阻止中华民族的繁衍兴盛，其重要原因之一在于扎根于优秀中华文化，庇佑着中华民族的中医药一直在与疫病斗争。中医药在疫病的防治过程中，创立了独具特色和优势的中医疫病理论体系和诊疗方法，为中华民族的健康和昌盛做出了突出的贡献。

中医疫病学理论体系形成于战国时代至晋唐时期，初始时疫病理论较为笼统；宋代至元代，中医疫病学理论体系逐渐充实，如王履等提出"温病不得混称伤寒"的著名观点；明清，阐述中医疫病的温病学说已日趋成熟，对疫病的认识不断深入，理论更加完善，对疫病的形成、发展、传播等均有了较深刻的认识，并创立了一套比较完善的疫病辨证论治体系。如明末医家吴又可提出疫病的致病原因"非风、非寒、非暑、非湿，乃天地间有一种异气所感"，且不同疫病所感疫气各异，对疫病的病因学认识进一步深化；清代以卫气营血辨证、三焦辨证为核心的温病理论体系的确定标志着中医疫病在因机证治方面形成完整体系。历代均有医家致力于疫病的研究与防治，撰写了许多经典著作，创制了许多有效方剂，留下了许多治疫医案，他们应对不同疫病时不断创新的过程是一部生动的医学发展史。

随着工业革命的发生，人类生产力的发展，以及现代医学的出现，人类防治疫病的能力已大大提高，人们的健康水平和人均寿命也不断提升。但疫病对人类健康及生命威胁依然存在，疫病仍是危害人类健康的最大危险因素之一。如2003年春夏之时我国出现的SARS（严重急性呼吸综合征，非典），2012年首次在沙特阿拉伯出现的中东呼吸综合征，2014年起在非洲爆发的埃博拉病毒等，尤其是2019年末出现的新型冠状病毒，导致全球蔓延的新型冠状病毒肺炎（新冠肺炎），截至2021年7月中旬，累计感染近两亿人，死亡人数超过四百万，给人类健康带来了极为严重的后果。中医有上千年的应对疫病的经验，近年来通过实践检验，人们越来越认识到中医应对疫病的价值。例如在此次新冠肺炎疫情中，国内医学界广泛运用中医药防治疫病，疗效显著，并取得一些重大的科技成果。国家卫生健康委员会和国家中医药管理局推荐的"清肺排毒汤"，就是由张仲景的麻杏石甘汤、小柴胡汤、射干麻黄汤、五苓散等4个原方联合组成，从"寒湿疫"论治新冠肺炎，临床上取得了较好的疗效。这些事例表明中医应对疫病是有效的，中医药的理论和经验仍然可以持续指导疫病的防治。

为了进一步总结中医药防治疫病的理论和经验，加强中医药对防治疫病的指导作用，提高中医药防治疫病能力，我们特地组织专家、学者编纂了"中医疫病学系列"丛书。本套丛书共有5本，分别是《中医疫病经典选读》《中医疫病名医类案》《中医疫病名方类编》《中医疫病创新案例》和《现代中医疫病证治》，分别从中医药应对疫病的经典论述、名医治疫医案、历代治疫名方、疫病应对的创新案例和现代中医应对疫病的临床证治等5个方面进行了论述，形成了一套理论与实践论述完整，理法方药齐备的中医疫病丛书。期望本套丛书的出版可以促进中医疫病学的发展和完善，更好地指导现代中医防治疫病的临床实践，充分发挥中医药在防治疫病中的重要作用。

何清湖　喻　嵘

2024年2月9日

编写说明

传染病，尤其是烈性传染，一直以来都是人类健康的重大威胁。现在所称传染病，中医多称为疫病，早在公元前六百多年的《春秋公羊传》中就记载了鲁庄公二十年“夏，齐灾。大灾者何？大瘠也。大瘠者何？痢也。”而所谓“痢”，就是“民疾疫也”。又如《后汉书》中载有新莽时期“饥馑之所夭，疾疫之所及，以万万计。其死则露尸不掩，生者则奔亡流散”的惨状，乃至历代“死者万数”（魏文帝曹丕黄初四年）“城中疫，死者太半”（南齐梁武帝萧衍太清二年）等记载可谓史不绝书。中医正是在不断地与疫病斗争中传承发展的。而且随着气候、人口、生活环境的变化，以及战争等因素，不同时期影响中华民族的疫病不同，疫病在不断变化，呈现出不同的特点。中医在与不同的疫病斗争过程中，不同时代的医家发现原有的疫病理论与经验无法有效应对时下流行的疫病时，都不得不革故鼎新，其基于自身时代背景、医学资源、疫病特点、自身实践，积极地观察、总结，形成新理法方药以应对新的疫病。因此，从某个角度上说，中医疫病的发展史就是一部生动的医学创新史。

本书属于中医疫病学系列丛书之一，全书以历代对中医疫病理论和实践做出了重要贡献，提出了疫病创新思想、理念的医家主要生活的时代为序，相对系统地梳理分析了从汉朝张仲景应对疫情至现代中医应对新冠肺炎的案例，包括其疫病理论创新的时代背景、学术脉络、创新过程和新知新验。这个梳理过程即是对中医原有理论的进一步发掘与传承，同时对现代中医应对新型疫病亦有重要意义。前事不忘，后事之师，中医相对而言是一门更重视经验的医学，向先贤、向名家学习是提高自身临床水平的法门之一，通过系统整理历代医家的创新过程，使读者在面对新疫病时有可凭借的思想资源，以达到举一而反三，触类而旁通之效。

本书编写过程力求相对系统，内容精炼，分析深入。旨在让读者了解中医疫病理论等创新发展过程，开阔应对疫情时的思路，以提高中医应对疫病的创新能力。本书可作为中医临床、教学、科研之参考用书，适合于中医药院校在校学生和中医临床医师使用。需要说明的是，尽管所有编写者竭尽心智，精益求精，但历代作出贡献、有过疫病理论与实践创新的医家很多，本书难免挂一漏万；且医家理论与实践创新涉及方方面面，部分医家与现今时代相距甚远，对其疫病创新的解读因编者自身水平难以尽善尽美。因此本书仍有一定的提升空间，敬请专家和读者提出宝贵意见和建议，以便今后修订和提高。

何清湖　喻　嵘

2023 年 12 月 9 日

目 录

开宗立派，立法制方
——张仲景对疫病防治的贡献

张机（约 152—219），字仲景，南阳（今河南南县）人，曾任长沙太守。因爱好医术，勤奋学习，东汉末年成为著名的医学家，被后世尊称为“医圣”。《伤寒杂病论》大约成书东汉末年。汉末三国时代，封建割据，战乱频发，社会动荡，天灾常发，导致瘟疫四起。曹植在《说疫气》中形容当时的惨状，曰：“家家有僵尸之痛，室室有号泣之哀，或阖门而噎，或覆族而丧。”张仲景在《伤寒论・序》也记载“余宗族素多，向余二百。建安纪年以来，犹未十稔，其死亡者，三分有二，伤寒十居其七”，可见，在汉代疫病曾一度大规模流行，并造成了悲惨的局面。同时也说明《伤寒杂病论》著书时间与背景，在当时跟疫病的流行有着千丝万缕的关系。上海中医药大学张再良教授认为,《伤寒论》是一部疫病专著。因此本文以《伤寒论》原文和学术思想为基点，通过分析、归纳，阐述仲景关于疫病的病名、病因、辨证与方药。

一、《伤寒例》描述与疫病相关

《伤寒例》是《伤寒论》的开篇，可以看作是《伤寒论》的总论。《伤寒例》原文篇幅不长，论述的内容以伤寒为中心展开，通篇文字自始至终没有提到“疫病”两字，但是细细研究，其所陈述的内涵却是处处与疫病有着密切的联系。首先,《伤寒例》开篇阐述伤寒病因及特点之时，就以“毒”“杀厉”“时行疫气”“暴寒”“寒疫”等字眼描述，如“以伤寒为毒者，以其最成杀厉之气也”“夫欲候知四时正气为病，及时行疫气之法，皆当按斗历占之”“从春分以后，至秋分节前，天有暴寒者，皆为时行寒疫也”暗示其描述的伤寒非一般伤寒，而与疫病的病因特点似乎更为接近。同时,《伤寒例》又记载“凡时行者，春时应暖，而复大寒；夏时应大热，而反大凉；秋时应凉，而反大热；冬时应寒，而反大温。此非其时而有其气，是以一岁之中，长幼之病多相似者，此则时行之气也。”非其时有其气，感邪发病“长幼之病多相似”，与《黄帝内经》“五疫之至，皆相染易，无问大小，病状相似”之描述如出一辙。其中描述“中而即病者，名曰伤寒；不即病者，寒毒藏于肌肤，至春变为温病，至夏变为暑病”，感邪不即时而发的特点，与现代很多传染病潜伏期长（如流行性出血热、新冠肺炎）的特点也极为相似。

二、仲景论述疫病范围

1. 流行性感冒

流行性感冒初起以恶寒、发热、头疼、身疼等为主要特点，严重者可发展成支气管或细支气管型、肺炎型、胃肠型，甚至脑炎型、中毒型等；《伤寒论》中六经病证的症状和传变特点符合流感特征。如太阳病提纲证说：“脉浮，头项强痛而恶寒”与流行性感冒初起的中毒表现极为相似。流行性感冒偶尔可见间歇热相当于少阳病的往来寒热，而弛张热出现的烦热多汗的表现，则相似于阳明证的“发热，汗出，不恶寒反恶热”的提纲证。流行性感冒发热期间发热便秘、腹痛等症状，此即为伤寒的阳明腑证。流行性感冒重症时出现的虚脱现象，如呼吸急促、手足凉等，则与“少阴病六七日，息高者死”“少阴病恶寒、身蜷而利，手足逆冷者不治”等不谋而合。

2. 流行性出血热

《伤寒论》部分条文与出血热的症状与病程有着密切的关系。原文第 3 条：“太阳病，或已发热，或未发热，必恶寒，体痛，呕逆，脉阴阳俱紧，名为伤寒。”第 35 条：“太阳病，头痛发热，身疼腰痛，骨节疼痛，恶风无汗而喘者，麻黄汤主之”等太阳表证的描述与出血热发热期症状的呼吸系统的卡他症状相似。而原文中“呕逆”是出血热胃肠功能失调的常见症状。出血热发热期后进入休克期，会出现体温、血压下降，冷汗淋漓，四肢厥冷等症状。《伤寒论》太阳病发展到少阴病时，出现“脉微细，但欲寐也”“四逆，其人或咳，或悸，或小便不利，或腹中痛，或泄利下重者”等症状不谋而合。少阴病“小便不利，腹痛，咳而呕渴，下利不止，便脓血，心烦不得眠”等与出血热少尿期尿少、尿闭、恶心呕吐、腹痛腹泻等症状也极为相似。

3. 鼠疫

《伤寒论》部分条文描述的症状与疾病的发展特点，与鼠疫有诸多相似之处。鼠疫起病急，热势迅速升高并伴有寒战、疲乏、头痛及四肢酸痛等。针对这些特点，《伤寒论》中就有相关描述，如“太阳之为病，脉浮，头项强痛而恶寒”“太阳病，头痛发热，身疼腰痛，骨节疼痛，恶风……”“少阴之为病，脉微细，但欲寐也”“少阴病，身体痛，手足寒，骨节痛”等。对于颜面和眼结膜高度充血的特征性症状，《伤寒论》同样有原文陈述，如“阳明病，面合色赤，不可攻之”“少阳中风，两耳无所闻，目赤”等。对肝脾肿大，有“本太阳病不解，转入少阳者，胁下硬满”的描述；“发汗过多，其人叉手自冒心，心下悸，欲得按者”“伤寒，脉结代，心动悸”等与鼠疫并发中毒性心肌炎或者心衰的症状也有吻合之处。综上所述，《伤寒论》应该对鼠疫病的防治有一定的指导作用。

4. 霍乱

霍乱属中医病名，是以急性发作、上吐下泻为主要临床表现的一种病证。“霍乱”首见于《黄帝内经》，如《素问·六元正纪大论》：“太阴所至，为中满霍乱吐下。”《灵枢·经脉》：“足太阴厥气上逆则霍乱。”《素问·气交变大论》：“岁土不及，风乃大行，民病飧泄霍乱，体重腹痛。”《灵枢·五乱》：“清气在阴，浊气在阳，清浊相干……乱于肠胃，则为霍乱。”而霍乱证治则始于《伤寒论》，《伤寒论》设专篇论述“霍乱”，并对“霍乱”的病名、症候、方药等作了较详细的阐述。原文第 382 条：“问曰：病有霍乱者何？答曰：呕吐而利，此名霍乱。”第 383 条：“病发热头痛，身疼恶寒，吐利者，此属何病？答曰：此名霍乱。霍乱自吐下，又利止，复更发热也”等症状的描述，与烈性传染病“霍乱”症候表现极为相似，并提出用理中丸、五苓散、四逆汤等治疗霍乱。如原文第 386 条：“霍乱，头痛发热，身疼痛，热多欲饮水者，五苓散主之，寒多不欲水者，理中丸主之。”第 389 条：“吐利汗出，发热恶寒，四肢拘急，手足厥冷者，四逆汤主之。”

5. 痢疾

《黄帝内经》称痢疾为“肠澼”，并指出其主要症状为“下脓血”。张仲景《伤寒论》中描述“下利”的症状时也提出“必清脓血”,《金匮要略》中对“下利”（但要说明的是《金匮要略》所论述的下利除了有痢疾，还有泄泻）列专篇论述，系统阐述了下利的病因、病机、治疗方药。如《伤寒论》原文第 367 条述：“下利，脉数而渴，今自愈。设不差，必清脓血，以有热故也。”《金匮要略·呕吐哕下利病脉证治》篇述：“下利寸脉反浮数，尺中自涩者，必清脓血。”认为痢疾是因为阳复太过化热，热邪灼伤肠道血络，腐蚀血脉，导致便脓血。治疗有白头翁汤、大承气汤等。《金匮要略·呕吐哕下利病脉证治》篇：

“下利已差，至其年月日时复发者，以病不尽故也。”指出如余邪未尽，痢疾愈后容易复发，跟现代医学休息痢颇为相似，可用桃花汤等治疗。

6. 疟疾

疟病在《黄帝内经·疟论》篇中已有专篇论述，指出疟病的发作特点为休作有时，如原文说：“黄帝问曰：夫痎疟皆生于风，其蓄作有时者何也？”并对其间日发作的原因做了阐述，如“帝曰：其间日而作者何也？岐伯曰：其气之舍深，内薄于阴，阳气独发，阴邪内著，阴与阳争不得出，是以间日而作也”。《金匮要略·疟病脉证》篇所论之疟病，在《黄帝内经》关于疟病论述的基础上有所创新。其对于疟疾的病因、症状、辨证、疾病发展以及治疗方法做了详细的论述，如“病疟，以月一日发，当以十五日愈；设不差，当月尽解；如其不差，当云何？师曰：此结为癥瘕，名曰疟母，急治之，宜鳖甲煎丸”阐述了疟疾病先寒战后高热，而后汗出热退，间隙而作，休作有时的典型症状特点。并指出各种疟病经久不愈，可成疟母的特点及治疗方药。并按脉证和寒热多少分述了温疟、瘅疟、牝疟的证治。如：“阴气孤绝，阳气独发，则热而少气烦冤，手足热而欲呕，名曰瘅疟。若但热不寒者，邪气内藏于心，外舍分肉之间，令人销铄肌肉。”“温疟者，其脉如平，身无寒但热，骨节疼烦，时呕。”“疟多寒者，名曰牝疟。”针对不同的疟病，治疗方法也有所不同。疟母用鳖甲煎丸，温疟治用白虎加桂枝汤，牝疟治则用蜀漆汤。为后世论治疟病奠定了临床基础。

7. 病毒性肝炎

黄疸是病毒性肝炎的常见症状。《金匮要略·黄疸病》篇设专篇详细阐述了黄疸病的症候、治疗方法、预后，如“病黄疸，发热烦喘，胸满口燥者，以病发时，火劫其汗，两热所得。然黄家所得，从湿得之。一身尽发热而黄，肚热，热在里，当下之”“腹满，舌痿黄，燥不得睡，属黄家”“黄疸之病，当以十八日为期，治之十日以上瘥，反极为难治”“疸而渴者，其疸难治，疸而不渴者，其疸可治。发于阴部，其人必呕；阳部，其人振寒而发热也”，所描述的症候特点与现代医学的病毒性肝炎非常相似。本篇所记载的茵陈蒿汤、茵陈五苓散、栀子大黄汤等也是现在临床治疗病毒性肝炎所致黄疸的常用方剂。

三、奠定了疫病伏气理论基础

人体外感六淫伏于体内不即刻发病，过后方发之病称为伏气病。现代医学的部分传染病跟伏气病有很多相似之处。据现存医籍所载，正式提出伏气病这一概念的为张仲景。《伤寒论·平脉法》中记载："师曰伏气之病，以意候之，今月之内，欲有伏气。假令旧有伏气，当须脉之。"文中明确提出了"伏气"这一名词。《伤寒例》原文中虽然没有明确表述有伏气温病，但其字里行间蕴含之意对于伏气温病的辨证论治具有很重要的指导意义。如"中而即病者，名曰伤寒；不即病者，寒毒藏于肌肤，至春变为温病，至夏变为暑病"。清代王孟英也在《温热经纬》中立专篇论述"仲景伏气温病篇"，如"彼冬温春温之先犯手太阴者，皆曰风温，乃吸受之温风也。此伏邪内发，误汗致逆者，亦曰风温，乃内动之虚风也。然风温在肺，只宜清解。若误以辛热之药汗之，亦有自汗多眠，鼻鼾难语之变。"对《伤寒论》太阳病篇第 6 条原文"太阳病，发热而渴，不恶寒者为温病。若发汗已，身灼热者，名风温"从伏气温病的角度进行阐述。另如《温热经纬》又云："温邪非发散可愈，即有表证，亦岂辛温可发，桂枝汤为伤寒表病而里和者设，温证邪从里发，而表且未病，误用桂枝，适足以助邪而耗液。盖伏寒化热，少阴之精，已被劫夺，更用辛热，是绝其本而资之脱也。若曰少阴本寒标热，邪入其界，非温不散，然温病之发，寒已变热，其欲出之势，有不待引之而自出者，其不能出者，必皆阴精已涸者也，不然宁有不出者耶？"从伏气温病的角度阐发《伤寒论》"服桂枝汤，大汗出后，大烦渴不解，脉洪大者，白虎加人参汤主之"原文。

四、提出疫病有寒疫和温疫之别

《伤寒论·伤寒例》中提出"从春分以后，至秋分节前，天有暴寒者，皆为时行寒疫也……其病与温及暑病相似，但治有殊耳""以伤寒为毒者，以其最成杀厉之气也。中而即病者，名曰伤寒。"将疠气归于"伤寒之中"。仲景在《伤寒论·序》序言里也明确表示，疫病十之有七为感受伤寒。曰："建安纪年以来，犹未十稔，其死亡者，三分有二，伤寒十居其七。"但寒邪潜伏机体，至春夏阳气生发之时，与春温之气相搏，可变为温病，与夏暑之气相搏可变为热病，与长夏暑湿之气相搏则变为湿温。曰："若更感疫气，变为它病者，当依后坏病证而治之……阳脉濡弱，阴脉弦紧者，更遇温气，变为温疫。""从立春节后，其中无暴大寒，又不冰雪，而有人壮热为病者，此属春时阳气发于冬时伏寒，变为温病。""不即病者，寒毒藏于肌肤，至春变为温病，至夏变为暑病。暑病者，热极重于温也。"为后世温疫学说的形成奠定了理论基础。

五、丰富完善辨证论治体系

（一）六经辨证体系完善

《伤寒论》以六经作为辨证论治纲领。仲景在认为外感病的传变途径是由表入里、由浅入深、由轻而重，于是将外感疾病的各个阶段的症候特点，进行归纳，进行分析，结合《黄帝内经》有关脏腑经络、气血津液、病因病机等理论知识，创造性地创立了六经辨证的理论体系。六经，即太阳、阳明、少阳、太阴、少阴、厥阴。六经辨证以六经所属的脏腑经络、气血津液的生理功能与病理变化为基础，结合人体自身体质，病邪的特性，病势的缓急等因素，对外感疾病发展过程中各个阶段的特点进行分析、归纳，以此来认识、判断疾病的的性质、特点、轻重缓急，并以此为基础而确立处理原则。太阳病为外感疾病的初期阶段，少阳病是疾病传变过程中，病邪入侵机体半表半里的阶段，阳明病是正邪相争激烈，邪热极盛的阶段；太阴病是三阴病的起始阶段，少阴病是三阴病的第二个阶段，病情较为危重，厥阴病是伤寒六经病证的最后阶段。总体来说，三阳是以六腑的病变为基础，属表、属实、属阳；三阴是以五脏的病变为基础，属里、属虚、属阴。六经辨证理论体系的确立，不仅明确了外感病的发展规律，为外感病的辨证论治提供了方向性指导，而且为孕育后世温病学说的形成与发展提供的理论基础。在 2019 年爆发的新冠肺炎中，清肺排毒汤对阻断新冠肺炎的进展做出了突出的贡献。其组方指导思想就是伤寒论的六经辨证，专门为三阳合病的重型患者而设。针对太阳之表用麻黄汤合麻杏石甘汤解；半表半里之少阳证用小柴胡汤；重用石膏则清阳明之里热。

（二）奠定了三焦辨证及卫气营血辨证思想的基础

三焦辨证、卫气营血辨证是清代温病学派建立的辨证体系，也是疫病的主要辨证方法之一。《金匮要略》中虽没有明确的三焦辨证、卫气营血辨证，但其中还是能看到一些三焦辨证与卫气营血辨证的相关论述。如《金匮要略·五脏风寒积聚病》篇中说“热在上焦者，因咳为肺痿；热在中焦者，则为坚；热在下焦者，则尿血，亦令淋秘不通”，明确指出，热邪侵犯上、中、下三焦不同的部位，临床表现也尽然不同。热入上焦伤肺，肺失清肃，肺气上逆，则为咳嗽，病情进一步发展，热邪耗气伤阴，久而久之则变为肺痿；热入中焦耗伤脾胃津液，肠道失去津液濡养，则为燥为硬为坚；热入下焦，灼伤肾与膀胱之血络，则发为尿血；热结膀胱，膀胱气化不利，则变为癃闭。《金匮要略》中所阐述的上、中、下焦的概念，虽与吴鞠通三焦辨证中的三焦不完全相同，但其明确提出热邪在三焦的不同部位，所表现出的不同病证，在一定程度为后世疫病三焦辨证奠定了理论基础。《温病条辨》认为温病从口鼻而入后，可上焦通肺，逆传心包；上焦不治可传中焦“脾胃”，中焦不治可传下焦肝肾。叶天士在《临证指南医案》也明确指出疫病传变方式可从上而下，从下而上，流传三焦说“吸入疫疠，三焦皆受”。

《金匮要略·肺痿肺痈咳嗽上气病》篇中论述肺痈时说：“风中于卫，呼气不入；热过于荣，吸而不出。风伤皮毛，热伤血脉。风舍于肺，其人则咳，口干喘满，咽燥不渴，多唾浊沫，时时振寒。热之所过，血为之凝滞，蓄结痈脓，吐如米粥。始萌可救，脓成则死。”把肺痈病情的发展分为了卫、营、皮毛、血脉等层次，明确肺痈由卫到营的发展过程，为后世温病学卫气营血辨证体系的创立奠定了良好的基础。2003 年“非典”肆虐，中医融合三焦辨证及卫气营血辨证，提出系统完善的治疗方案，对提前“非典”的转折点，并治愈“非典”，减少“非典”后遗症的发生，有着不可忽视的作用。

（三）重视气血津液辨证

气血津液辨证是以人体气血津液改变特点为辨证基础，《金匮要略》中有较丰富且临床指导意义颇强的气血津液辨证理论，主要体现在辨气、辨血、辨痰饮水气三方面。辨气：例如辨奔豚气，“奔豚气上冲胸，腹痛，往来寒热，奔豚汤主之”，气逆上冲胸，气机阻滞，出现胸闷腹痛等，可用疏肝理气、降逆平冲之奔豚汤进行治疗。辨血：如辨治妇人产后腹痛的“产后腹痛，烦满不得卧，枳实芍药散主之”“师曰：产妇腹痛，法当以枳实芍药散，假令不愈者，此为腹中有干血着脐下，宜下瘀血汤主之；亦主经水不利”，是气血郁滞和血瘀之产后腹痛；辨治月经病的“妇人经水不利下，抵当汤主之”“带下经水不利，少腹满痛，经一月再见者，土瓜根散主之”亦是血瘀之证。实际上，《金匮要略》辨治妇人病时论述了较多的瘀血所致病证，同时给出了多种消瘀法及方药，对后世的瘀血学说有非常重要的影响。辨津液：如在《金匮要略·痰饮咳嗽病》篇中全面系统地论述了痰饮、悬饮、溢饮、支饮等因水饮之邪停留机体不同部位所致病证的辨证论治，《金匮要略·水气病》篇中也论述了因水液代谢障碍导致风水、皮水、正水、石水、黄汗等多种水肿病的辨证论治，都是津液辨证的典型运用。

（四）八纲辨证贯穿始终

八纲辨证是根据望、闻、问、切取得的材料，进行分析归纳，判别疾病的病变部位、性质、病势缓急轻重、正邪力量胜负等情况，将疾病归纳为阴、阳、表、里、寒、热、虚、实八类证候的辨证方法，是中医辨证的基本方法。八纲的概念虽是清代程钟龄在《医学心悟》中首先明确提出，但张仲景早已将阴阳、表里、虚实、寒热理论运用于外感病、杂病的辨证中，处处体现了阴阳、表里、虚实、寒热分治，实质就是八纲辨证的论述与运用。《伤寒论》论的三阳、三阴证既是外感病的阴阳纲领，也是表里纲领。而桂枝汤证和麻黄汤证则是太阳表证虚实辨证的典范。张仲景在《伤寒论》中也一再强调，辨明疾病的寒热在临床中是基本准则，尤其是寒热出现疑似时，分清寒热真假更为关键，如原文11条说："病人身太热，反欲得衣，热在皮肤，寒在骨髓也；身大寒，反不欲近衣者，寒在皮肤，热在骨髓也。"《金匮要略》也以阴阳作为杂病的辨证纲领，首篇就提出"阳病十八""阴病十八"；强调辨别疾病一定要分清表里，如"病人脉浮者在前，其病在表；脉浮者在后，其病在里，腰痛背强不能行，必短气而极也"。浮脉位置不同，则有主表里之异；相同病位或相同症状，如果辨证有虚实不同，治疗则就完全不同，如"肝虚则用此法，实则不在用之""吸而微数，其病在中焦，实也，当下之即愈，虚者不治。"治疗百合病提出"见于阴者，以阳法救之""见于阳者，以阴法救之。"同样是"胸痹心中痞，留气结在胸，胸满，胁下逆抢心，枳实薤白桂枝汤主之，人参汤亦主之"；《金匮要略·五脏风寒积聚病》篇在论述三焦热证和大小肠病变时，明确提出有寒证、热证之别，"大肠有寒者，多鹜溏；有热者，便肠垢。小肠有寒者，其人下重便血；有热者，必痔"。大肠因寒可表现为水粪混杂下如鸭便，因于热则大便黏滞而不爽；小肠因于寒则阳虚气陷而下重便血，因于热则发生痔疮，这都是提示脏腑病证必须辨明寒热性质。同时，《金匮要略》在运用脏腑经络辨证方法对各种杂病进行具体辨证论治时也多贯穿着八纲辨证，如；如"气结在胸"之胸闷，有枳实薤白桂枝汤的实证，亦有人参汤的虚证；咳嗽病位近于表，用厚朴麻黄汤散之，病位偏于里，用泽漆汤利之，这些都是脏腑经络辨证与八纲辨证的结合。

六、重视疫病预防

（一）未病先防

预防疾病一个重要思想就是"未病先防"。科学性的预防疫病，防止疾病的发生，才是上策。《黄帝内经》说："是故圣人不治已病治未病，不治已乱治未乱，此之谓也。夫病已成而后药之，乱已成而后治之，譬犹渴而穿井，斗而铸锥，不亦晚乎。""不相染者，正气存内，邪不可干，避其毒气。"提高自身免疫力，并避免邪气的入侵，才能有效预防疾病的发生。张仲景十分重视防患于未然。在《金匮要略》首篇第 1 条原文就提出“上工治未病”的观点，明确“治未病”的思想，并提出了具体预防疾病的措施，如饮食上“服食节其冷热苦酸辛甘”“春不食肝，夏不食心，秋不食肺，冬不食肾”“果子落地经宿，虫蚁食之者，人大忌食之”，房事上“房室勿令竭乏”等具体措施；而《金匮要略·禽兽鱼虫禁忌并治》篇指出的“六畜自死，皆疫死，则有毒，不可食之”“疫死牛，或目赤，或黄，食之大忌”，对预防疫病具有一定的指导意义。

（二）既病防变

预防疾病的另一重要思想就是“既病防变”。“既病防传”是指在疾病欲传或尚未传入他处时，及时进行防治。张仲景在《金匮要略》首篇提出“见肝之病，知肝传脾，当先实脾”“适中经络，未流传脏腑，即医治之。四肢才觉重滞，即导引、吐纳、针灸、膏摩，勿令九窍闭塞”。《金匮要略·痉湿暍》第 12 条：“太阳病，无汗而小便反少，气上冲胸，口噤不得语，欲作刚痉，葛根汤主之。”太阳证，如出现了“气上冲胸，口噤不得语”等症候，提示疾病有内传阳明的趋势。此时，如果不采取有效方式截断病程，很有可能发展成“卧不着席，脚挛急，必龂齿”之里刚痉，因此，此时要用葛根汤，既开泄太阳之邪，又利阳明之热，防止疾病由表入里，加重病情。《金匮要略·奔豚气病》篇第 4 条：“发汗后，脐下悸者，欲作奔豚，茯苓桂枝甘草大枣汤主之。”由于发汗后损伤心阳，引动下焦素有之水饮。饮邪在脐下筑筑动悸，刻有上冲之势。故曰“欲作奔豚”，若不及时阻断，其气必“从少腹起，上冲咽喉，发作欲死”。故急投苓桂甘枣汤，用茯苓利其水，大枣实其脾。桂、甘护其心，以防水气逆冲。由此可见，要及时有效地截断病程，防止病邪的深入及疾病的传变，必须明确疾病发生的原因，发展和变化的规律，如此才能有效防止疾病的发生，或者疾病发生后尽早治愈，真正做到未病先防、既病防变。当然在实际运用中，并不一定要拘守五行以胜相加的法则，而应从每一疾病发展趋向的实际出发。这样，才能在广义的范围内，真正掌握“治未病”的精神实质。

（三）瘥后防复

治未病还应包括重视病后调摄，采取各种措施，防止疾病的复发。某些疾病经过适当治疗以后，矛盾虽然暂时解除，但此时邪气未尽，正气未复，气血未充，阴阳未平，如果饮食、劳逸不当、起居失常等，疾病容易复发，此时应当辅以预防性治疗。仲景对此非常重视，提出“大病差后劳复者，枳实栀子豉汤主之”“病人脉已解，而日暮微烦，以病新差，人强与谷，脾胃气尚弱，不能消谷”之观点，疾病初愈，如妄动劳作，早坐早行，多言多虑多食等均可导致疾病的复发。并指出，如果疾病复发，多食可采取“损谷则愈”；如因思水而尽量与饮，势必胃弱不能消水，便有旧饮方去，新饮复停于胃的可能，则采取“思水者，猪苓散主之”措施，使中运复常，气化水行，则续进新饮而不致复发。还有在剧烈呕吐后津液随宿食大量涌出，常口渴欲饮，而脾胃功能极差，饮后势难输化，故提前用温脾化饮之茯苓泽泻汤剂预为防范。本条与前一条，病位有上有下，病情有轻有重，用药宜散宜汤，固属不同，但在预防水饮复发这方面则是一致的。其他各病，凡在康复期间，需要用药物调摄者，也应仿此原则处理。

七、养护正气对预防疫病的重要性

正气，通俗而讲，就是人体的抗病能力。《黄帝内经》云“正气存内，邪不可干”。扶养正气，是提高人体免疫力，是正胜邪退，病体康复的关键。正气强盛与否，是能否防止疫邪侵犯人体，并导致疾病发生的关键。仲景治病防病的主导思想就是既要积极祛邪，更须顾护正气。“若五脏元真通畅，人即安和”，对于正邪矛盾双方，仲景更侧重于保护正气，认为正气是发病的决定因素，并指出“更能无犯王法、禽兽灾伤，房室勿令竭乏，服食节其冷、热、苦、酸、辛、甘，不遗形体有衰，病则无由入其腠理”等内养正气的具体措施。《素问·生气通天论》曰：“阳气者，若天与日，失其所，则折寿而不彰，是故阳因而上，卫外者也。”阳气对于人体来说，如太阳一样，至关重要。因此，仲景注重扶阳，善用桂枝、干姜、附子、生姜等固护人体的阳气。同时仲景也非常注重后天之本脾胃之阳气的固护，《伤寒论》112 方用甘草 71 方，用大枣 39 方，用人参 20 方，用粳米 5 方。可见仲景重视“无犯胃气”的原则，把保护脾胃之气的思想贯穿在治疗过程中。

八、为疫病的治疗创立了许多经典名方

疫病初期的主要治法是汗法。通过发汗，可开泄腠理，调和营卫，使人体邪气由肌表随汗而解。寒邪闭表，湿邪郁表，风邪袭表，都需用汗法。张仲景结合临床实践，在《伤寒论》《金匮要略》中创立许多有效的汗法方剂，汗法内容非常丰富，如发汗散寒的麻黄汤，疏风发汗的桂枝汤，解肌舒筋发汗的葛根汤，发汗清热的大青龙汤，发汗散饮的小青龙汤，发汗散寒除湿的麻黄加术汤等。而《伤寒论》中治疗里热证的清热、攻下诸法及书中的麻杏石甘汤、

葛根芩连汤、升麻汤、白虎汤、三承气汤、白头翁汤、茵陈蒿汤等方剂，也被后世医家在治疗疫病中所广泛采用，对疫病的治疗和发展产生了深远的影响。如有效阻断新冠肺炎的“清肺排毒汤”，由麻杏石甘汤、五苓散、射干麻黄汤、小柴胡、小青龙汤等多个经方组成，可以说是仲景经方的综合运用。可见《伤寒论》之经方有扭转乾坤的作用。

肖碧跃

参考文献

[1] 张再良 . 亦古亦今话疫病 [J]. 上海中医药杂志，2020，54（12）：1–5.

[2] 何赛萍 .《伤寒论》对中医传染病学发展的影响 [J]. 光明中医 2005，10（5）：1–2.

[3] 李春婷 . 浅析《金匮要略》关于下利的证治 [J]. 国医论坛 .1999，14（1）：1–2.

[4] 戚学文 .《伤寒论》是我国最早论述鼠疫的不朽著作 [J]. 国医论坛，1999，14（1）：39–40.

[5] 顾武军 .《伤寒论》霍乱病篇评述 [J]. 南京中医药大学学报，2005，21（4）：212–215.

[6] 阎绍华，王迎春，刘明 . 运用《伤寒论》六经辨证治疗流行性出血热 [J]. 辽宁中医杂志，1984，8（20）：18–2.

[7] 王汉，王敦方，宋红新等 . 从《伤寒论》六经辨证探讨抗新冠肺炎“清肺排毒汤”的组方规律 [J]. 海南医学院学报，2020，26（19）：1441–1445+1454.

[8] 吴琪，张新雪，赵宗江 . 从《伤寒论》六经传变理论探讨新冠肺炎的转归 [J]. 世界科学技术 – 中医药现代化，2020，22（3）：544–551.

[9] 王凤霞，张云，刘可春 . 基于《伤寒论》理法方药理论浅谈新冠肺炎防控策略 [J]. 山东科学，2020，33（2）：12–16.

[10] 王大伟，王飞雪，岳利峰 . 从伤寒与温病两大辨治体系的差异谈新发、突发传染病的辨治 [J]. 中医学报，2018，33（239）：588–593.

[11] 杨钦河 . 彭胜权伏气学说及其对外感热病的临床意义 [J]. 山东中医药大学学报，1998，22（6）：413–416.

儒道双修，出处两得
——葛洪防疫理论与实践创新

葛洪作为中国古代十大名医之一，其本身还是道教历史上里程碑式的人物。在葛洪的理论思想体系中，亦道亦儒，提出“夫道者，内以治身，外以为国”儒道兼综的综合性学术思想。此外，葛洪在祖国医药学领域也有着卓越的贡献，其著作《肘后备急方》中记载了颇具特色的传染病中医基础理论知识体系，并在该书中首次明确地提出“戾气”致病作为温病致病的病因之一，进而创造性地开创了中医温病学理论知识体系中“戾气”的辨证思维特色。自有了葛洪之后，中医学“戾气”理论知识体系发展也具备了一定程度的理论基础，此后历经后世医家进一步发挥而完善，终使“戾气”这一独特邪气辨证思维在中医领域独树一帜，理论完备。在这一方面，葛洪可谓功不可没，而葛洪之所以能独建其功，与其博学古籍、善思善行，师古不拘古的求学品质有着密切关系。

一、创新背景

葛洪（284—364），字稚川，自号抱朴子，也被人称为小葛仙翁，出生在一个没落的官僚世家。葛洪的家族曾经显赫一时，他的叔祖父葛玄是三国时期孙吴政权的大鸿胪；他的父亲葛悌在孙吴政权时历任要职，并在孙吴政权灭亡后，凭借家势在晋朝官至邵陵太守。葛洪在家中排行第三，幼年时期被父亲百般宠爱。如同其他官宦子弟一样，葛洪游手好闲，不愿意刻苦学习。葛洪 13 岁时，父亲葛悌去世，整个家族没有了生活来源，家势迅速地衰落。此时的西晋王朝也走到了尽头，“八王之乱”造成了社会大混乱，葛洪的家乡同样不能避免。生活的艰辛和世态的炎凉，使得葛洪受到极大的震动，从此之后一心向学。葛洪阅读了大量的经典著作，发现自己对“神仙导养之法”非常感兴趣。

大约在18岁时，他拜郑隐为师。郑隐是葛洪叔祖父的弟子，葛洪的叔祖父葛玄是三国时期著名的方士，精于炼丹之术，世人称他为葛仙翁，也叫太极仙翁。不知是否因为这层原因，葛洪得到了郑隐的悉心指导，据说郑隐还将一些道家的保密典籍传授给了葛洪，让他进行钻研。葛洪也没有辜负郑隐的希望，在他20多岁的时候，就以儒道并通而远近知名，并有了要“立一家之言”的想法，但这一进程不久就因战乱所打断。

葛洪生平内擅丹道，外习医术，研精道儒，学贯百家，思想渊深，著作鸿丰，著有《抱朴子》《肘后备急方》等经典著作流传于世。葛洪出身于江南士族，13岁时丧父，家境渐贫，食不饱穿不暖。当时那段艰难时期，他以砍柴所得，换回纸笔，在劳作之余抄书学习，常至深夜。乡人因而称其为抱朴之士，他遂以“抱朴子”为号。他性格内向，不善交游，只闭门读书，涉猎甚广。这一时期也为他将来的巨大成就奠定了坚实的学识基础。自东汉末年时期，瘟疫在民间大范围流行传播，也是在这个瘟疫横行的时期，道教应运而生，葛洪作为道教历史上的里程碑式人物，在当时与众多道教医家一样，与抗击瘟疫，普救苍生百姓有着不解之缘。

二、实践创新

在葛洪的著作《肘后备急方》中就记载着大量防疫的实践指导理论经验。在此书中，不仅存在着葛洪毕生所达到的医学成就，并且也涵盖了道教中许多独特的治理瘟疫的经验。其中预防瘟疫的三大措施，开世界抗疫之先河，比西方预防医学思维和理论的形成早了近千年的时间，在我国防瘟疫、抗瘟疫的艰辛道路上留下浓墨重彩的一笔。

（一）控制传染源

某些动物作为瘟疫病原体的中间宿主，极易在人群中造成大范围的疾病传播，具有较高的致病性与传染性。因此，尽早控制传染源，对瘟疫防控的有效性具有积极意义。葛洪对瘟疫传播曾有明确的记载并在《肘后备急方》中提出一系列的防治方法。

例如牛、马等经济价值较大的生物传染源，葛洪就指出可以运用赤散方予以治疗、防控。《肘后备急方》中明确记载道：“牛马疫，以一匕著舌下，溺灌，日三四度，甚妙也。”此外，葛洪在书中也对狂犬病发病的征兆有着详细记载：“及寻常忽鼻头燥，眼赤不食，避人藏身，皆欲发狂”，并且还对治疗狂犬病的独到解决方案有详细记载：“宜枸杞汁，煮糜饲之，即不狂。”这对后世治疗狂犬病起到了指导作用。对于“射工毒”和“沙虱毒”这类动物宿主的控制方法，葛洪指出，“当养鹅鸭，食，人行将纯白鹅以辟之，白鹅亦善。带好生犀角，佳也。生麝香、大蒜合捣，以羊脂和，著小筒子中，带之行。”表明“射工毒”可通过饲养鸭鹅来捕食射工毒虫的方法，或者通过佩戴生犀角躲避射工毒虫的方法来控制毒虫侵袭；而“沙虱毒”则可以通过利用麝香和大蒜来避免沙虱近身。

在葛洪看来，传染源的有效防控，对整个瘟疫防控过程都有着至关重要的影响。葛洪在著作中所记载的控制传染源的方法，经历代平民百姓亲身实践，证明了其有效性与实用性，在民间具有较高的指导价值，并在一定程度上遏制了瘟疫的传播发展，斩断瘟疫传播的源头。

（二）切断传播途径

传播途径是病原体从传播源到易感人群的传播过程，切断传播途径更是防治传染病中至关重要的一大环节。在切断传播途径这一方面，道教对此作出了诸多实践，葛洪在《肘后备急方》中提出消毒是切断传播途径中最为常用的防疫手段，对于这一手段，葛洪在其著作中也有详细论述。《肘后备急方》中所记载的诸多烧熏法的辟瘟疫方如“太乙流金方……庭中烧，温病人亦烧熏之”以及“虎头杀鬼方……每月初一和十五半夜院内烧一丸”。诸如此类的烧熏消毒法，旨在通过利用消毒药品的燃烧所产生的气体进行空间消毒来达到净化空气的目的。这种消毒方法在当时的时代背景下运用甚广，是对前人经验的一种继承与创新。

另外，《肘后备急方》中还载有通过佩挂药物来进行消毒，以达到净化空气的方法，曰：“得真犀、麝香、雄黄为良药，人带此于身，亦预防之。”佩挂药物法主要是利用药物的挥发性，将其气味持续释放而防御疫邪侵袭，这种方法至今都民间都在广泛使用。此外，葛洪还向后人介绍了一种利用药物涂抹身体额上、五心、鼻人中及耳门等处来达到防御疫毒的方法。在《肘后备急方》中就有讲道：“姚大夫，辟温病粉身方……以粉涂于身，大良；赵泉黄膏方……以摩身体数百遍，佳；赤散方……亦宜少许以纳粉，粉身佳。”

除了消毒这一预防瘟疫的手段外，卫生管理、免疫接种的方法早在晋代时期就已被葛洪等诸多医家所运用，比起西方通过免疫接种的方式预防传染病，我国早了近千年。

在阻断瘟疫传播过程中，要做好空气与水源的清洁。消毒法是保持空气卫生清洁的主要方法。葛洪在《肘后备急方》中提出了许多用于辟瘟疫的空气消毒法，如太乙流金方、虎头杀鬼方等。水源卫生则是人体健康的重要保障，也是瘟疫时期整治的重要对象。《肘后备急方》记载的辟瘟疫的单行方术：“……吞麻子、小豆各二七枚，又各二七枚，投井中，又以附子二枚，小豆七枚，令女子投井中。”说明在井水中投以小豆等药物，可起到杀虫消毒的作用。在处理个人卫生方面，葛洪尤其注重药浴。药浴法是将药物作为沐浴汤，通过药浴来进行辟疫。此外，不良的饮食习惯亦是导致疾病产生与流行的重要因素之一。葛洪指出，“凡所以得霍乱者，多起饮食，或饮食生冷杂物”，可见葛洪将霍乱的起因归结于饮食因素，认为饮食生冷或不洁均可导致疾病发生。故葛洪明确告诫禁止食用自死性畜生，否则将导致疾病，曰：“六畜自死，皆是遭疫，有毒，食之洞下，亦致坚积……几物肝脏，自不可轻啖，自死者，弥勿食之。”

切断传播途径即使在现代社会的医疗条件下依旧是防控疫情中最为关键的一环，这也是成本最低、收效最高的关键环节。葛洪通过阅读学习民间以及历代医家的卫生保健手段，加之自身对瘟疫传播途径的理解与领悟，总结归纳出诸多民间百姓易行、易懂的阻断瘟疫传播的防控手段，并且这些手段一直延用至今。由此可见，古人凭借敏锐的观察力与判断力，在医疗条件与科技手段极度落后的条件为我国瘟疫的防控带来了巨大的突破性进展。

（三）保护易感人群

易感人群指的是对传染病病原体缺乏免疫力，易受感染的人群。道教保护易感人群措施多属养生术。葛洪在早期便提出防治于先的养生思想。这一思想在其著作《抱朴子》中记载道：“或问曰：为道者可以不病乎？”抱朴子曰：“养生之尽理者，既将服神药，又行气不懈，朝夕导引，以宣动荣卫，使无辍阂，加之以房中之术，节量饮食，不犯风湿，不患所不能，如此可以不病……又多令人以针治病。”其预防为先的思维充分体现出《黄帝内经》中“治未病”的思想，这一思想至今依旧广泛运用于各类疾病的防治、防变。

此外，葛洪还提出饮食法、服药法等多个方法保护易感人群的实践结论，并取得良好效果。《黄帝内经》中就有强调饮食调适对脾胃的重要性，认为“人以水谷为本”，四季皆“以胃气为本”“胃不和则精气竭”。若饮食不节，饥饱无常，不但损伤脾胃，也会影响五脏和五脏精气，降低抗病能力。葛洪在饮食预防方面，就提出了以豉术酒辟疫，曰：“豉杂土酒渍，常将、服之……熬豉新米酒渍，常服之。”在服药法方面，《素问·遗篇》中较早提出服用“小金丹方”预防疫病，曰：“小金丹方：辰砂二两，水磨雄黄一两，叶子雄黄一两，紫金半两……服十粒，无疫干也。”葛洪在《肘后备急方》中对于伤寒时气温病的预防，就提出了：“大黄三两，甘草二两，麻黄二两，杏仁三十枚，芒硝五合，黄芩一两，巴豆二十粒，熬，捣，蜜丸和如大豆，服三丸，当利毒。利不止，米饮止之。家人视病者，可先服取利，则不相染易也。”即探望病人的家属，事先服用该丸泄下，就能避免被传染。此外，葛洪还记载了预防瘟疫的诸多药方，如辟瘟疫药干散、老君神明白散、赤散方常用辟温病疫散方、赵泉黄膏方和单行方术等。以及断温病的诸多又方，如常服小豆、熬豉、酒渍等可断温病，令不相染。

葛洪在平日瘟疫防控过程中敏锐地发现人的体质不同，对各类瘟疫疾病的易感性也不尽相同。对体质薄弱的易感人群，葛洪在著作中也提出了许多行之有效的预防措施来预防瘟疫，其中绝大多数预防措施都具有“简、便、廉、验”的特点，对普通的平民百姓来说也可以在自家运用此类方法，并不拘泥于一部分人使用。这一优点使得葛洪所记载的大部分预防措施与治疗方法得以被广大平民百姓所接受与传承。

三、理论创新

葛洪是中国东晋时期有名的医生，是预防医学的倡导者。著有《肘后备急方》一书，书中最早记载一些传染病如天花、恙虫病症候及诊治手段。“天行发斑疮”是全世界最早有关天花的记载文字，此外，书中也存有关于天花的古老免疫学疗法，独具中医特色，简单易行，简而有效，为当时落后的医疗条件及科技水平低下的时代环境，创造了一股独具医家大格局、高思维的创新思想，成为抗击天花等多种急性传染病中流传千古的佳话。

其中，原始的三步预防疫病的措施由此而生，初始的天花“人痘接种法”也通过继承前人的抗疫经验后独创而出，这一点在当时战火峰起、瘟疫流行、尸横遍野的恶劣环境下得以展现出它巨大的价值，葛洪是其中的集大成者，他的中医辨证思维也由此顺应了那个时代的医学背景，也在一定程度上对前人的经验进行了总结和发挥，葛洪独具特色的中医预防辨证思想堪称我国史上预防医学的开端，发前人之未发。

（一）免疫接种理论的阐述

早在东晋时期，葛洪就发明了狂犬病的人工主动免疫法：“又方，仍杀所咬犬，取脑敷之，后不复发”，并创造性地提出可以利用狂犬脑髓干粉敷在伤口处治疗狂犬病的理论，这是人类对免疫接种法的最初探索，这一创造性理论思想与后来的巴斯德预防狂犬病原则一致。《肘后备急方》中记载了关于天花的论述："比岁有病时行，仍发疮，头面及身，须臾周匝，状如火疮，皆戴白浆，随决随生，不即治，剧者多死……以建武中于南阳击虏所得，仍呼为虏疮。"葛洪治疗天花"以毒攻毒"的思想已经十分接近现代免疫学思想，在这种思想的指导下，中国古代防治天花病毒逐渐产生一种新的医治方法——人痘种植术。这一思想在当时的条件下成为中国古代医生预防大量传染病、流行病的核心指导思想。

这一类治疗方法对我国预防急性传染病产生了极其深远的影响，在当时已是全世界最为先进的预防医疗科学技术理论。这一点也顺应了东晋时期瘟疫横行的恶劣时代环境，促进了葛洪免疫接种法抗击各类急性传染病的推广与流行，为我国后世戾气学说的发展发挥埋下了伏笔。

（二）预防措施的提出

葛洪所处的时代，战火连年，疫病流行，给百姓带来了重大灾难。面对这样的残酷现实及恶劣环境，葛洪着重研究了传染病的发病机制、传播途径及预防措施等相关问题，尤其是对一些急性传染病的病源、病证、病性等多有较详尽的阐述和记载，此外还对结核、天花、狂犬病、病毒性黄疸型肝炎等多种疾病的病源、症状、发病过程及传染性都有一定的认识。并且葛洪在深入认识传染病的基础上，还提出许多有效的预防措施，例如卫生管理法、服药法、导引法、推拿法、针灸法、免疫接种法等。这些足以说明葛洪在一千六百年前就能对急性传染病的观察细致入微，发前人之未发，对后世医家有较高的启发性价值和指导意义。

（三）香囊驱毒法

香囊法指的是将芳香药末装在特制囊状布袋或绸袋中，佩戴在胸前、腰际等处，或装入贴身衣袋内。这一治法在东晋葛洪的《肘后备急方》中便有其记载，其中所载入的方药多为民间常用的单方、验方，药味简单，且这些单方大多简便灵验，所载的方剂种类繁多、类型多样，除了汤剂以外，还有膏、丹、丸、散、酒、栓、洗、滴耳、眼膏、灌肠、熏等十余种中药剂型。所记载的治疗方法有内服、熏洗、吹入、塞入、泥疗、烧灼止血、针刺、艾灸等等。其中多处涉及了香囊及药枕等剂型的药物组成、用法、适应证的记载，其使用简便，疗效确切，充分体现了《肘后备急方》中丰富多样的疗法，也体现了葛氏用药的"简、便、廉"的特点。

在《肘后备急方》中有关佩戴香囊祛除病魔的记载，《治卒魇寐不寤方第五》中治疗“人喜魇及恶梦者”一方为“带雄黄，男左女右”；一方为“用真麝香一子于头边”。“辟魇寐方”中治法一为“取雄黄如枣核，系左腋下，令人终身不魇寐”；一为“真赤局方一赤，以枕之”；一为“作犀角枕佳，以青木香内枕中，并带”。《治瘴气疫病温毒诸方第十五》为载有各种防治传染病方药的专篇，其用药途径丰富多样，除内服外，还有鼻吸、佩戴、悬挂等香佩法，一直被后世所沿用至今。“太乙流金方”以“三角绛囊贮一两，带心前并挂门户上”“虎头杀鬼方……捣筛，以蜡蜜和如弹丸，绛囊贮，系臂，男左女右……一方有营蒲、葵芦，无虎头、鬼臼、皂荚，作散带之”。另有“单行方术”一为“捣女青屑，三角绛囊贮，系户上帐前，大吉”；一为“马蹄木，捣屑二两，绛囊带之，男左女右”；一为“取东行桑根，大如指，悬门户上，又人人带之”。《治尸注鬼注方第七》中载有治疗舟车眩晕“女子小儿多注车、注船，心闷，头痛，吐，有此尔者，宜辟方，车前子、车下李根皮、石长生、徐长卿各数两分等。粗捣，作方囊贮半合，系衣带及头”。《治耳为百虫杂物所入方第四十八》以“熬胡麻，以葛囊贮，枕之，虫闻香则自出，治蚀曲蜒入耳”。《治面疱发秃身臭心悟鄙丑方第五十二》中治“疗人心孔悟塞，多忘喜误”，一方“取鳖甲著衣带上，良”；一方“孔子大圣智枕中方”。“疗人嗜眠喜睡方”中用“父鼠目一枚，烧作屑，鱼膏和，注目外眦，则不肯眠，兼取两目绛囊裹带”以治之。《治为熊虎爪牙所伤毒方第五十三》以“捣雄黄、紫石，缝囊贮而带之”令猛兽毒虫不敢接近。诸如此类，佩戴香囊以达到外用内治目的的例子比比皆是，即使在现代社会防控传染病中，佩戴香囊法依旧是一种简便易行的常用治疗方法之一。

葛洪的《肘后备急方》对香佩法在流行病学、预防保健医学等方面的应用均有精辟的论述，对后世香佩法的发展起到了积极的推动作用，至今仍有重要的临床指导价值。近年来中医“治未病”学术思想得到医学界的高度重视，并随着人们生活水平的提高，保健意识增强，历经数千年不衰的香佩法又逐步成为流行趋势。在新冠肺炎疫情期间，香佩法也同样起到了不可忽视的预防作用。

由此可见，从香佩法所具有的“简、便、廉、验”及百姓乐于接受的诸多优势来看，此类方法存在着广阔的发展前景。

四、后世影响

葛洪在著作中首次提出免疫接种的预防措施，简单易行，具有极高的实用价值和医疗预防标准，其中从切断传播途径、保护易感人群及消除传染源三个角度控制瘟疫，这一点突破了当时时代背景下医学技术和科技水平的限制，这一类学术思想，直到今天依旧广泛应用在传染病的预防方面。葛洪所著《肘后备急方》不仅以方书著称，而且在急性传染病学方面亦不乏佳作，对后世吴又可开创《温疫论》新时代奠定了坚实的中医辨证理论经验基础，为后世抗击各类传染病提供了极其宝贵的临床经验和方药记录，在晋代医学史上占有极其重要的地位。

此外，在预防传染病措施上，葛洪更是在其中拓展了诸多行之有效的中医特色疗法。例如佩戴香囊法、导引法、服药法、针灸法、消毒法等等，并在此基础上还记载了大量有效的案例供后人参考借鉴，为后世对传染病学理论知识的总结和发挥提供了一个坚实的基础，也为处于那个瘟疫横行时代的平民百姓带来了生的希望和福音。可以说，葛洪所能达到这般成就，不仅仅与他深厚的中华传统文化底蕴和中医基础理论和临床知识技能有关，更与那个时代、那个环境下的疾病特点有关。

五、结语

葛洪是晋代一个著名的炼丹术士，是杰出的医学家和道教的重要代表人物。他的著作《肘后备急方》中反映出葛洪十分注意急病的研究，他所指的急病，指的是我们现代社会的急性传染病。此外他对急性传染病的深入认识与在当时十分先进的治疗方法与预防措施，为古代平民百姓的生命健康做出了不可磨灭的贡献，而且对我国后世医药学的发展也产生了巨大的影响。大部分先进的预防措施与“简、便、廉、验”的治疗方法，至今都在我们预防传染病时期广泛应用着，对指导现代社会预防各类疾病提供了丰富的指导价值。

可见葛洪具有强烈的创新意识，其在有丰富的中医理论学识基础上，不为原有理论知识和先贤经验所束缚，师古而不拘泥于古，大胆提出新知，总结新经验、新理论，发挥旧经验，创制出大量新方药，对后世中医瘟疫理论与实践的再创新具有重要的指导意义。

易亚乔

参考文献

[1] 林慧，梅全喜 .《肘后备急方》香佩法的应用及其对后世的影响 [J]. 今日药学，2014，

24（07）：546–548.
[2] 姜丕政，张志斌 .《肘后备急方》中的传染病认识 [J]. 中华医史杂志，2005（04）：34.
[3] 宛小燕 . 道教防控瘟疫的方法研究 [J]. 宗教学研究，2019（02）：79–86.
[4] 王利器 . 葛洪对中国古代炼金术和传染病学的贡献 [J]. 传统文化与现代化，1993（02）：58–63.
[5] 周刚顺 . 谈《肘后备急方》对传染病学的贡献 [J]. 湖北中医杂志，1987（03）：54.
[6] 庄华峰，蔡小冬 . 秦汉魏晋南北朝时期的流行病及其防治 [J]. 中国社会科学院研究生院学报，2017，（01）：117–124.
[7] 王婕琼，刘兰林，李泽庚，等 . 古代中医药有关疫病的预防措施 [J]. 中国中医药信息杂志，2011，18（01）：4–6.
[8] 赵艳 . 古代防瘟提倡三防 [J]. 老年教育（长者家园），2020（08）：63.
[9] 王文远 . 古代中国防疫思想与方法及其现代应用研究 [D]. 南京中医药大学，2011.
[10] 张坤 . 古代人民如何抗“疫”[J]. 侨园，2020（03）：20–21.

探疫之因，思疫之理
——病因病理学大师巢元方

隋唐时期产生了一大批著名的医药学家。其中巢元方奉诏主持编撰了中国第一部专论疾病病因和证候的专书《诸病源候论》，成为我国医学史上论述病因证候最早最详尽的一部专书，对隋以后两代医学的发展都产生了巨大的影响。《诸病源候论》中含有丰富的疫病内容，对中医疫病学的发展有突出贡献，为历代医家所推重。

一、创新背景

巢元方约生活于隋唐年间，籍贯、生卒年均不详，山西人（一说为西华人）。巢元方在隋大业年间（605—615）医事活动频繁，任太医博士、太医令。后升为太医令。巢元方医术高明，精通医理，对疾病病因、病源和证候的研究尤为精深，临床经验也很丰富。

虽然巢元方的生平事迹缺乏史料记载而湮没于历史的尘封中，但巢元方对于中华文明的伟大贡献，却以他主持编纂整理的中医病因学巨著《诸病源候论》为载而永垂史册。隋朝，建立了中国历史上最早的医学教育"太医署"，这也是世界文明史上最早见于记载的、规模宏大的官办医学教育。隋朝还组织海内学者广泛搜集中医药资料，主要是历代及民间方剂、验方单方，卷帷浩大的大型方剂学著作《四海类聚方》2600 卷编撰成书。大业六年（610 年）由朝廷下诏，命巢元方主持编纂的中国第一部病因证候学专著《诸病源候论》，就是在这社会时代背景下成书问世的。这是中国医学发展史册中第一部系统化、科学化地详细论述疾病发生原因、证候表现及分类的巨著。《诸病源候论》又称《巢氏病源》，足见巢元方对这部巨著问世刊行之功高不可没。

《诸病源候论》全书 50 卷，按病因证候分为 67 门，共载列专论 1720 条。

书中每条专论包括疾病发生原因、病理转变、病变表现，专论后附有导引按摩等外治方法，却不同于历代方书那样列法载方，以示本部巨著专为探讨诸病之“源”“候”而设。《诸病源候论》分述了内、外、妇、儿、五官、皮肤等各科疾病的病因病理和症状。对疾病的治疗，一般并不论述，但也有部分疾病讨论了诊断、预后，以及导引按摩、外科手术为主的一些治疗方法和步骤。其中以论述内科疾病最为详尽，特别是对各种传染病和寄生病有很深的认识和研究。书中关于肠吻合术、人工流产、拔牙等手术的记载，均为世界外科史的首创。有关眼病、佝偻病的记载也是最早的。

二、理论创新

《诸病源候论》是继《内经》《难经》《伤寒论》《金匮要略》等之后的一部中医古典著作。巢元方对病源的论说，除根据《黄帝内经》的基本理论加以阐述外，还结合实践，突破前人固见，提出了许多有创见的论点。

（一）发展了疫病病因学理论

巢元方对疫病病因的认识，除继承了《金匮要略》“千般疢难，不越三条”所提出的“三因”学说之外，还大胆创新，勇于发挥，提出新的论点，把病因学提高到一个新的水平上，确切地认识了某些疾病的病源，并加以科学地说明，对临床各科病因学均有一些突破性认识。

1. 对于寄生虫病的观察

《诸病起源论》对寄生虫病发病原因、不同病种的发病区域、各疾病的证候表现及对寄生虫性状、生活习性和侵入途径等一系列进行观察记载，至今仍然具有领先意义。巢元方在论述血吸虫病（古名为射工、溪毒、水毒等）时指出，血吸虫病发病具有地域特殊性，参吴（江浙一带）以东、江南一带的山洞溪水、水泽沼地为该病流行区域。对于血吸虫的生活习性和发病季节，巢元方认为血吸虫冬月蛰伏土内，夏月在水内，人行水上及以水洗浴时易患病，雨水过大，便随水流入人家。

发病季节多为春秋两季，患者有疫区水域接触的经历。关于血吸虫病的证候表现，在水毒、射工、溪毒、中水、溪温等病名下均有描述，主要表现为初起寒热恶冷、头微痛、目眶痛、腹痛、心烦、洞泄、齿龈溢血，继则饮食不入，神志错乱恍惚等等。并在当时可能实施的条件下提出独特的诊断方法：以大蒜数升捣碎放入温水中，令患者自浴，浴后遍身赤色斑纹出现者，即为血吸虫感染。这种方法以今天的角度来看，或许早已落后，然而对一千多年前的医学及社会发展水平而言，则是一大胆的探索和可行的措施。关于沙虱（恙虫病）感染人，巢元方指出系由于在疫区的山洞水泽中洗浴，或阴雨天行涉于草丛中，细不可见的沙虱便“着于人身”“钻入皮里”。关于预防发病的方法，巢氏指出应以微火熏燎有可疑接触者全身，以期沙虱畏热而自行掉落。在关于沙虱病的记载中，古老的以毒攻毒思想具有免疫学意义上的萌芽作用，巢氏提出在冬季将沙虱研为细屑，合麝香末涂于周身，以期预防日后发病。

2. 对于疥疮的观察

关于疥疮病，经过详尽地临证观察，巢氏对疥疮的好发部位为手足之间，以后渐及全身。致病原因为状如水内疥虫感染；疥疮发病部位溃烂处可用尖细物挑出疥虫；而治愈该病的关键在于虫死病除等等，均有较为准确的论述。他指出感染途径为身体接触，预后善恶在于疥虫侵入体内的数量及深浅程度；治疗时可采用艾灸疮面的方法杀灭疥虫。

3. 关于肠道寄生虫的记载

关于绦虫病，巢元方指出是由于食入不熟的牛肉导致发病。命名为“寸白虫”，为九虫之一，每节长一寸而形扁色白。或因食生鱼饮乳酪而致使寸白虫入侵体内。关于蛔虫，书中称为“蛇瘕”，成因在于饮污井之水、吃不洁之食、吞蛇鼠之精等不良饮食习惯。巢元方通过大量精细入微的临床观察，对于各寄生虫病的论述大都比较切合实际。以至在千余年后我们在了解《诸病源候论》的这部分内容时，仍然深刻地感受到巢元方严谨的科学态度和不灭的理性光辉。

4. 对于传染病，乖戾之气的认识

巢元方发现传染病是由于人感受了外界的一种有害物质“乖戾之气”所造成的，故在书中明确指出“人感乖戾之气而生病者，多相染易”。能引起疾病大流行，可导致全家及所接触之人感染此病。并提出预先服药可以预防疫病感染。麻风病为麻风杆菌引起的接触性慢性传染病。巢氏亲自对患者进行调查研究，发现为接触传染而致。故曰：“凡斑病，皆是恶风及犯触忌害得之，视觉皮肤不仁或淫淫苦痒如虫行，或眼前见物如垂丝，或隐疹辄赤黑，此皆为疾始起……久而不治，令人顽痹，或汗不流泄，手足酸疼，身体遍痒，搔之生疮，或身面肿痛，或彻骨髓，顽如钱大，状如蚝毒，或如梳，或如手，锥刺不痛，眉睫堕落，鼻柱崩倒。”此种论点对明末清初的温病学说亦有一定影响。

（二）在证候分类学上，对病症分门别类，使之系统化

如妇产科分杂病、妊娠病、将产病、难产病、产后病五类。这种分类更加细致、明确，有利于临床应用。《诸病源候论》列举疾病范围极为广泛，其中内科疾病的记载尤为详备。包括急慢性传染病，如伤寒、时气、热病、温病、疫疠、霍乱、痢疾等，和各系统脏腑疾病，如风病、虚劳病、消渴病、脚气病、咳嗽病等。把隋以前和当时社会上存在的各种病证加以整理，分门别类，然后每科又以病因、病理、脏腑、症状分类发展了证候分类学，使之更加条理化、系统化。

（三）倡导防护，防重于治

《诸病源候论》对急性传染病有许多认识，并提出了“须服药以防之”的预防思想，对于瘿瘤则指出“诸山水黑土中出泉流者不可久居，常食令人作瘿病”等，与现代瘿瘤病有其地区性，避之则免受其害相吻。从这些预防疾病的思想中，反映了医家的高度社会责任感。

书中还提出不少符合科学的卫生预防方法，如认为饭后应当漱口，不然易生龋齿病等。在预防中毒方面，提出各种肉类如被旧茅屋漏水滴湿，不可进食。并说：“六畜者，谓牛马猪羊鸡狗也，凡此等肉本无毒不害人，其自死及著疫死者皆有毒，中此毒者，亦令人心烦闷而吐利无度。”关于河豚，指出“鱼肝及腹内子有大毒，不可食，食之往往致死”。西医学证实河豚毒素主要集于肝脏及卵巢、睾丸中，尤其是卵巢含毒最剧，鱼籽最毒，这也是非常合乎道理的。

（四）对外感热病的贡献

《诸病源候论》中，有关外感热病的内容虽然所占的篇幅不多（约9病，318候），但其学术价值却不可忽视。

1. 学术渊源

《诸病源候论》中的外感热病学术思想，可以说是集隋代前古医籍及医家之大汇。主要收集了《黄帝内经》《难经》《阴阳大论》《伤寒论》《脉经》等古医籍及华佗等的学术思想。

如对外感热病的分类主要渊源于《伤寒论·伤寒例》。其论述了外感病的种类，如伤寒、温病、暑病、时行、疫气、冬温、寒疫、温疟、风湿、湿毒、温疫等《诸病源候论》多有涉及，而有关时行病的内容较“伤寒例”更丰富。

关于伤寒、时气、热病、温病的主要临床表现，遵循了《素问·热论》及《伤寒论》的学术思想，从经络立论，描述的大多是经络病变的症状，其病理过程与《伤寒论》的六经病不一样。五脏热病的内容渊源于《素问·刺热》篇，温病的“阴阳交”渊源于《素问·评热病论》，时气病的病理过程来自华佗的“伤寒学说”。

关于外感病的病因病机主要源于《黄帝内经》《伤寒论·伤寒例》等，如温病热盛伤阴的病机源于《素问·评热病论》及《针灸甲乙经》等。在病邪方面还收载了《难经》的有关内容，如在《风病诸候·风邪候》中指出“病有五邪：一曰中风，二曰伤暑，三曰饮食劳倦，四曰中寒，五曰中湿，其为病不同”的内容来自《难经·四十九难》。而“夫伤寒病者，起自风寒，入于腠理，与精气交争，荣卫否隔，周行不通”的病机则源于王叔和。

2. 丰富外感热病分类和临床表现

《诸病源候论》在总结前人学术思想的基础上将外感热病分伤寒病、时气病、热病、温病、疫病及疟病，并涉及霍乱、痢病、风病等。

《诸病源候论》卷七和卷八共七十七论重点讨论伤寒病，其内容多源自《素问·热论》《伤寒论》《金匮要略》及《脉经》，但有所发挥。

如在论述伤寒病时认为：“冬时严寒，万类深藏，君子固密，则不伤于寒。夫触冒之者，乃为伤寒耳。”“以伤寒为毒者，以其最为杀厉之气也，即病者，为伤寒。”在“相病之法”中也指出：“脉洪大者，有热，此伤寒病也。夫伤寒脉洪浮，秋吉春成病，寸口脉紧者，伤寒头痛。脉来洪大，伤寒病。”对于伤寒病的临床表现根据一日一经的六经传变方式进行了归纳。如伤寒一日，太阳受病，见“头项痛腰脊强”；二日，阳明受病，见“身热而鼻干，不得卧”；三日，少阳受病，见“胸胁痛耳聋”；四日，太阴受病，见“腹满而嗌干”；五日，少阴受病，见“口热，舌干而渴”；六日厥阴受病，见“烦满而囊缩”。如果病至七日、八日、九日不愈者往往是阴阳诸经络重受于病，或汗吐下之后毒气未尽，也可以是“两感伤寒”“脏腑俱病”。此外，还阐述了咽喉痛候、烦候、渴候、咳嗽候、结胸候等伤寒病常见证候。

此外，伤寒病的“六日候”传变规律也见于时气病、热病、温病，但这些病证的概念不同。如“时行病者，是春时应暖而反寒，夏时应热而反冷，秋时应凉而反热，冬时应寒而反温。非其时而有其气，是以一岁之中，病无长少，率相似者，则此时行之气也”。又认为从春分后至秋分前，天有暴寒者，皆为时行寒疫（一名时行伤寒），为节候有大寒伤于人，非如伤寒触冒之过。而“热病者伤寒之类也。冬伤于寒，至春变为温病。夏变为暑病，暑病者，热极重于温也”。也就是说热病是广义伤寒之一。与其他病证不同的是，在“热病候”中还阐发了《素问·刺热》五脏热病的临床表现、热病的九种死候、预后及烦候、疱疮候、斑疮候、热疮候等。此处温病就是“冬伤于寒，春必病温”的温病。

《诸病源候论》还专篇论述了疫疠病，指出“其病与时气、温热等病相类，皆由一岁之内，节气不和，寒暑乖候，或有暴风疾雨，雾露不散，则民多疾疫。病无长少，率皆相似，如有鬼厉之气，故云疫疠病”。还论述了疫疠疱疮候，并认为岭南地区的青草黄芒瘴也属疫疠病。中医文献中，最早专篇论述疫疠及瘴气者，当属《诸病源候论》。

3. 明晰外感热病的病因病机

《诸病源候论》将伤寒病、时气病、热病、温病，列为外感热病常见的四大病证，并论述了四大病证的病因病机。

伤寒病：《诸病源候论》认为伤寒病是冬时触冒“寒毒”，寒毒最为杀厉之气，故即病成伤寒。又指出：“夫伤寒病者，起自风寒，入于腠理，与精气交争，荣卫否隔，周行不通。病一日至二日，气在孔窍皮肤之间，故病者头痛恶寒，腰背强重，此邪气在表……病三日以上，气浮在上部，胸心填塞，故头痛、胸中满闷……病五日以上，气深结在脏，故腹胀身重，骨节烦疼……”详细阐述了伤寒病的病因及由表入里的病理过程。

时气病：时气病具有明显的季节性，是感受“非其时而有其气”的时行之气而发生的外感病。既不同于冬伤于寒，春必病温的温病，也异于时行伤寒。并论述了时气病“一日在皮毛，二日在肺，三日在肌，四日在胸，六日热已入胃”的病理过程。

热病：热病是广义伤寒病发于夏季者，也就是“伏气”。并强调热病的病机是“热争”，即热邪与正气相争。正因为“热争”，所以出现了五脏热病的各种临床表现。烦候是由于“热气独盛”；“表有风湿，与热气相搏”则生热疮；“热气内盛，熏于咽喉”则生咽喉疮；“热在胃，所以大便不通”；“胃内有热，则谷气不和，新谷入胃，与热气相争”则呕。反映了热病是热邪侵袭不同部位与正气交争的病理过程。

温病：温病是“冬伤于寒，春必病温”的温病，而冬时感受非时之暖，发病成为冬温者，亦属温病，如指出“其冬复有非节之暖，名为冬温之毒，与伤寒大异也”。实际上论述了伏气温病与新感温病的区别，是后世温病学派“伏气”与“新感”学说的导源。

《诸病源候论》认为邪正斗争、热邪伤阴、热毒内攻是温病的病机特点。在《素问·评热病论》基础上进一步阐发了温病邪正斗争，精气与汗的关系及汗出伤阴对温病预后的影响，即温病汗出热退，是精胜邪退；若汗出而热不退，则是邪胜精退，会造成阴液衰竭的死候。这对后世治疗温病注重阴液具有重要的指导意义。还认为“热毒内攻”是温病病机特点，如温病发斑乃毒气不散；温病烦渴是热毒盛，耗伤津液；温病咽喉痛是“热气上攻”，温病发黄是“温毒气瘀结在胃”；温病毒攻眼是“热毒乘虚上冲于目”；温病脓血痢是“热毒甚者，伤于肠胃”等。

疫疠病：巢元方对传染病病因病机的论述具有重要意义。如认为疫疠病是感受“鬼厉之气”，瘴气是“得瘴毒”，发于岭南地区，仲春仲夏为青草瘴，季夏孟冬为黄芒瘴，也属疫疠病范畴。山瘴疟“生于岭南一带山瘴之气，其状发寒热，休作有时，皆由山溪源岭瘴湿毒气故也”。书中已经认识到疫疠病和瘴气病因不是一般的风寒外感之邪，在伤寒、时气、温病“令人不相染易候”中，均提到了“乖戾之气”。如“温病令人不相染易候”中明确指出“皆因岁时不和，温凉失节，人感乖戾之气而生病，则病气转相染易，乃至灭门，延及外人，故须预服药及为法术以防之”。其病较伤寒、时气病危害更大，创见性地提出此类传染病的病因是“乖戾之气”，发展了病因学说。指出了传染病的传染性、季节性、地域性与危害性，并且提出了积极预防的措施，对后世温病学说发展有历史意义，值得重视。

巢元方对传染病、流行病有很深的认识，对天花、麻疹、上呼吸道感染、肺炎、急性肠胃炎、传染性肝炎、疟疾、痢疾、麻风、结核等病的病因有详细论述。他认为伤寒分传染和不传染两种。因寒毒而发病的不传染，因感于“乖戾之气”则传染。他所说的“乖戾之气”，又称疠气、疫疠之气、毒气、异气、杂气，是具有强烈传染性的病邪，是温疫病和某些外科感染的病因。乖戾之气有多种，可引起不同疾患。通过空气传染或直接接触传染，即可散发，可成流行之疫。《诸病源候论》虽然没提及用何药、何法来预防何种传染病，但预防理论和思想，是我国医学发展史上的重大进步。

风热：巢氏在《风病诸候·风热候》中论述了风热病，认为“风热病者，风热之气先从皮毛入于肺也。肺为五脏上盖，候身之皮毛，若肤腠虚，则风热之气先伤皮毛，乃入肺也。其状，使人恶风寒战，目欲脱，涕唾出。候之三日内及五日内，目不精明者是也”。论述了风热病风热之邪从皮毛而入，由表及里袭肺的病理过程，对后世的温病学说“温邪上受，首先犯肺”的认识不无影响。

三、实践创新

（一）外感热病辨证重视脉证结合，鉴别诊断

外感热病传变迅速、变化多端，及时正确的诊断是施治的前提。《诸病源候论》重视脉证结合，鉴别外感热病。

《诸病源候论》采用以证候为主，将伤寒在演变过程中出现的证候，进行整理归纳，并从横向方面对其病因、病机、病证等，加以分析比较，为证候鉴别诊断学开了先河。如对伤寒发汗不解候的论述，认为伤寒之初，“病在皮肤，名为在表”。其症状特点是“阳受病者，其人身体疼痛，发热而恶寒，敕啬拘急，脉洪大”，此时“发汗则愈”；若“但烦热，不恶寒，身不疼痛”，则为表证已罢，病邪入里，就不能再用发汗解表之法，为后世应用汗法提供了范例。

再如伤寒谵语，提出需要鉴别三种病机：其一为伤寒里证“脉沉而喘满者”，误用汗法，徒伤津液，胃中燥热，而致大便艰涩的谵语，此为阳明里热之实证；其二为“发汗后，重发其汗”的亡阳谵语，为里虚证，此时可以根据脉象进行预后，如“其脉反和者，不死”；其三为阳明病热入血室之谵语。对于谵语预后，提出脉证合参，如“谵言妄语身热，脉洪大者”，是脉证相应，预后较好；若反见“手足四厥，脉反沉细而微者”，是脉证相背，预后不良。书中此类论述比比皆是，可谓开后世证候鉴别诊断之先河。

（二）注重伤寒的辨证论治，规范汗吐下三大治法

《伤寒病诸候上·伤寒候》指出应用汗吐下三法的原则：病一日至二日，气在孔窍皮肤之间，此邪气在表，洗浴发汗即愈。病三日以上，气浮在表，当吐之则愈。病五日以上者，气深结在脏，当下之则愈。并提出了应用汗吐下三法的注意事项。如对于汗法的使用，“阳已虚尺中弱者，不可发其汗也。咽干者，不可发其汗也”“少阳不可发汗，发汗则谵语，为属胃”“少阴病，脉细沉而微，病在里，不可发其汗”。即使是太阳病，若“发热而恶寒，热多而寒少，脉微弱，则无阳，不可发其汗。脉浮，可发其汗”。

对于吐法使用，论述颇详。“若诸四逆病厥者，不可吐，虚家亦然。寒多热少，可吐者，此谓痰多也。治疟亦如之”。此外，若胸中痞满，“气上，冲喉咽不得息，可吐之”。可见吐法应用于胸膈部位有邪气结聚，气逆冲上，若病位偏下，太阴厥阴虚证则不可用。

治伤寒欲用下法者，牢实之脉是其应用指征。值得注意的是，《诸病源候论》用下法，很注意通过触摸手掌了解胃中津液状况，以免妄耗津液。如用下

法之时，“宜摸视其手掌，濈濈汗湿者，便可下矣。若掌不汗，病虽宜下，且当消息”。提出“温暖身体，都皆津液通，掌亦自汗，下之即了矣”。提出下法禁忌证为“太阴之病，腹满吐食，不可下，下之益甚，时腹自痛”。如果阳明病，尚未出现腑实燥结之证，亦不可下之，“阳明病，心下牢满，不可下，下之遂利，杀人，不可不审”。

汗、吐、下三法源自《内经》，但从以上论述可见，《诸病源候论》在治疗外感热病方面对汗、吐、下三法又有了发展，更有益于三法的临床应用。

四、后世影响

《诸病源候论》是我国医学史上第一部系统总结疾病病因、病理、证候的专著，并对隋以后两代医学的发展都产生了巨大的影响。《诸病源候论》的问世，标志着中医病因学、证候学理论得以系统建立。它“荟萃精说，沉研精理，形脉证治，罔不该集”，对祖国医学的发展有突出贡献，为历代医家所推重，对后世产生了很大影响。

《诸病源候论》一书具有重要的历史价值。从《汉书·艺文志》到《隋书·经籍志》所载古代医书近三百种，但流传至今已为数甚少，其中大量资料靠此书保存下来，如《养生方导引法》。宋以后医著，病源证候亦多以此为据；在宋代，课试医士将本书重要内容作为例题依据。《四库全书》评谓：“《内经》以下，自张机、王叔和、葛洪数家书外，此为最古。究其要旨，亦可云论治之津梁矣。”

《诸病源候论》将温热病从伤寒体系中脱离，后世对于外感病的分类基本参照《诸病源候论》，尤其是四时病。许多学术思想被后世医家继承并发展。如“其冬复有非节之暖，名为冬温之毒，与伤寒大异也”，有关新感温病的论述，宋代郭雍在《伤寒补亡论》的基础上又提出“冬伤于寒，至春发者，谓之温病。冬不伤寒，而春自感风寒温气而病者，亦谓之温”的新感温病的论述。直到明代汪石山明确提出温病有伏气、新感两种。关于温病发斑候的预后判断，“微者赤斑出，五死一生；剧者黑斑出，十死一生”。余师愚《疫病篇》在继承的基础上又提出了“以其形之松浮紧束为凭”的新学说。又如对于“乖戾之气”，须预服药及为法术以防之的论述。《备急千金要方》载录了太一流金散、雄黄散等辟温方，有了进一步的发展。而温病“热毒内攻”，热邪伤阴，治疗注重津液的学术思想，更对后世温病学的诞生产生了重要影响。

五、结语

巢元方编撰的《诸病源候论》内容丰富，描述详尽，分析准确，明确易懂，是一部不可多得的医书。除此之外，《诸病源候论》还是一部记载了当时医学发展水平的重要著作，从该书所载的对于疫病病因的认识方面的内容看，当时的医学对于疫病的认识已经达到了较为全面、分析相对透彻的程度。书中认识到疫疠病病因不是一般的风寒外感之邪，其病较伤寒、时气病危害更大，创见性地提出此类传染病的病因是“乖戾之气”，发展了病因学说。指出了传染病的传染性、季节性、地域性与危害性，并且提出了积极预防的措施，对后世温病学说的发展具有重要的历史意义。

刘 娟

参考文献

[1] 孙理军，李翠娟 . 诸病源候论发微 [M]. 北京：中国中医药出版社，2019.

[2] 许健鹏，李国清 . 中国古代名医点评 [M]. 北京：中国医药科技出版社，2000.

[3] 郑国柱 . 中国著名医药家成才故事 [M]. 北京：金盾出版社，2016.

[4] 龙月云，古代名医的学风与建树 [M]. 长沙：湖南科学技术出版社，1998.

[5] 廖育群 . 中国古代科学技术史纲 . 医学卷 [M]. 沈阳：辽宁教育出版社，1996.

[6] 赵绍琴 . 温病纵横 [M]. 北京：人民卫生出版社，1982.

[7] 程磐基，张再良，刘俊 .《诸病源候论》外感热病析 [J]. 中医文献杂志，2002.

[8] 王秀莲 . 试论《诸病源候论》对温病学的贡献 [J]. 天津中医，1988.

[9] 张志峰 .《诸病源候论》病因学成就探析 [J]. 中医杂志，2011.

[10] 彭芳胜 .《诸病源候论》对毒邪病因学贡献 [J]. 中国民族医药杂志，2004.

博采群经，杂合治疫
——孙思邈防治疫病方法的综合运用

孙思邈，号真人，又号太白处士，京兆华原（今陕西耀县）人，其生卒年诸说不一，约生活在隋文帝开皇元年至唐高宗永淳元年，正是我国经过奴隶社会、封建地主集团为争夺政权连年战争、南北长期分裂之后，封建国家从分裂和民族大融合时期过渡到了封建社会的繁荣时期，在农业、手工业、商业发展的基础上科学技术也有很大的发展。

据考证，秦以前的疫病流行主要在黄河中下游和江淮地区，最早、最普遍发生的疾病可能是疟疾，它不仅是各病之首，而且危害严重。两汉三国时期，平均每 7.6 年有一次疫病，其中大疫 27 次，与战争有关的疫病 16 次，疫病流行也与其他灾害相伴。此时期疫病流行严重，流行范围广，病死率高，尤其是战争，多伴有疫病流行，甚至影响战争的胜负。晋、南北朝时期，大疫历经 25 年，与军事行动相关的 10 次。隋唐五代时期，自隋建国初起经过唐朝到五代末年，其中大疫 13 次，与征战相关 11 次，大疫流行的发病率与病死率极高。长年征战，疫病频发，疫病防治经验不断积累，但死亡率居高不下，使救治重点从治转为防。南北朝时期，河南汲郡西山寺置病坊是我国早期的寺院传染病院，专门“收养疠疾，且男女别坊”。直至唐代，朝廷、各州府单独划地设“养病坊”，如《新唐书·食货志》记载：“养病坊给寺田四十亩，诸州七顷。”其主要负责各地的医事管理和疾病诊疗，特别是在大疫流行之时承担临时性的收容救治工作。疫病的不断流行，政府对疫病防治的重视，对孙思邈博采群经、精研疫病，杂合治之起了重要推动作用。

一、疫病创新

疫病自古有之，因其具有强传染性、高致病率和致死率，在古代一直蒙着一层神秘的面纱，随着医疗经验不断地积累，诊疗水平逐步地提高，人们对疫病有了正确的认识，在特定时期内有效地遏制了疫病的传染，降低了致病率和致死率，孙思邈对疫病的防治创新之处主要体现在以下几个方面：

（一）摒弃疫病鬼神论

因为时代的局限性，人们对疾病的认识还很不深入，医疗技术处于萌芽阶段，对于这种“家家有僵尸之痛，室室有号泣之哀，或阖门而殪，或覆族而丧”的悲惨情境，时人认为可能系鬼神导致，遂行仪以驱疫，遣方相氏（旧时民间普遍信仰的神祇，认为系为驱疫避邪的神）“掌蒙熊皮，黄金四目，玄衣朱裳，执戈扬盾，帅百隶而时难，以索室驱疫”。但孙真人否定了“俗人谓之横病”的观点，其认为“温疫病者，即天地变化之一气”。

孙真人对疫病的病因、发病、诊断、治则、方药及预防进行了阐述。其认为“人有患天行时气者”皆因“冬月忽有大热之时，夏月忽有大凉之时”，所以认识到疫病有寒热不同，故分论“伤寒及天行热病”，从治法上反应出二者寒热的不同，“凡伤寒，多从风寒得之，始表中风寒，入里则不消矣。未有温覆而当不消也。凡得时气病，五六日而渴欲饮水，饮不能多，不当与也”，并发现某些疫病从鼻而传，需加鼻部的防护，所以“欲入毒疫疠乡死丧病处及恶鬼冢墓间，绛袋盛之，男左女右，肘后系之，又以少敷鼻下人中”，所以孙真人对疫病的病因已有较超前的认识。因“仆隶卑下，冒犯风寒，天行疫疠，先被其毒”，故其对疫病发病的认识继承了《黄帝内经》“邪之所凑，其气必虚”的理论，并已发现疫病患者症状上的相似性，“一岁之中，病无长少多相似者，此则时行之气也”。治疗上强调及早治疗。若染疫病“始觉不佳，即须救疗，迄至于病愈，汤食竞进，折其毒势，自然而瘥，必不可令病气自在恣意攻人，拱手待毙”。

孙思邈辨治疫病采用阴阳辨证，寒证所用之方多收录于《备急千金要方·卷九·避温第二》，热证所用之方多收录于《备急千金要方·卷十·伤寒杂治第一》，多为丸散之剂“以备仓促之急”，并配以针刺疗法。因受古代医疗水平的限制，虽给予全方位的积极治疗，也难于避免疫病的高死亡率，故也落下了唯心主义思维指导疾病治疗的印记，《千金翼方·卷二十九·禁温疫时行第七》中记录了一些治疗疫病的咒语。所以对于疫病防治，孙真人更加重视预防，故设“辟温”专篇。

（二）多措并举重预防

1. 起居有慎，内养正气

孙真人主张服食丹药与修身养性相结合，故曰：“人不服石，以庶事不佳，恶疮疥癣，温疫疟疾，年年常患”“不知养性之术，亦难以长生也”，需“常当习黄帝内视法，存想思念，令见五脏如悬磬，五色了了分明，勿辍也。仍于每旦初起，面向午，展两手于膝上，心眼观气上入顶，下达涌泉，旦旦如此，名曰迎气。常以鼻引气，口吐气，小微吐之，不得开口，复欲得出气少，入气多。每欲食，送气入腹，每欲食，气为主人也。”此思想在2020年新型冠状病毒防治中也得到了验证，各省市根据当地气候及人群特点制定协定方，补足正气预防新冠，江夏方舱医院针对轻症患者在采取常规药物治疗基础上亦采用太极拳、八段锦等传统保健操以内养正气，防患再进。

2. 疫随气来，烧薰择时

因疫病的发生多与时令气候相关，故烧薰药物亦有时，在“朝暮及夜中，户前微火烧之”、在“晦望夜半中庭烧一丸”、在“天阴大雾日，烧一丸于户牖前”，预防气候异常波动而引起疫病流行，因此充分证明了孙真人等先辈已初步掌握了运用疫病流行规律以预防疫病的方法，烧薰也体现出了空气消毒的思想，此方法一直沿用至今，成为中医防疫的特色之一。

3. 一方多用，联合抗疫

孙真人采用药物防疫时，多是一方多用，用于佩戴、悬挂、烧薰、纳鼻及内服，如防疫时将一方数法同用，如将太一流金散用“三角绛袋盛一两，带心前，并挂门户上，若逢大疫之年，以月旦青布裹一刀圭，中庭烧之”。雄黄丸“绢袋盛，男左女右带之。卒中恶及时疫，吞如梧子一丸，烧一弹丸户内”。赤散“置绛囊中带之，男左女右，着臂自随。觉有病之时，便以粟米大纳着鼻中，又酒服一钱匕，覆取汗，日三服，当取一过汗耳”。小金牙散主南方瘴气疫毒，以“绛囊盛，带之辟不祥，吊丧问病皆塞鼻良”。这种数法并用，从另一个方面也说明当时医疗水平的局限性，如已经察觉到疫气从鼻而入且采用纳药鼻中的措施预防，但受科学技术水平的限制，概因预防效果不确定，也未获得广泛应用。

4. 内服单验，外防为主

孙真人记载的防疫单纯内服方较少，如屠苏酒，可使“一人饮，一家无疫，一家饮，一里无疫”服“断温疫转相染着，乃至灭门，延及外人，无收视者方……可与病人同床传衣”，有夸效之嫌；其他内服方以单方为主，如酒服一物柏枝散、水服桃树蠹屎末等“治温，令不相染”。由此可见孙真人对于疫病的预防更加重视外用。

5. 诸法皆收，观其效验

孙真人还零星地记录了一些防疫方法，如雄黄散以“涂五心额上鼻人中及耳门”；以粉身散“纳米粉中，以粉身”等。这些内容记载较略，未言及出处，也未记录效果，恐上述诸法为民间流传之法，效果众说纷纭，或效或不效，而孙真人将防疫之法全盘收下，足以说明当时并未找到效果确切的防疫方法。

（三）治疫之魂在辨证

1. 诸疫症异，可辨寒热

在《备急千金要方》中有两篇，一是卷九中的《伤寒例第一》，二是卷十中的《伤寒杂治第一》，两篇虽均名伤寒，但伤寒例实论伤寒治法，“凡伤寒，多从风寒得之，始表中风寒，入里则不消矣，未有温覆而当不消也。”所以其后多见《伤寒论》方治之；伤寒杂治实论热病治法，“凡除热解毒，无过苦醋之物，故多用苦参青葙艾栀子葶苈苦酒乌梅之属，是其要也。夫热盛，非苦醋之物不解也。热在身中，既不时治，治之又不用苦醋之药，此如救火不以水也，必不可得脱免也。又曰：今诸疗多用辛甘姜桂人参之属，此皆贵价难得，常有比行求之，转以失时；而苦参青葙葶苈艾之属，所在尽有，除热解毒最良，胜于向贵价药也。前后数参并用之，得病内热者，不必按药次也。便以青葙苦参艾苦酒疗之，但稍与促其间，无不解也。”故可见伤寒杂治篇中多为清热解毒之品，实为热证，记录为“时行毒病”“时气热病”“实行病”“热病”，多属现《温病学》范畴。所以孙真人已经通过疫病的不同症状，辨出疫有寒热，治疗各异。

2. 疫由外至，汗而发之

不论是属寒的伤寒，还是时行热病均仍用发汗之法，如“漏芦连翘汤治时行热毒，变作赤色痈疽丹疹毒肿，及眼赤痛生障翳方。”本方组成：“漏芦、连翘、黄芩、麻黄、白蔹、甘草各二两，枳实、大黄各三两。”其中仍以麻黄外散邪气，但本为热病，恐麻黄发汗太过致伤津耗液。这一点也说明了当时温热病较为少见，临床经验尚不丰富。

3. 经验积累，辨病用药

《千金翼方》中的中药功效与《神农本草经》相似，都主要记录的是主治病和症，虽然记录了药物的四气五味，但并没有理论的升华，所以仍然处于经验积累阶段，如升麻和徐长卿均可辟“疫”，但前者寒后者温，违背寒者热之，热者寒之的基本原则。

二、后世影响

孙真人在《备急千金要方》序中言：“吾见诸方部帙浩博，忽遇仓卒，求检至难，比得方讫，疾已不救矣。呜呼！痛夭枉之幽厄，惜堕学之昏愚。乃博采群经，删裁繁重，务在简易，以为《备急千金要方》一部，凡三十卷。”所以对后世的影响在于保留了很多唐朝及以前的防疫方剂，丰富了中医防疫手段，为中医防疫提供了新思路。

三、结语

在孙真人的著作中疫病方只是其中的一小部分，其中还收录了当时很多名家之方，这些方现在应用于临床可能仍会有奇效，所以孙真人值得我们后人进一步挖掘，取其精华去其糟粕，使其再次发光发热，服务于人民。

苏联军

参考文献

[1] 李文波 . 中国传染病史料 [M]. 北京：化学工业出版社，2004：65–76.
[2] 李良松 . 略论中国古代对传染病人的安置及传染病院 [J]. 中华医史杂志，1997（01）：34–37.
[3] 上海中医学院医古文教研组 . 医古文讲义 [M]. 北京：人民卫生出版社，1960：38.
[4] 周礼译注 [M]. 吕友仁，译注 . 郑州：中州古籍出版社，2004：404.
[5] 备急千金要方校释 [M]. 李景荣，等校释 . 北京：人民卫生出版社，1998：206–207，209–212，228，279，518，576，578–579.
[6] 千金翼方校释 [M]. 李景荣，等校释 . 北京：人民卫生出版社，1998：127，308.

分寒温，释六经
——庞安时疫病理论创新

庞安时，字安常，号蕲水道人，宋蕲州蕲水（今湖北浠水县清泉镇龙井村）人，被后世誉为“北宋医王”，被列为从晋至宋研究伤寒卓有成就的八大家之一，为王叔和、孙思邈之后伤寒第一人，亦系鄂东南四大医家之首。其幼时聪慧，记性颇佳，且为医药世家之子，幼时即随父习医，博读《灵枢》《太素》《甲乙经》诸经，著有《验方书》《本草补遗》《庞氏家藏密宝方》《伤寒总病论》等书，现存世仅《伤寒总病论》，余书均已佚失。《宋史·庞氏传》中记载其“为人治病，率十愈八九。”苏轼也曾称赞其“精于伤寒，妙得长沙遗旨。”

一、时代背景

古往今来，任何一位医家的创新成就从来都不是突然出现的，其背后必然存在着诸多的影响因素，庞氏也不例外，除了他自身的天赋外，时代背景对于他学说的形成有着不可忽视的作用。

（一）社会环境

自北宋统一，结束了唐末五代以来的分裂局面，宋代政治上就处于一个相对稳定的发展时期。在经济上，由于大力垦荒，兴修水利，改进耕作，农业生产迅速上升；限制工商业发展的部分禁令被解除，商品交易频繁，工商业有了较大的发展；手工业方面，丝织、造纸、造船、冶铁、制瓷等也较发达，经济发展呈现出繁荣状态。宋代经济的繁荣为文化的昌盛奠定了雄厚的物质基础，加之造纸术的革新，又进一步推动了经济的发展和文化的传播，同时也推动了医学的发展。在此基础上，最根本的原因其实是帝王的推崇和政府的重视。纵观整个宋代，政府采取了一系列的措施和政策促进医学发展，特别是编修校正了众多的医书，如《宋史·艺文志》中收录的宋代医学古籍就有 509 部（包括非政府主持编修的著名医著），足以见得当时医著的繁盛。这些都为庞安时学术思想的形成奠定了基础。特别是《诸病源候论》《备急千金要方》《外台秘要方》《伤寒论》等方书的重刊面世，《太平圣惠方》的编纂修订，更是直接成为庞氏著书立说的文献来源。

（二）自然环境

庞氏生于 1042 年，有研究报告表明，中国五千年的气候变迁中，11 世纪后半叶，气候的寒暖变化远比其他时期高。史料记载，960—1110 年，开封有“无冰、无雪”等暖冬记载 47 年，占总年数的近三分之一，故北宋气候总体温暖。有学者指出，北宋末期和南宋初期，为我国古代两大瘟疫期，《北宋时期疫灾地理研究》中记载，北宋时期有记载的发生疫灾的年份高达 59 个。而庞氏生活的年代疫灾之年高达 31 个，占到整个北宋时期疫灾之年的 53%。大疫之后，必有大医，正是在这样的历史背景之下，庞氏对于伤寒等疫病的认识才得以深刻。

二、理论创新

北宋时期，伤寒和温病还处在混而不分的阶段，医家喜用汗下之法，对于温病的治疗多有延误，庞氏在继承前人学术的基础上，结合自身实践，著《伤寒总病论》，意欲明辨伤寒与温病的区别。

（一）病因之辨，首发温病体系于伤寒之外

温病学说渊源于《黄帝内经》，《素问·生气通天论》指出“冬伤于寒，春必病温”，自此以后各位医家对伤寒病因的认识大都援引《阴阳大论》中的“辛苦之人触冒冬时严寒，即病者，为伤寒，不即病者，其寒毒藏于肌骨中；至春变为温病；夏变为暑病”的认识。

在庞氏之前，温病和热病作为伤寒（广义）的另一种表现形式，《伤寒论》中言“太阳病，发热而渴，不恶寒者为温病”，此时医家将伤于寒即发或者伏至春夏再发的疾病统称为广义伤寒，即“故大医通谓之伤寒焉”。葛洪在《肘后备急方》即说“伤寒、时行、温疫，三名同一种耳”。此时医家对于时气、温病、热病的治疗大多从伤寒六经法论治，对于温病的病因，庞氏之前各家认识基本一致，承袭《素问·生气通天论》的“冬伤于寒，春必病温”的理念，庞氏也吸收了此种说法。

《伤寒总病论·绪论》中对于伤寒的发病描述为“寒毒与荣卫相浑，当是

之时，勇者气行则已，怯者则着而成病矣。其即时成病者，头痛身疼，肌肤热而恶寒，名曰伤寒。”对于温病和热病的发病则描述为“其不实时成病，则寒毒藏于肌肤之间，至春夏阳气发生，则寒毒与阳气相搏于荣卫之间，其患与冬时即病候无异。因春温气而变，名曰温病也。因夏暑气而变，名曰热病也。”继承了前人的学术思想，庞氏认为，广义伤寒的病因是冬时中寒，但是“随时有变病之形态”。若感寒后伏而不发，至春夏则可为温病或者热病，根据病人的禀赋不一，又有湿温、温毒的差别，其形状各异，治法有别。庞氏从寒毒内折，阳气郁闭在里论温病病因，从春夏阳气与寒毒搏发论温病病机。所以温病治疗开始即应发里之寒毒，散客结之郁阳。与伤寒先伤阳气即时发病的病机及治疗上首扶阳，发寒气的治法大异。在《伤寒总病论·时行寒疫论》中就可以看出庞氏对前人伤寒、温病始发治法不同的体会与学术渊源。“巢氏……温病无摩膏火灸，又有冬温、疮豆，更有四时脏腑阴阳毒，又夏至后有五种热病，时令盛暑，用药稍寒，故治有殊也。”即温病发病始治不可仿狭义伤寒用辛温之药发汗，当从寒药论治。

在庞氏的时代，常与“伤寒”并论的是“时行”（又称时气，天行时气，天行），即春时应暖而反寒，夏时应热而反冷，秋时应凉而反热，冬时应寒而反温，非其时而有其气。感受天行之气的特点是“病无少长多相似”，其与反常的气候关系密切，故称为时行之病。在前人的基础上（冬感寒即时发病为狭义伤寒，伏寒至春而发为温病，至夏而发为暑病）。庞氏受其时代特点“冬温之毒”（暖冬季形成的温病）的启发，结合临床，首次提出了“天行温病”的概念。

天行温病是由于感受“异气、乖气”而发病，是一种具有流行性、传染性、季节性特点的疾病。天行温病包括天行之病、腑脏阴阳温毒病以及伤寒感异气而发的温病。其中，天行之病亦称冬温，感而即发，如《伤寒总病论·卷五·天行温病论》中说：“有冬时伤非节之暖，名曰冬温之毒，与伤寒大异，即时发病温者，乃天行之病耳”；腑脏阴阳温毒病则为“四时自受乖气，而成腑脏阴阳温毒者，则春有青筋牵，夏有赤脉攒，秋有白气貍，冬有黑骨温，四季（四季季末）有黄肉随”；若原有伤寒，复感异气，则曰“据《难经》温病，本是四种伤寒，感异气而变成温病也……更遇于风热，变成风温……更遇其热，变成温毒……更遇湿气，变为湿温，脉阴阳俱盛，重感于寒，变成温疟，斯乃同病异名。”

发展至此，庞氏将温病分为伏寒温病系与天行温病系，温病开始初步独立于伤寒，庞氏对天行温病的阐述，为清代温病摆脱伤寒的桎梏而自成体系奠定了基础。

（二）病机之辨，首合四时五脏温病辨治卷

历来温病论治，多从伤寒六经体系诊候治疗，若温病初起过用辛温发汗之药，而无寒凉清热之法，多加重患者热势，进而变成他症。如《伤寒总病论·伤寒感异气成温病坏候并疟证》举例“愚医昧于冷热之脉，见足胫冷，多行四逆辈，如此医杀者不可胜计。湿温脉小紧，有如伤寒脉，但证候有异，数进白虎，则胫自温而瘥也”。

《伤寒总病论·上苏子瞻端明辨伤寒论书》中说：“四种温病、败坏之候，自王叔和后，鲜有明然详辨者，故医家一例作伤寒行汗下……国家考正医书，无不详备，惟此异气败坏之证，未暇广其治法。”在当时的官修正统医书《太平圣惠方》中，对于温病病因病机一如前人认识，并未多做新论，庞氏结合《难经》所说的“伤寒有五”和王叔和脉法病机指出，《难经》温病本是四种伤寒病，是由人体内先有伏寒，再次感受四种“异气”而形成，属于天行温病，即“阳脉浮滑，阴脉濡弱，更遇于风热，变成风温；阳脉洪数，阴脉实大，更遇其热，变成温毒，温毒为病最重也；阳脉濡弱，阴脉弦紧，更遇湿气，变为湿温；脉阴阳俱盛，重感于寒，变成温疟，斯乃同病异名。”庞氏指出，因为人体气血盛衰不同，四气感邪不一，病人阳盛阴虚，遇风热邪气成风温；病人阴阳盛壮，遇热邪成温毒；病人阴盛阳衰，遇湿气化郁成热为湿温。病人阴阳俱盛，重感寒邪成温疟。并在此基础上结合难经的五输穴刺法创立了四种温病的针灸取穴。《伤寒总病论·天行温病论》“风温取足厥阴木、手少阴火，温毒专取手少阴火，温疟取手太阴金，湿温取足少阴水、手少阴火”。又将《备急千金要方》中四时五脏温病内容：青筋牵、赤脉攒、黄肉随、白气狸、黑骨温。分别摘出，各合成篇，归于“天行温病”之下，其首次将四时五脏温毒和四种温病方证合篇，加以归纳，辨证论治，补以方剂，始成体系，实为深谙临床，独具慧眼。

（三）三因之辨，首详寒热化变将养所宜忌

在《伤寒总病论·天行温病论》中，庞氏首次明确指出了温病的发展转归与病人体质阴阳盛衰的密切关系。即“四种伤寒，感异气而变成温病也……更遇于风热，变成风温……更遇其热，变成温毒……更遇湿气，变为湿温，脉阴阳俱盛，重感于寒，变成温疟，斯乃同病异名。”庞氏指出，因为人体气血盛衰不同，四气感邪不一形成。病人阳盛阴虚，遇风热邪气成风温；病人阴阳盛壮，遇热邪成温毒；病人阴盛阳衰，遇湿气化郁成热为湿温，病人阴阳俱盛，重感寒邪成温疟。”

至于三因制宜，即因时、因地、因人，前贤虽有提要，大都为纲目之语，节约之言。对于伤寒、温病、时气等治疗遣方制宜明言较少，而庞氏详论伤寒四时处方加减，方药各地所宜，并结合临床增广先贤所立治则之圆机活法，实是后世医家楷模，亦为后世医论先河。

如《伤寒总病论·叙论》中有因时加减，处方宜忌：“自春末及夏至以前，桂枝、麻黄、青龙内宜黄芩也。自夏至以后，桂枝内又须随证增知母、大青、石膏、升麻辈取汗也。若时行寒疫及病患素虚寒者，正用古方，不在加减矣。夏至以后，虽宜白虎，详白虎汤自非新中而变暑病所宜，乃汗后解表药耳，以白虎未能驱逐表邪故也。或有冬及始春寒甚之时，人患斯疾，因汗下偶变狂躁不解，须当作内热治之，不拘于时令也。”

有因地辨情，以论方药：“南方无霜雪之地，不因寒气中人，地气不藏，虫类泄毒，岚瘴间作，不在此法，治别有方也。又一州之内，有山居者为居积阴之所，盛夏冰雪，其气寒，腠理闭，难伤于邪，其人寿，其有病者多中风中寒之疾也。有平居者为居积阳之所，严冬生草，其气温，腠理疏，易伤于邪，其人夭，其有病者多中湿中暑之疾也。”

有因人盛衰，思其化变，此处最详，一是禀赋宿疾：“凡人禀气各有盛衰，宿病各有寒热。因伤寒蒸起宿疾，更不在感异气而变者。假令素有寒者，多变阳虚阴盛之疾，或变阴毒也。素有热者，多变阳盛阴虚之疾，或变阳毒也。”“人五脏有大小、高下、坚脆、端正偏倾，六腑亦有大小、长短、浓薄、缓急，令人终身长有一病者。”二是服食偏嗜：“其饮食五味禽鱼虫菜果实之属，性偏有嗜者；或金石草木药素尝有饵者。”三是情志失宜：“贵者后贱，富者乍贫，有常贵，有常富，有暴富，有暴贫，有暴乐，有暴苦，有始乐后苦，有离绝蕴结，忧恐喜怒者。夫常贵后贱，名曰脱营；常富后贫，名曰失精。暴乐暴苦，始乐后苦，精竭体沮，脱势侯王，精神内伤，情慕尊贵，妄为丧志。始富后贫，焦皮挛筋，常富恶劳，骄堕精消。离间亲爱者魂游绝，所怀者意丧，所虑者神劳，结怨恨者志苦，忧愁者闭塞而不行，盛怒者迷惑而不治，恐惧者荡惮而不收，喜乐者掸散而不藏。”

三、实践创新

（一）首广治法之详

1. 汗法的覆汗要点

如叙论中“凡发汗，须如常覆腰以上，厚衣覆腰以下，以腰足难取汗故也。半身无汗，病终不解。凡发汗后，病证仍存，于三日内，可二三发汗，令腰脚周遍为度。”庞氏对于汗法的阐述不可不谓之详细，对于发汗，因督脉巡行于后背，腰以上的汗出可覆常衣，腰以下属阴，更难汗出，故腰以下需覆厚衣，由此可见庞氏在临床的观察入微，其必定深入临床，才能有如此细致的体会。

2. 苦发内热

庞氏认为各种温病的基本病机为寒毒交争，故其遣方用药多为苦寒之品，如石膏、栀子、知母、大青叶等，如《伤寒总病论·可发汗证》“伤寒三日后……宜桂枝石膏汤……庞曰：凡发汗，以辛甘为主，复用此苦药者，何也？然辛甘者，折阴气而助阳气也。今热盛于表，故加苦以发之。”《备急千金要方》称此类药物为“苦酢之品”，庞氏亦沿用此种说法，言此类药物可以“令阴气复生，濈然汗出而解”，如治疗“暑病三日外至七日，不歇内热”用大青消毒汤，其中大青、芒硝、栀子、石膏均为苦寒之品，直折其热，后世医家治疗温病，多用苦寒之药，亦承袭于此。

3. 重用石膏

庞氏在《伤寒总病论·卷五》中，治疗四时五脏温毒及四种温病，共载方 17 首，其中 13 首含有石膏，其方剂多来源于《备急千金要方·卷第九》所载之无名方，庞氏将其录用至《伤寒总病论》中，并加以命名，如石膏地黄汤、玄参寒水石汤、石膏杏仁汤等，其用石膏少则一两，多则四两。据考证，北宋的一两相当于现在的 41.875g，可见庞氏治疗温病的思路已开始突破了当时的伤寒辛温解表的藩篱，其重用寒凉药物如石膏、栀子、青叶等，对后世医家探索温病的治疗具有重要意义。

（二）首录鼻窍之防

关于天行温病的传播途径，庞氏认为其与伤寒之邪从皮毛而入者截然不同，主要是通过在空气中传播，由呼吸而入。故其在《辟温疫论》中明确提出“凡温疫之家，自生臭秽之气，人闻其气即时以纸筋探鼻中，嚏之为佳。不尔，邪气入上元宫，遂散百脉而成斯病也”，首次阐述了呼吸道为温疫传播的重要途径，后世的吴又可谓“伤寒之邪，自毫窍而入；时疫之邪，自口鼻而入”；叶天士云“疫疠秽邪，从口鼻吸受”均受此影响。

关于预防措施，庞氏在吸收前人的经验上，总结了多种预防温疫的方法，因庞氏已经认识到呼吸道是传播天行温病的重要途径，故其主要是通过切断传播途径来达到预防的效果，包括“饮、涂、嚏、扑、熏、念”等，如服葛粉散，旦服崔文行解散，预服三豆饮子，常饮屠苏酒、服千敷散，常扑辟温粉，雄黄涂鼻窍取嚏，臂上着藜芦散，门前烧或臂上带杀鬼丸，带萤火丸于臂上或系腰下或挂户之上等等。

四、后世影响

（一）温病分类

庞氏之前，温病一般归为伤寒温病，即《难经》中的伤寒有五之一，其病因是冬伤于寒，病机是伏而未发，至于春夏阳气旺盛，正邪相搏而发；庞氏首次明确提出天行温病的概念，指出感受了非其时之气的“乖气、异气”可发为天行之病、脏腑阴阳温毒和伤寒感异气而发的温病，其“天行温病”概念的提出，继承了葛洪《肘后备急方》疠气致温说、隋唐·巢元方《诸病源候论》乖戾之气致疫说等观点，并对后世吴又可、叶天士的温病学思想影响颇深。

（二）伤寒六经经络

庞氏在《伤寒总病论·卷第一》六经分证条文中，以经络循行释伤寒六经传变。如其对于太阳病的论述为“尺寸俱浮者，太阳受病也。当一二日发，以其脉上连风府，故头项痛而腰脊强”（此是太阳膀胱经，属水，《病源》云：小肠者，非也）。其后朱肱在《活人书》中提出“治伤寒先须识经络，不识经络，触途冥行，不知邪气之所在，往往病在太阳，反攻少阴，证属厥阴，乃和少阳，寒邪未除，真气受毙”。应是受庞氏影响。同时，庞氏提出了六经传变的规律，如“以其阳经先受病，故次第传入阴经。以阳主生，故足太阳水传足阳明土，土传足少阳木，为微邪。以阴主杀，故木传足太阴土，土传足少阴水，水传足厥阴木。至第六七日，当传足厥阴肝”，似乎仅仅是足三阴三阳的传变，紧接着庞氏在《伤寒总病论·三阴三阳传病》中提到手足经并病的情况，大大丰富了伤寒六经传变的内容。

五、总结

庞氏为北宋医德高尚、医术高明的一代名医，其幼时学医，博览群书，善著书，惜现仅存《伤寒总病论》。其学术思想主要来源于《诸病源候论》《备急千金要方》《外台秘要方》《伤寒论》等方书，其中，庞氏首次提出的“天行温病”的概念，继承于葛洪《肘后备急方》疠气致温说、隋唐·巢元方《诸病源候论》乖戾之气致疫说等观点。庞氏在北宋寒温混乱的年代，明确提出伤寒温病“其治有殊”，不可混为一谈，并将温病分为伏寒温病和天行温病，指出天行温病的病因是“乖气、异气”，直接影响了后世吴又可的戾气病因说；创造性地提出了“鼻窍之防”的预防措施，如“饮、涂、嚏、扑、熏、念”等，叶天士、薛生白“温邪口鼻而入”的提出也离不开庞氏“人闻其气”的启发。

综上，庞氏虽为伤寒学派的代表人物，但是《伤寒总病论》将温病融于伤寒之中，说明其对于温病的病因、病机、证治、预防都有独到的见解，庞氏关于温病的阐述，对于后世温病冲破伤寒的桎梏具有重大的意义。

参考文献

[1] 高小威，赵映前．庞安时《伤寒总病论》桂枝石膏汤考 [J]. 时珍国医国药，2014，25（12）：3013.

[2] 薛芳芸．宋代“儒而知医”社会现象探析 [J]. 医学与哲学（人文社会医学版），2011，32（04）：77–78+81.

[3] 高小威．庞安时《伤寒总病论》学术思想研究 [D]. 湖北中医药大学，2016.

[4] 葛洪．肘后备急方 [M]. 北京：人民卫生出版社，1956.

[5] 董正华．庞安时《伤寒总病论》对温病学的贡献 [J]. 陕西中医函授，1997，（01）：8–10.

[6] 叶新苗．庞安时《伤寒总病论》对温病学的贡献 [J]. 浙江中医学院学报，1988，（03）：32–33.

[7]（春秋）秦越人．难经 [M]. 北京：科学技术文献出版社，1996.

[8] 郭子光．庞安时的学术思想与成 [J]. 河南中医，1984，（03）：17–19.

[9] 王国奇，李永谦．庞安时的学术思想与现实意义 [J]. 湖北中医学院学报，1999，（04）：71.

[10] 梅梦英．庞安时阐发伤寒，开拓温病学术思想 [J]. 甘肃中医学院学报，1992，（01）：34–45.

[11] 杨丽娜，朱邦贤．庞安时天行温病用药特点 [J]. 中华中医药学刊，2011，29（01）：113–114.

[12] 毕岩，岳冬辉，张瑞彬．庞安时《伤寒总病论》温病论治探析 [J]. 中医药临床杂志，2014，26（11）：1109–1111.

[13] 许霞，安静．庞安时论治温疫学术思想及其对后世的影响 [J]. 安徽中医药大学学报，2016，35（03）：1–3.

[14] 李旺，任启瑞．庞安时学术思想及其影响 [J]. 张家口医学院学报，1994，（03）：91–92.

补阙伤寒，奠基新学
——郭雍疫病理论创新

郭雍（1102—1187），字子和，祖籍洛阳。父亲郭忠孝，官至太中大夫，为理学家程颐弟子，著《易说》，号兼山先生。郭雍传其父学，早年习儒，爱好理学，隐居峡州（今湖北宜昌），游浪于长杨山谷间，自号白云先生。宋乾道（1165—1173）年中，因峡州太守任清臣、湖北安抚使张孝祥向朝廷推荐，召用不去，赐号冲晦处士，宋孝宗熟知郭雍贤能，常向辅臣称赞郭雍，更命其所在列郡每年季节时令致礼探望慰问，后更封颐正先生（《宋史·郭雍传》）。

郭雍晚年笃好伤寒之学，研读不辍，宋淳熙八年（1181年）撰成《伤寒补亡论》二十卷（其中卷十六明代即亡佚，实存十九卷），后由朱熹作序，于庆元元年（1195年）刊行于世。郭雍认为“仲景规矩准绳明备，足为百世之师”，六经病的理法方药俱备载于《伤寒论》中，但他又鉴于当时所见《伤寒论》有所残缺，认为《伤寒论》章节字句有参差，篇文有亡佚，要明其理而得于心，必须勤求博考，因此他提出“读仲景论，仍须以《脉经》校之”。

由于王叔和与张仲景时代相距不远，《脉经》中所述仲景原文，多较可信，所以《伤寒补亡论》的撰次，在篇章字句方面，除参照《千金翼方》外，大多依据《脉经》。对于证治方法的阐述，采撷名医庞安时、朱肱、常器之、王仲弓等诸家学说予以辑佚补充，有合于张仲景论的即补入，并参合个人见解进行补充，故命名为“补亡”。

明代刘世延重刊《伤寒补亡论》序说：“前宋代中州有郭白云者，兄弟名医，穷经探索，洞彻病情，每三复仲景书，叹其亡失，乃更阐其奥而发其微，作《补亡论》一书以全其义，其于两感、阴阳交、阴阳易及痓痉等论，尤为详切精博，真可谓发前人所未发，令读者心目一清，足补仲景之残缺。”

《伤寒补亡论》的编次与一般《伤寒论》传本不同，且内容也有所扩充。

其主要特点是以问答形式，阐发《伤寒论》之蕴意，广采《内经》《难经》等经典之论及诸名家之说，以补充《伤寒论》所未尽或未备之处。尤为可贵的是对仲景原论中有论而无方的条文，补以庞安时、朱肱、常器之、王仲弓等诸家之说，并将个人见解校补于后，以供学者借鉴。尤其是常器之、王仲弓的资料后世都已失传，借助《伤寒补亡论》的引用才得以流传至今，为后人学习研究《伤寒论》提供了极为宝贵的文献资料。

一、创新背景

（一）时代的发展

《伤寒杂病论》成书之后，由于兵火战乱的洗劫，原书散失不全，后经西晋太医令王叔和将原书的伤寒部分搜集整理成册，名为《伤寒论》，使此书得以幸存。《伤寒论》自王叔和收集整理后，未能广泛流传。唐代名医孙思邈撰写《千金要方》时，由于未能窥见此书的全貌，故仅征引了该书的部分内容，并有“江南诸师秘仲景书而不传”的感慨。直至其晚年撰写《千金翼方》时，始收载了《伤寒论》全书的内容，并载于卷十之中。

至北宋，文化事业蓬勃发展，“华夏民族之文化，历数千载之演进，造极于赵宋之世”（陈寅恪语），政府十分重视中医学的发展，令校正医书局校勘出版《伤寒论》，并作为太医局教材。高保衡、孙奇、林亿等人奉朝廷之命校正《伤寒论》，此书于宋治平二年（1065 年）刊行，成为后世流行的《伤寒论》。

宋代以前，因为时代的局限致学术交流受碍，故《伤寒论》转抄整理成为其主要特点。宋本《伤寒论》的刊行，开启《伤寒论》整理研究方便之门，该时期印刷技术革新进步，大量出版的《伤寒论》使伤寒学研究蔚然成风，伤寒学派开始形成，《伤寒论》研究走向一个新的阶段。

（二）理学的影响

宋代理学是融合佛、儒、道三教于一体的思想体系，受到当时官方的提倡，其内部充满了格物和穷理、复古与创新的尖锐矛盾。这样的哲学思想对中医的发展也有所影响，一方面，“法不离《伤寒》、方必宗仲景”代表着尊古崇圣的风气；另一方面，“古方今病不相能”标志着变革创新的思维。《伤寒补亡论》就是二者的矛盾产物。

《伤寒补亡论·卷二十·小儿疮疹下十八条》曰：“仲景《金匮玉函》之书，千百不存一二，安知时行疫疾不亡逸于其间乎？”郭氏深感仲景原著久已残缺，既不敢妄言仲景之书尚有未备，又不得不在临床实践中总结新经验，透露出“每三复仲景书，叹其亡失”的无奈，于是采撷《外台》《千金》诸论及庞安时、朱肱、常器之诸说进行补充。

（三）临床的需求

《伤寒论》已经具备了比较完备的中医理法方药辨证施治体系，但由于社会的发展，环境、气候的变化，使得病人患病的具体情况与古代不尽相同，因此，如果完全套用《伤寒论》的原方、原药，难免对后世的外感病治疗不能完全适用。比如葛洪的《肘后备急方》曾记载伤寒有数种，在治疗上不应“令一药尽治之”“若初觉头痛、内热、脉洪起，一二日，便作葱豉汤……顿服取汗，不汗复更作，加葛根二两、升麻三两”，已从辛凉角度尝试外感热病的治疗，突破了单纯的辛温解表。孙思邈在《备急千金要方》中，收集记载了治疗伤寒的发汗方剂 30 余首，剂型包括了汤剂、散剂和丸剂，这些方剂并非《伤寒论》的原方，应该是当时社会上通用的方剂。

另外，据有关资料的记载，唐宋时期瘟疫曾经广泛流行。唐代史料中有关瘟疫的记载始于贞观十年（636 年），终于大顺二年（891 年），255 年中共发生瘟疫 21 次，平均 12 年 1 次，年均发生率为 8.3%。北宋有关温疫的史料记载始于乾德元年（963 年），终于大观三年（1109 年），146 年中共发生饥荒瘟疫 15 次，平均约 9.7 年 1 次，年均发生率 10.3%。

因此，当时社会环境、气候、疾病流行的实际情况，促使临床医生对外感的治疗必须进一步的探索实践，这就为“伤寒补亡”的研究提出了客观上的需求。

二、理论创新

（一）首倡“温病有三”，奠基明清新学

《伤寒补亡论》将疫病称为时行，又称疫、温疫、瘟疫、天行。郭雍在《伤寒补亡论·卷一·伤寒名例十问》中首先引《伤寒例》之论，认为“人感非时之气，是以一岁之中，长幼之病多相似者，此则时行之气也”，又引《金匮要略》“气候有应至而不至，或有未应至而至者，或有至而太过者，皆成病气”，认为“亦时行之一也”。《伤寒补亡论·卷十八·温病论六条》指出：“况一岁之中，长幼疾状相似者，即谓之疫。如疟利相似，咽喉病相似，赤目相似，皆即疫也。皆谓非触冒自取之，因时行之气而得也。”可见，郭雍认为疫病的判断标准有两点：一是具有流行性，二是发病的直接因素为非时之气。

在各类疫病中，郭雍对于时行寒疫的认识有别于前人。自《伤寒例》提

出时行寒疫以来，前人都认为“从春分以后至秋分节前，天有暴寒者，皆为时行寒疫也”，即在时令温暖之时而有反常的寒冷气候所致。而郭雍认为，时行寒疫发病于冬季，发病机理是在感寒伏留的基础上再感四时不正之气而发，即《伤寒补亡论·卷十八·伤寒温疫论一条》所说：“设在冬寒之日，而一方一乡一家皆同此病者，亦时行之寒疫也。大抵冬伤于寒，经时而后发者，有寒毒为之根，再感四时不正之气而病，则其病安得不重”，这个认识不但在发病季节方面与前人完全不同，而且在发病方式方面亦有差异，前人认为是新感，仅感受非时之暴寒所致，而郭雍则认为是伏发，先感寒邪再感非时之气。

郭雍在《伤寒补亡论》中，对伤寒、热病、温病等疫病相关概念进行了辨析，《伤寒补亡论·卷一·伤寒名例十问》中言“伤寒，冬也；时气，疫也；温病，春也；热病，夏也”。“伤寒，冬也”，即郭雍认为伤寒是冬季感寒即病者，而在讨论前人广义伤寒概念时，郭氏将其解释为“伤于寒”。“热病，夏也”，指暑病、热病、暍病为同病，都是夏季发作者。三者可根据感邪季节再行分类，即“如夏月之疾，由冬感者为热病，不由冬感者为暑、为暍”（《伤寒补亡论·卷十八·温病论六条》）。

有关温病的病因、发病、症状表现等内容的早期记载源于《黄帝内经》和《伤寒论》，当时对温病的认识是限制在伤寒范围内的，认为温病多由伏气所化，后来才有医家提出这是一种误解。到了唐代许多医家仍然认为瘟疫（温病的一种）与伤寒无异，孙思邈引《小品方》说：“古人认为伤寒为难治之疾，时气瘟疫是毒气之病，而论治者不判伤寒与时行瘟疫为异气耳，云伤寒是雅士词，天行瘟疫是田舍间号。”宋代庞安时开始指出温病、瘟疫应该有别于伤寒。

对此，郭雍在《伤寒补亡论·卷十八·温病论六条》中提出存在一种“才感即发”的温病，并将温病分为三类：“医家论温病多误者，盖以温为别一种病，不思冬伤于寒，至春发者，谓之温病；冬不伤寒而自感风寒温气而病者，亦谓之温；及春有非节之气，中人为疫者，亦谓之温，自不同也”，这三种温病的共同点是它们发于春季，故曰“温病，春也”。其中由“非节之气”导致的温病实际上是发于春季的疫病，郭氏对此进一步论述说：“春天行非节之气中人，长幼病状相似者，此则温气成疫也，故谓之瘟疫”。这样就使温病由原来单一“伏气温病”的概念，发展成为是对一类病证的总称，从而为明清以后外感温热学说的形成奠定了基础。

同时郭雍又补充了温病治法，《伤寒补亡论·卷十八·温病论六条》云“升麻汤、解肌汤最良。热多者，小柴胡汤主之；不渴，外有微热者，小柴胡加桂枝也；嗽者，小柴胡加五味也；烦躁发渴，脉实，大便闭塞者，大柴胡微利也；虚烦者，竹叶汤。次第服之，此治春温之法。其伤寒成温者，并依伤寒治之，治温疫之法，并同春温，而加疫药也”。

郭雍虽然没有正式提出新感温病的名称，却已经在实际内容上肯定了新感温病的存在，这在温病学说发展史上，比明代汪机在《证治要诀》中提出的“新感温病”之说早了三百余年。从庞安时根据《伤寒例》总结出四种温病和天行温病，到郭雍阐述“温病有三”，迈出了寒温分化最关键的一步。

可见，伤寒、热病、温病三类疾病为季节性疾病，而疫病则是感受非时之气且具备流行性，故曰“时气疫也”。《仲景伤寒补亡论》认为，四时不正之气均可致疫。由于疫病四时皆有，因此与其他病概念有交叉之处，如温病中有温疫，暑病中有暑疫。因而有春温、暑疫、秋瘟、寒疫之别。

郭雍尤其重视疫病的寒温之别，认为伏寒温病、伤寒热病（暑病）、新感春温“其治法与伤寒皆不同”，《伤寒补亡论·卷十八·温病论六条》曰：“但传经，皆冬感也，皆以伤寒治；不传经者，皆春感也，皆以温气治之。”“此谓春温成疫之治法也，若夏暑成疫、秋瘟成疫、冬寒成疫，皆不得同治，各因其时而治之。”在《伤寒补亡论·卷十八·风温温毒论四条》中强调治疗的重要原则为“大抵治疫，尤要先辨寒温，然后用药，取阴阳表里之在伤寒也”。

（二）注重鉴别诊断，辨析斑疮瘾疹

郭雍在临床实践中非常注重疾病的鉴别诊断，是我国医学史上最早重视鉴别诊断的医家。特别是对几种皮肤发疹性的传染病，各家记载均简略，唯郭雍论述较详。我国古代有关斑疹一类疾病文献资料较为零散，仲景也只简略提到阴毒、阳毒。《伤寒补亡论·卷十四·发斑十三条》认为：“发斑一证，缘仲景书遗逸不详见，故诸家之说无所统。”郭雍在《伤寒补亡论》中汇采各家，参以己见，卷十四“发斑”专论 13 条，卷十八“风温温毒论”1 条，卷十卷二十“小儿疮疹”上下两篇共论 65 条，最后又以“斑疮瘾疹辨”1 条进行总结，以将近两卷的篇幅辨析斑疮瘾疹，反复议论病因、症状并提出治法，这是他对温病学说的又一贡献。

郭雍对斑以可下与否为纲领分为两类，《伤寒补亡论·卷十四·发斑十三条》曰：“大抵斑有数种，惟热毒入胃者当下之，非下斑也，下其胃中之毒也，而胃中之毒，由斑而后见也。”开叶天士“斑色红者属胃热，紫者热极，黑者胃烂”（《温热论·辨斑疹》）之说的先河。

郭雍在《伤寒补亡论·卷十四·发斑十三条》还提出，“伤寒之斑，初如

朱砂细点，又如狗蚤啮痕，初甚稀有，渐加稠密是也。瘾疹略如风疹，亦有赤白二种，赤者如锦文也，不如风疹之高起，渐隐而起相连续，初多起臂腿，次满腹背，皆成锦花者是也。温毒之斑，略似赤色瘾疹，又不与伤寒斑同”，既分析了斑与瘾疹在块粒大小及分布稀密上有异，又分析了伤寒之斑与温毒之斑稀疏与稠密不同，还根据两者不同的病机：“温毒之斑，郁发之毒也；伤寒之斑，烂胃之证也”，分别作出治法：“温毒发斑，毒盛在表，惟可解肌，不可发汗。伤寒发斑，毒气在胃，当下不当汗也”“若皮间暴作瘾疹，无他里热证者，不可下，当服平凉去风解肌药，及以摩膏治之”。

《伤寒补亡论·卷二十·斑疮瘾疹辨一条》强调了斑、疮、瘾疹的辨证要点：“斑与疮疱及瘾疹，实是三种。伤寒热病发斑谓之斑，其形如丹砂小点，终不成疮，退即消尽，不复有疮。温毒斑即成疮，古人谓热毒疮也，舍是又安得别有热毒一疮？后人谓豌豆疮，以其形似之也。温毒疮数种，豌豆疮则其毒之最大者。其次则水疱，麻子是也。又其次麸疮子是也，如麸片，不成疮，但退皮耳，以其不成疮，故俗谓之麸疮，又与瘾疹不同。瘾疹者，皮肤发痒，搔之则瘾疹垄起，相连而出，终不成疮，不结脓水，亦不退皮，忽尔而出，复忽尔而消，亦名风疹也。世人呼麸疮，或曰麸疹即是。”

郭雍认为小儿疮疹，汉魏医方无所见，至东晋王珉《伤寒身验方》始有治时行热毒疮方，隋代巢元方始有疫疠疱疮论候，但其言不甚详。因此他在“小儿疮疹”上下篇中进行大量阐述。《伤寒补亡论·卷二十·小儿疮疹下十八条》曰：“温毒成疮有数种，曰脓胞，又名豌豆疮；曰水疱，又名麻子疮；曰麸疮，亦名麸疹。又有瘾疹斑烂，皆其类。其轻者，世俗以其形象名之，本其所感深重为脓胞，《备急千金要方》之后，名曰豌豆疮，次者为水疱，轻者为麸疮。脓胞生七日方长，贯脓成痂，然后愈。其日未满而干者，谓之倒靥也。水疱生数日，圆满水出则愈。麸疮随出则焦，他处再出再焦，如是遍及其身。”首先指出疮疹是温毒，亦称“温毒疮”，接着将疮疹分为“脓胞”“水疱”“麸疮”三类，豌豆疮即脓胞毒最甚。还说“疹病多暴感，非冬温之所成，病甚轻，不成疮，但作瘾疹……又有一种，斑发如描画，遍身灿烂如锦纹者，又如火丹发，虽无瘾疹，起亦如瘾疹”，详尽地收录或描述了斑、疹、痘疮、丹痧，为明清温病学说斑疹论治奠定了基础。

治疗方面，郭雍引述《外台秘要》《伤寒总病论》及《活人书》方论，治法则折衷于朱肱，并以钱乙之说附于庞安时、朱肱二人之后，分析极精审，叙述有重点，有主次，可补钱乙之未备。

（三）补充发病方式，明确发病轻重

郭雍之前，中医学对疫病发病方式的论述不够系统与明确，至庞安时《伤寒总病论》方明确提出，冬温既有即时发病又有至春发为温毒的发病方式。郭氏认为，从时间上说疫病发病形式包括即发、经时而发与其他季节发作。从感邪方面而论，有新感与伏发两类。新感是感受单一邪气即时发病，而伏发则是先感一邪，邪气伏留至再感受另一邪气引发。

郭雍认为，新感发病包括仅伤于本时令邪气的“自感自致”，不属于疫病，如冬寒、春温；伤于不正之气属于疫病，如温疫。伏发，包括先伤于本时令邪气而不即发，伏留至其他时令，由该时令邪气引发，不属于疫病，如伏邪温病、暑病；先伤于本时令邪气而不即发，伏留一段时间又为不正之气引发，属于疫病，如时行寒疫；还包括《伤寒补亡论·卷十八·温病论六条》所论冬温（温毒）的发病方式，即冬季先伤于非节之暖（“先感冬温不正之毒”），又伤于本时令邪气（“后复为寒所折”），因腠理郁闭而使温毒伏留（“肤腠闭密，其毒进不得入，退不得泄”），至“天气暄热，去其外寒，而后温气得通”，以发斑烂疮的形式发为疫病。

较之前人，郭雍对疫病发病方式的论述，不仅更为明确而系统，而且补充了本时令经时而发的类型，更为符合临床实际。

基于对发病方式的辨析，郭雍在《伤寒补亡论·卷十八·伤寒温疫论一条》中还对伤寒热病、伏寒温病、时行疫气、冬病伤寒、新感春温等发病的轻重、预后的不同进行了细致的讨论，“伤寒时气，证类亦多，或名伤寒，或名温病，或曰时行，或曰温疫，或曰温毒。或以为轻，或以为重，论说不一，益令人惑”，故需分辨清楚。

首先，同一疾病中，判断发病轻重的原则是“盛强者感之必轻，衰弱者得之必重”，也就是说发病轻重与人体正气强弱有关。其次，新感发病病势轻而伏发病势重，即“大抵其病往往有一种，即时发者，必轻；经时而发者，必重也”。郭氏以有无“蕴积之毒气”为依据，判断病势轻重。他指出，初感“毒气”无积蓄，故病势轻，寒毒伏留因春夏温热之气而发者，一方面毒盛深伏难以发越，另一方面日久毒深，两邪叠加，病情更重，“不即病，寒毒藏于肌肤，至春变为温病，至夏变为热病。是则既伤于寒，又感于温，两邪相搏，合为一病，如人遇盗又有同恶济之者，何可支也？”因此，“冬伤于寒，轻者夏至以前发为温病，甚者夏至以后发为暑病也”，伤寒与伏邪温病、暑病三者，病情严重程度递增，而新感温病较伏邪温病要轻。这个原则也可以理解为邪重

毒深则发病重。

可以看出，疫病所感之邪为“不正之气”（非时之气），其发病较于本时令邪气的伤寒、春温要重，伏发疫病较新感疫病要重，体弱者较体强者病重。

（四）创见传变规律，从毒立论病机

在疫病传变规律上，郭雍有自己的创见。自《诸病源候论》以降，医家多认为疫病传变规律类似伤寒，逐日六经传变。庞安时虽取《诸病源候论》中另一种疫病传变规律，即“一日在皮，二日在肤，三日在肌，四日在胸，五日入胃”，突破了六经传变，但亦拘于日数。郭雍认为，疫病在传变规律上与伤寒有别，没有明显的逐日传经规律，其治疗也不泥于日数。如其在《伤寒补亡论·卷十八·温病论六条》中指出，“瘟疫之病，多不传经，故不拘日数，治之发汗、吐、下，随症可施行”，这对于疫病与伤寒的鉴别用药是很有意义的。

在病机方面，郭雍特别善用“毒”来解释，据统计，《伤寒补亡论》一书用“毒”字高达324次之多，使用“毒气”一词43处。郭雍之前的庞安时也强调“毒”，《伤寒总病论》一书“毒”字出现130次，多为“寒毒”“热毒”“温毒”“阴毒”“阳毒”和“毒气”，偏于病因，而郭雍所论，偏于病机。

如他创立的“毒气致厥”说，认为“伤寒之厥，非本阴阳偏盛，暂为毒气所苦而然”（《伤寒补亡论·卷七·厥阴经证治六十三条》），与《黄帝内经》气逆致厥不同，重点为“毒气扰经”，他说：“毒气并于阴，则阴盛而阳衰，阴经不能容其毒，必溢于阳，故为寒厥。毒气并于阳，则阳盛阴衰，阳经不能容其毒，必溢于阴，故为热厥”，治疗应随毒气发展趋势因势利导，如“毒气随三阴经走下，不复可止，非发脓痈、便脓血，则无自而出。故其毒下于表者，则发痈脓，下于里者，则便脓血，以是知厥亦有可下逐之理，免发痈脓、便脓血也。便脓血则喉不痹者，以毒下也，应下之而反汗，则口伤烂赤者，以毒下而复上也”。

又如黄疸的毒血相搏说，郭雍明确指出外邪不去，久成热毒，在血脉中传流，与血相搏，为邪气败坏的血液不衄、不汗、不溺则郁而发黄，《伤寒补亡论·卷十四·发黄三十条》曰：“巢氏黄病一论，未为该通，而诸家伤寒论中多从之。夫致黄之由非一，或误下，或火熏，皆能成黄，非止寒热、谷气而已。大抵寒邪中人，久不能去，变为热毒。假春风发动表为可出之时，既动则不可复回，而腠理不开，无由作汗而出，郁而在里，终不能散，淫邪泮衍，血脉传流。其毒之重者，遇血相搏不能胜，为之变结。或如豚肝，或如墨色，此为邪气所败之血也，无以泄其邪，则血枯而人死。其轻者，鼓血而上，随衄可出。涩者，因促滑气而下，随溺可去。既不能与血相搏，又不能开腠理而生汗，上不可出，下不可去，乃散于毛窍之际，已失所舍，而无可定止，进退不能，郁为至黄之色，以待汗与溺而后通。此毒非不欲出也，犹人之行及门而无路也。医者疏通其道而指示之，不为汗，则为溺，未有不去之理。然毒在腠理之内，与正气争持，正邪相窒，毛孔亦不可开，是以不能作汗，必从开窍利小便而出。此所以毒气在里不能出者，必成黄、血二证，虽轻重上下不同，其理一也。有可汗而出者乎？曰：脉浮甚者，其表必疏，可汗而出之也。”

在治疗上，《伤寒补亡论·卷一·叙论五问》提出“始觉不佳，即须救疗，迄至于病愈，汤饮竞进，折其毒势，自然而瘥，必不可令病气自在，恣意攻人，拱手待毙也”，若治疗失于及时，“邪气入脏，则难可制止”。

用药倡导“发散以辛甘为主，复用苦药”，《伤寒补亡论·卷八·可发汗五十八条》言：“伤寒疗治四五日不瘥，身体毒热，面赤者，葛根龙胆汤主之，兼治阳毒风温……辛甘者，折阴气而助阳气也，今热盛于表，故加苦以发之。《素问》云：‘热淫于内，以苦发之’是也。”

三、结语

从后世中医外感热病包括疫病发展的整体走向来看，郭雍虽仍强调了寒邪的重要性，认为相当一部分温病是感受寒邪而发的，但是他对温病的重视，对于温病范围的扩大，对温病的三分尤其是伏邪、新感温病的探讨，是符合历史发展趋势的，而以“毒”来解释疫病病机，对后世也具有重要的启示意义。

郭雍通过对《伤寒论》的补亡、拾遗、研究，进而编撰成《伤寒补亡论》一书，参考了当时所能见到的很多有关伤寒的文献资料，比如常器之的《补治论》、庞安时的《伤寒总病论》、朱肱的《类证活人书》、孙思邈的《备急千金要方》以及王仲弓的有关论述，尤其是常器之、王仲弓之书后世都已失传，借助《伤寒补亡论》的引用才得以流传至今，因此《伤寒补亡论》为后人学习研究《伤寒论》提供了极其宝贵的文献资料。

郭雍带给后人的不仅是他的伤寒学术思想，更重要的是他对《伤寒论》的研究思维、研究风格。他始终坚持一种扬弃的精神，不随文注释，不人云亦云，不牵强附会来曲解臆断。这种敢于存疑、敢于破注的研究思维，值得后人学习。

谢雪姣

参考文献

[1] 牛宝生，周利，谢剑鹏 .《伤寒补亡论》校注 [M]. 郑州：河南科学技术出版社，2014：1–234.

[2]（元）脱脱，等 . 二十四史简体字本 51 · 宋史 · 卷四百五十九 · 列传第二百一十八 · 隐逸下 [M]. 北京：中华书局，2000：10442.

[3] 黄玉燕 .《仲景伤寒补亡论》的疫病发病理论探讨 [J]. 中国中医基础医学杂志，2012，18（5）：481+483.

[4] 秦进修，王安邦 . 郭雍的《伤寒补亡论》[J]. 河南中医，1981，（3）：20–21.

[5] 符友丰 . 郭雍外感温热思想浅深 [J]. 陕西中医，1986，7（12）：553–555.

[6] 张蕾 . 郭雍研究伤寒方法刍议 [J]. 中医文献杂志，2006，（4）：27–29.

[7] 李董男 . 郭雍疫病学术思想浅析 [J]. 中国中医基础医学杂志，2011，17（6）：612–613+619.

[8] 王兴臣 . 论郭雍的伤寒学术思想 [J]. 山东中医学院学报，1991，15（5）：7–10.

[9] 赵国平 . 南宋郭雍是新感温病的首倡者 [J]. 江苏中医杂志，1986，（5）：36.

[10] 聂广 . 评郭雍与陆九芝论“伤寒有五”[J]. 上海中医药杂志，1987，（11）：41–42.

[11] 吕芹，卞华，孙中堂 . 宋代名医郭雍伤寒补亡研究探赜 [J]. 国医论坛，2010，25（6）：1–3.

[12] 吕芹 . 浅谈《伤寒补亡论》的学术贡献 [J]. 国医论坛，2011，26（5）：1–3.

[13] 逯铭昕 . 士人身份与宋代伤寒学的发展——以郭雍《伤寒补亡论》为中心 [J]. 自然科学史研究，2013，32（1）：55–63.

[14] 聂广 . 宋代“伤寒补亡”与温病学的产生 [J]. 上海中医药杂志，1990，（6）：41–43.

[15] 徐荣斋 . 心精学博阐奥发微——郭雍《伤寒补亡论》初探 [J]. 河南中医，1983，（2）：23–26.

探本溯源，阐释疫病经旨
——王履疫病理论创新

王履，字安道，号畸叟，生于1332年，卒于1391年，江苏昆山人，为元末明初著名医家。年少时，师从金华朱丹溪，尽得其传。《古今医统大全》赞其“学究天人，文章冠世，极探医源，直穷奥妙”，这充分说明王履对医学探本溯源，在医学上颇有造诣，影响深远。王履一生著作颇丰，现存著作仅《医经溯洄集》《小易赋》。在疫病之原、伤寒温病之辨上，王履多有启发后学的独到见解，对于中医学疫病理论的创新发展，产生了比较广泛而深远的影响。

一、时代背景

（一）朝政腐败

王履的一生，在元代末年至明代初年度过。元朝后期，皇族内部争夺帝位的斗争日益剧烈，朝廷大权逐渐被分割到握有实权的大臣手中。王公官吏常利用权力出卖官职、爵位，聚敛财富。统治阶级政治黑暗，官吏贪腐，老百姓生活暗无天日，生活在水深火热之中。朝廷内乌烟瘴气，一片混乱，有史书记载元朝末年“居官者习于贪，无异盗贼，已不以为耻，人亦不以为怪”。元末朝政腐败，内外混战，由于社会矛盾激化而出现动荡的局面，给人们带来的是灾难、饥饿以及疾病的痛苦。

（二）气候恶劣

瘟疫的发生与气候变化、社会环境关系密切。《伤寒论》的产生与发展与气候变化有一定关系。同样，温病概念的明确以及温病从伤寒中脱离，也与自然界气候环境变化密切相关。竺可桢依据史载物候资料的记载，认为元朝时期气候处在两个寒冷期之间较为短暂的暖期之中。元代，暴风雪灾害明显增加，造成蒙古地区牧民大批南迁。极端气候的异常多变，对人类健康的危害极大，给疫病的爆发提供了外部条件，同时，气候的异常突变，常带来重大疫灾的频发。从时间上讲，元朝平均每 2 年就发生一次疫灾，且以夏季为主。从空间上讲，元朝疫灾多发生于经济发达地区、交通便利地区及城镇集中地区。说明气候过渡带的气候变化相当激烈，天气的异常变化，引发自然灾害的增多和环境的破坏，造成水灾、旱灾及饥荒，水灾、旱灾及饥荒，易导致疫病流行。

（三）战乱不断

元朝末年，元顺帝在位期间，政治腐败，统治集团争权夺利，在阶级压迫和民族压迫下，时遇大旱灾害，导致民不聊生，不断爆发农民起义。人民流离失所，大量灾民不仅要饱受饥饿之苦，还要远距离迁移，人口的稠密为疫病的传播提供了条件，沿途许多饥民饿死，大量尸首不及实时掩埋，导致疫病进一步传播。元顺帝虽然实施了“至正更化”，但由于改革方向不明，监察官员的腐败以及其他各方面的原因，改革最后归于失败。最终，红巾军起义推翻了元朝，朱元璋加入郭子兴队伍。元惠宗至正二十四年（1364 年），朱元璋建立西吴，元惠宗至正二十八年（1368 年），元顺帝退出大都（北京），元亡。战争带来的人口迁徙，导致疫病的流行和爆发。史实表明，战乱不断往往与瘟疫的发生相伴而行。

（四）疫病肆虐

疫病就是一个在人群中相互传染的流行病。元末明初，气候环境的异常变化，引发自然灾害的增多，诸如水旱灾害、蝗灾、地震灾害等，频繁严重的自然灾害极易导致饥荒的发生，饥荒使人们自身的免疫能力和康复能力下降，不仅促进了疫病的广泛流行，也使疫病人群的死亡率大幅升高。此外，元末农民起义及大都地区严重依赖江南运粮也是饥荒发生的深层原因，战乱不断，每一场战争，都有成千上万，甚至上百万的军士聚集调动，导致疫病的发生。饥荒及战争容易导致疫病流行，使得广大百姓深受其害。

元末疫病肆虐，使原有的医学理论不能适时应对不断变化的新疾病，对当时医家提出了新的挑战，从而促进了医学疫病理论的创新发展。

二、理论创新

王履深得丹溪儒学精髓，尊经致用，对医学探本溯源，注重对《黄帝内经》《伤寒论》《金匮要略》等医学典籍的研读，并能从实际出发阐释经旨，阐发自己的深邃认识，提出许多精辟见解，在理论上多有创见。目前许多学者通过对《医经溯洄集》探讨王履学术思想，指出其学术思想主要表现在阐发“亢害承制”理论，发挥五郁之治，首创真中、类中之说，区别伤寒、温病、热病，阐发《内经》“四气所伤”学说等方面。其医学思想不仅推动了明清《伤寒论》的研究，而且对明清温病学的发展影响深远。

（一）厘清伤寒温病关系

金元时期，个别医家虽然认识到温病与伤寒的不同，但是并未有医家将温病与伤寒进行明确区分，温病大多以伤寒来概述。如以刘完素为主的寒凉派虽然认识到温病病因病机及诊治与伤寒有差异，但刘完素也以温暑作伤寒立论，韩祇和则将伤寒温暑混杂议论，鉴于之前医家关于伤寒、温病的混乱看法，王履特别指出温病不可混称伤寒，其在《医经溯洄集·伤寒温病热病说》中云：“夫惟世以温病热病，混称伤寒，故每执寒字以求浮紧之脉，以用温热之药。若此者因名乱实，而戕人之生，名其可不正乎……温病、热病自是两涂，岂可同治。”认为温病与伤寒“名之不同”，诊断时不可“因名乱实”，且伤寒、温病治疗应有区别。王履指出伤寒、温病各“有病因，有病名，有病形”，强调诊断伤寒、温病，应该“辨其因，正其名，察其形”，如此，始能正确治疗。《医经溯洄集·伤寒温病热病说》曰：“伤寒，此以病因而为病名者也；温病、热病，此以天时与病形而为病名者也。”王履在《医经溯洄集·张仲景伤寒立法考》中进一步指出：“夫伤于寒，有即病者焉，有不即病者焉，即病者发于所感之时。不即病者，过时而发于春夏也。即病谓之伤寒，不即病谓之温与暑。”王履认为，即病伤寒，发于天令寒冷之时；伤寒感于霜降后春分前则为温病，郁热而不即病，逾时至春而发，他在总结前人认识的基础上，结合自己的观点，最终明确指出了温病与伤寒的不同，使得温病最终脱离伤寒，独立发展。故吴鞠通在《温病条辨·凡例》中称王履“始能脱却伤寒，辨证温病”。

（二）奠定温病理论基础

王履在《医经溯洄集》中从理论上分析了温病的临床表现、病因病机、诊治原则与治疗用药，为后世温病学说的成长奠定了理论基础。

王履认为，温病是以天时与病形而为病名。温病的临床表现，王履根据张仲景《伤寒论》所云：“太阳病发热而渴，不恶寒者为温病。”指出温病的临床表现必具发热、口渴，不恶寒，如《医经溯洄集·伤寒温病热病说》曰：“凡温病热病，若无重感，表证虽间见，而里病为多，故少有不渴者。”王履指出，若口不渴而恶寒者则绝非温病，温病之脉多在筋肉肉之间，脉象不甚浮，并且右手脉象盛于左手。

温病的病因，王履指出为伏邪所致，并将其归结为“冬伤于寒，伏而后发”，认识虽不完善，但为后世温病学的发展奠定了理论基础。王履宗《素问・阴阳应象大论》“冬伤于寒，春必病温”之说，认为温病发病主要是冬季霜降后春分前感受寒邪，不立即发病，而是潜伏于人体内，郁热至春逾时乃发。王履指出疾病产生的原因应从病邪的聚散、正气的虚实、体质的强弱、季节气候之太过与不及等多方面因素加以考虑。王履对于温病发病的认识，则将外感邪气与正气之虚实联合起来思量，提出了较为全面的看法。如《医经溯洄集・四气所伤论》云：“且夫伤于四气，有当时发病者，有过时发病者，有久而后发病者，有过时之久自消散而不成病者，何哉？盖由邪气之传变聚散不常，及正气之虚实不等故也。”此外，王履通过考究《金匮要略・百合狐惑阴阳毒病脉证治》中“阴毒之为病，面目青，身痛如被杖，咽喉痛……升麻鳖甲汤去雄黄蜀椒主之”，认为仲景所谓阴毒，乃是“感天地恶毒异气”所致。仲景所谓“阴毒”类似现代猩红热之类的疫病，此处“天地恶毒异气”，即后世之“疫毒”。

温病的病机，受刘完素“气机怫郁”“怫热郁结”的影响，王履指出温病主要病机为郁热由里向外透达。如《医经溯洄集・伤寒温病热病说》云：“伤寒即发于天令寒冷之时，而寒邪在表，闭其腠理……温病、热病，后发于天令暄热之时，怫热自内而达于外，郁其腠理……且温病、热病，亦有先见表证，而后传里者，盖怫热自内达外，热郁腠理不得外泄，遂复还里而成可攻之证，非如伤寒从表而始也。”由王履的上述叙述可知，温病的病机为寒邪潜伏于体内，邪郁腠理，导致阳气郁滞，郁热自内达于外，逾时至春而发；而伤寒是寒邪闭其腠理，由表及里传变。

温病的治疗，王履强调应寒温分治，《伤寒论》六经病诸方不能用来通治温病，如《医经溯洄集・伤寒温病热病说》中所述：“至于用药，则不可一例而施也。”王履认为温病的治法应宜清泄里热为主，不能误用桂枝汤、麻黄汤等发其表证，指出“凡温病热病，若无重感，表证虽间见，而里病为多……法当治里热为主，而解表兼之，亦有治里而表自解者”（《医经溯洄集・伤寒温病热病说》）。王履在《医经溯洄集・张仲景伤寒立法考》中也指出《伤寒论》之“法与方”“仲景专为即病之伤寒设，不兼为不即病之温暑设也”，伤寒出现恶寒发热、脉浮紧之表证，宜用辛温解表；而温病出现发热、口渴、微恶寒表证，也不能轻用桂枝麻黄二汤，宜用辛凉解表之法较为妥当，如果不慎而轻用桂枝麻黄二汤，则有可能出现狂躁、斑黄、衄血的病变，由此可见伤寒、温病的解表之法明显不同。然而伤寒与温病，其攻里的方法，皆可以寒除热。王履在《医经溯洄集·伤寒温病热病说》中明确提出，伤寒者“非辛甘温之剂，不足以散之，此仲景桂枝、麻黄等汤之所以必用也”；温病、热病者“非辛凉或苦寒或酸苦之剂，不足以解之，此仲景桂枝、麻黄等汤，独治外者之所以不可用，而后人所处水解散、大黄汤、千金汤、防风通圣散之类，兼治内外者之所以可用也”。王履的这一认识，对后世温病理论的发展具有重要的启迪作用。

（三）发挥寒疫致病理论

当代著名的中医学家王永炎院士及中医临床名家薛伯寿教授都认为“《伤寒论》就是主要为救治寒湿疫而著”。新冠肺炎流行期间，国家卫生健康委员会和国家中医药管理局推荐的“清肺排毒汤”，由张仲景的麻杏石甘汤、小柴胡汤、射干麻黄汤、五苓散等4个原方联合组成，是从“寒湿疫”论治新冠肺炎。王履则从运气学角度，以季节与六气间的变化对寒疫、伤寒与温病的不同进行了定义，认为“秋冬之伤寒，真伤寒也；春夏之伤寒，寒疫也，与温病、热病自是两途。”寒疫是从春分至秋分之间，天有暴寒所致，并指出寒疫的病因为四时非常之气，治法上与伤寒、温病也应该不同，如《医经溯洄集·伤寒温病热病说》所云：“彼时行不正之气所作，及重感异气而变者，则又当观其何时何气，参酌伤寒温热病之法，损益而治之，尤不可例以仲景即病伤寒药通治也。”

三、后世影响

王履提出“温病不得混称伤寒”的著名论点，最终使温病脱离伤寒，开启了温病学说的萌芽时期，其对温病病因病机及治疗有关理论的研究，对明清以后温病学的发展影响巨大，为后世温病学理论的先驱人物之一。

（一）温病病因观对后世的启迪

明末吴又可和清初喻嘉言对王履“感天地恶毒异气”的温病病因观作了进一步发挥。吴又可在《温疫论·原序》云：“夫瘟疫之为病，非风非寒非暑非湿，乃天地间别有一种异气所感。”明确提出瘟疫为“异气”所感，从而从病因学角度将伤寒与温病区别开来。喻嘉言在《尚论篇·详论温疫以破大惑》中则提出“上焦如雾，升而逐之，兼以解毒；中焦如沤，疏而逐之，兼以解毒；下焦如渎，决而逐之，兼以解毒”，从而突出了温病应当解毒的治疗原则。由此可见，王履“恶毒异气”说影响了后世的温病解毒学说。此外，受王履温病的病因“为伏邪所致”思想的启发，王孟英和雷少逸则重点突出“伏气温病”的概念。

（二）温病的治法为后世所倚重

关于温病的治法，王履认为温病热病，里证为多，明确提出温病以“清里热为主”，主张用寒凉剂以清热；至于温病表证则采用“辛凉之法”。余师愚在《疫疹一得》中创制了“清瘟败毒饮”这首著名方剂，可以说是在临床具体实践中认真贯彻了王履提出的温病“清里热为主”的治疗方法，因而在临床实践中获得了极佳的疗效。王履认为，温病表证则采用“辛凉之法”。清朝医家吴鞠通则据此创立了银翘散以治疗温病初起有表证者。此外，为王履所崇尚的“泻南补北”说，对温病的清热和养阴的治疗方法，提供了理论上的根据和启示。

黎鹏程

参考文献

[1] 王兴伊．元明之际太仓儒医王履三考 [J]. 南京中医药大学学报，2018，19（03）：150–152.

[2] 王侃，秦霖．气候因素对中医学形成与发展的影响 [J]. 中华医史杂志，2004，34（2）：93–96.

[3] 赵静．金元明时期温病理论演变与发展研究 [D]. 北京：中国中医科学院中医基础理论研究所，2007.

[4] 竺可桢．竺可桢文集 [M]. 北京：科学技术出版社，1979：475–480.

[5] 杨梦琪．元代疫史地理规律与环境机理研究 [D]. 武汉：华中师范大学，2013.

[6] 刘静，殷淑燕．中国历史时期重大疫灾时空分布规律及其与气候变化关系 [J]. 自然灾害学报，2016，25（1）：137–146.

[7] 张志斌．古代疫病流行的诸种因素初探 [J]. 中华医史杂志，1990，20（1）：28–35.

[8] 沈劼．《医经溯洄集》学术思想探析 [J]. 中华文献杂志，2010，22（6）：6–8.

[9] 相鲁闽．王安道医书评释 [J]. 河南中医，2014，34（7）：1220.

[10] 王尔亮，程磐基．王履外感热病学术思想初探 [J]. 上海中医药杂志，2010，44（12）：13–16.

[11] 李董男．王履与缪希雍外感热病学术特色辨析 [J]. 江西中医药大学学报，2018，30（1）：10–12.

[12] 王左原，金香兰．造化枢纽释运气——论王履的五运六气学术思想 [J]. 中国中医基础医学杂志，2009，15（2）：87–88.

[13] 陆广莘．王履医学思想的成就及其对明、清医学的影响 [J]. 中医杂志，1963，9（5）：20–24.

[14] 王履．医经溯洄集 [M]. 上海：上海浦江教育出版社，2011.

[15] 贾琳 .《医经溯洄集》思辨 [J]. 亚太传统医药，2016，12（13）：92–93.
[16] 欧阳八四 . “吴门医派”温病学说形成的 3 个重要时期 [J]. 河北中医，2016，38（3）：439–441.
[17] 刘玉玮 . 明代丹溪学派考 [J]. 中华医史杂志，2001，31（3）：165–170.

抗疫先驱，释缚脱艰
——吴有性的瘟疫论与实践创新

瘟疫疾病自古缺乏专书叙述，为使后人治疗瘟疫有绳墨可循，吴氏将其平素研究所得整理成文，著成《温疫论》。该书共2卷，成书于明崇祯十五年（1642年），书中全面阐发了瘟疫病的发生、发展、演变规律、辨证论治的原则和方法，创造性地提出病因学中疫气的新概念，揭示了疫病的传染方式、入侵部位和传变特点，创立了疏利募原、分消表里的治疗原则，发明了达原饮、三消饮等著名方剂，同时还深度剖析了瘟疫与伤寒的鉴别要点。《温疫论》问世后，不仅广行国内，而且传播海外，影响深远。清代乾隆年间，复有洪天锡补注本，书名《补注温疫论》。嗣后又有郑重光补注本，名为《温疫论补注》。此外还有清代孔毓礼、龚绍林等据吴氏原著加评所成《医门普度温疫论》，其原文和编排次序与《温疫论补注》略异，书中并集喻嘉言、林起龙、刘宏壁等有关疫病的论述，并附名方及前人疫症治案等。总之《温疫论》是我国医学发展史上继《伤寒论》后的又一部论述急性外感传染病的专著，在外感病学及传染病学上均占有重要地位。

一、创新背景

明朝是我国历史上瘟疫高发、热病肆虐的一个时期。吴有性（1582—1652），字又可，号淡斋，明末江苏震泽（今江苏苏州）人，生活于明万历十年至清顺治九年。吴氏所处时代正值明朝日趋衰败之际，因统治阶级昏庸无能造成战争频频，疫病流行，明代瘟疫发生的次数不仅多，而且还具有突发性和剧烈性，一旦暴发就会导致人口大量死亡。《明英宗实录》记载："泰昌元年十月，南京淮安疫，十人九病。"甚至更为严重的有"苏松常镇嘉湖等处，有一家连死至五七口者，有举家死无一人存者"。当时的明王朝自然灾害连年不断，旱灾、蝗灾、涝灾、地震、雪灾，轮番来袭，有的灾难相互交织在一起，为病毒的传播创造了条件，导致江南一带疫情频发。加之江南水乡人口的密集，贸易流动的往来频繁，更为当时的疫情传播提供了条件。同时，江南一带气候相对温暖，容易造成外感发热性疾病的流行。在《明代瘟疫灾害史论》中就指出，明代南方的疫情要远远重于北方，当时涉及南方的疫情先后有 129 次，涉及北方的疫情有 80 次。

《清史稿·列传》卷五百二记载："斋吴有吴有性，字又可，江南吴县人。生于明季，居太湖中洞庭山。当崇祯辛巳岁，南北直隶、山东、浙江大疫，医以伤寒法治之，不效。有性推究病源，就所历验，著《温疫论》。"短短的 64 个字，就概括了这位名医的主要事迹。崇祯辛巳年，也就是崇祯十四年（1641 年），南北直隶、山东、浙江等地发生了大规模疫情。乾隆《吴县志》记载，吴县在崇祯十四年、十五年连续两年大灾之后又大疫，是"宋建炎金兵惨掠后，未有此奇荒。""十四年辛巳正月二十日至三月，多大风，扬沙昏蔽天日……五六月，亢旱无雨，蝗来，米价每石贵至三两有奇。秋初，蝗，复生蝻，禾稼食尽。复生五色大虫，啮菽，米益腾贵。自四月至冬，比户疫痢。知县牛若麟市药设局，延医诊视，疗者什三，死者什七。推官倪长圩与若麟日收露尸，给槥瘗土以万计。"据《明史》记载，从永乐六年至崇祯十六年期间发生大规模瘟疫达 19 次之多，其中以崇祯十四年（1641 年）流行的瘟疫最为严重，疫情遍及山东、河北、江苏、浙江等地，吴氏家乡亦未幸免。当时很多医家误以伤寒法治之，失治误治者比比皆是。吴氏对此深感痛心，他意识到："守古法不合今病，以今病简古书，原无明论，是以投剂不效，医者彷徨无措，病者日近危笃，病愈急，投药愈乱，不死于病，乃死于医，不死于医，乃死于圣经之遗亡也"。于是他在大量临床实践的基础上，结合前人的有关论述，终于有所领悟，发挥瘟疫学说，在瘟疫的病因病机、与伤寒的鉴别、诊断治疗等方面皆有系统的阐发。

古代对于疫病的流行，大多认为是某种灾异，一般用求神问卜的方式来祈求疫病不再发生。每当疫情发生时，皇帝往往会下令中央和地方官员"修省"，即反省自己的过错，甚至皇帝也曾经下过"罪己诏"。据载，明崇祯帝就下过"罪己诏"，希望通过发布诏书，来祈求上天结束疫情，让患者早日康复。到了民间，地方官员与百姓则举行各种祈神、驱鬼、祭祀等活动。苏州诗人高启曾在《里巫行》中写道："里人有病不欲药，神君一来疫鬼却。"由此可见，当地是请巫师来降神驱鬼，而不是通过药物来治疗。

吴有性在行医治疗期间，发现很多疫病患者往往是被误诊为伤寒而被夺去性命的。明朝是一个程朱理学十分流行的朝代，流传着“非通儒理不能为医”的观点，当时的医生一般要先知儒理，然后再学医术。这一观点严重影响了当时医生们的实践行医，很多医生往往照本宣科，不从实际病例出发，反而致力于古医书的考据。仅《伤寒论》《金匮要略》的注释文献就有七十多本。吴有性对这一套纸上谈兵、故步自封的行医态度十分反感，他批评道：“业医者，所记所诵，连篇累牍，俱系伤寒，及其临证，悉见温疫……不知屠龙之艺虽成而无所施，未免指鹿为马矣。”

面对当时的这种医风，吴有性不墨守成规，而是通过自己的亲身实践，不断积累自己的经验，敢于对古医书提出质疑。吴有性不惧疫毒，对当时临疫“心疑胆怯”的医风提出了批评，“已知吉少凶多，临证更须审决”，主张治疗患者时积极果断。通过长期临证实践，吴有性观察到伤寒与温疫的区别，使温病从伤寒体系中分离出来，成为温病病因学上的一个新的里程碑。他打破了一直以来《黄帝内经》中关于六淫致病的病因学说，突破性地提出“戾气”致病学说，并指出瘟疫之邪由口鼻而入。提出“邪伏膜原说”和“疫邪九传说”，揭示了疫邪入侵的部位和传变特点；创立了疏利膜原、分消表里的治则及达原饮、三消饮等方剂，同时剖析了温疫与伤寒的相同点与区别，并结合自己的行医案例写成了《温疫论》一书。因此，吴有性被誉为“治温证千古一人”（清·周魁《温证指归》）。

二、理论创新

对于疫病的认识，历代医家皆有论述，但基本上没有脱离外感“六淫”之束缚，虽前贤已提出过不同于“六淫”的“时行之气”或“疫疠之气”或“乖候之气”等，却均未形成病因学的新理论。吴有性是一位富有创新精神的温病学家，他明显意识到单纯用六淫学说来解释一切温热病是行不通的，吴氏指出“病疫之由，昔以为非其时有其气，春应温而反大寒，夏应热而反大凉，秋应凉而反大热，冬应寒而反大温，得非时之气，长幼之病相似以为疫，余论则不然。夫寒热温凉，乃四时之常，因风雨阴晴，稍为损益，假会秋热必多晴，春寒因多雨，较之亦天地之常事，未必多疫也。伤寒与中暑，感天地之常气；疫者感天地之疠气，在岁运有多寡，在方隅有厚薄，在四时有盛衰。此气之来，无论老少强弱，触之者即病”。就此他提出了崭新的瘟疫因机传变认识。

（一）“杂气”致病、流行特异

吴有性在《温疫论》的自序中断然否定了六淫致疫的可能性，他说：“夫温疫之为病，非风非寒，非暑非湿，乃天地间别有一种异气所感。”吴氏把这种不同于六淫的异气称作“杂气”，并设“杂气论”“原病”等专篇加以论述。其云：“其气各异，故谓之杂气”“疫气者，亦杂气中之一，但有甚于他气，故为病颇重，因名之疠气。”各种时行疫气皆由杂气凝聚而成，所谓杂气，即六淫邪气以外的一切致病因素的统称，是一种“无形所可求”“无象可见”“无声复无臭”的物质，肯定了杂气的物质性。同时他还认为杂气有优劣之分，杂气之优者，可不致病或致病力很弱，杂气之劣者，不但可致病，且毒力很强。他把杂气中致病力强，传染性大的，又称作“疫气”“疠气”或“戾气”。吴氏在当时没有微观观察的历史条件下做出如此科学的论断，是非常难能可贵的。

同时，吴氏认为杂气致病是有传染性的，同时可以引起大的流行。《温疫论·原病》记载：“此气之来，无论老少强弱，触之者即病，邪自口鼻而入。”大约病遍于一方，延门阖户，众人相同。吴氏还强调“若其年疫气充斥，不论强弱，正气稍衰者触之即病”“其感之深者，中而即发；感之浅者，邪不胜正，未能顿发”，说明接触杂气者是否被传染与自身的正气盛衰及杂气多少有关。但也存在另一种情况，即“其时村落中偶有一二人所患者，虽不与众人等，然考其证，甚合某年某处众人所患之病，纤悉相同，治法无异，此即当年之杂气，但目今所钟不厚，所患者稀少耳。此又不可以众人无有，断为非杂气也”。此处吴氏强调对散发性的瘟疫，切勿因患者较少而误诊为非传染病。

此外，吴氏还敏锐地认识到，瘟疫具有病种、病位、物种上的特异性。如吴有性谓“为病各种，是知气之不一也”“众人触之者，各随其气而为诸病焉”“天地之杂气，种种不一”，指出杂气为病，一气自成一病的病种特异性。还有，吴有性在《温疫论》中明确指出，“盖当时适有某气，专入某脏腑某经络，专发为某病”，说明杂气侵入人体后，可以有选择地导致某一脏腑或某一经络发病，这是一种病位特异性定位。吴氏还认识到：“然牛病而羊不病，鸡病而鸭不病，人病而禽兽不病。究其所伤不同，因其气各异也”，有的杂气只能导致这一物种的动物发病，而不会导致那一物种的动物或人发病；有的杂气只能导致人发病，而不会导致动物发病，这一杂气致病的物种特异性。这些有关瘟疫病因病机特征的认识，有着巨大的实践意义和超时代的科学价值。

（二）口鼻而入、邪伏“募原”

吴有性认为杂气通过口鼻侵犯人体，他在《温疫论·原病》中指出“邪之所着，有天受，有传染，所感虽殊，其病则一”。此处所谓天受意指通过自然界空气传播；所谓传染意指通过与患者接触传播。吴氏的“邪自口鼻而入”观点，似受到明代医家缪希雍“凡邪气之入必从口鼻”的启迪，也对清代叶天士创立“温邪上受，首先犯肺，逆传心包”的理论产生了一定的影响。

吴有性提出瘟疫之邪“自口鼻而入，则其所客，内不在脏腑，外不在经络，舍于伏膂之内，去表不远，附近于胃，乃表里之分界，是为半表半里，即《针经》所谓横连膜原是也”。瘟疫之证初起往往不与营卫相涉而不表现任何症状，待邪气溃散之际，或见外传于三阳之经的表现，或见内伤及里而见里气结滞的症状，并不遵循先表后里的传变规律。由此吴氏提出了“邪伏募原”的理论。正如其云：“温疫之邪，伏于膜原，如鸟栖巢，如兽藏穴，营卫所不关，药石所不及。至其发也，邪毒渐张，内侵于腑，外淫于经，营卫受伤，诸证渐显，然后可得而治之。方其浸淫之际，邪毒尚在膜原，此时但可疏利，使伏邪易出，邪毒既离膜原，乃观其变，或出表，或入里，然后可导引而去，邪尽方愈。”

（三）瘟疫“九传”、表里兼独

吴氏认为，瘟疫的传变多从半表半里的募原开始，分别向表里传变，但由于感邪有轻重、伏匿有深浅、禀赋有强弱、气血有虚实，因此其传变的方式各有不同。吴有性通过长期临床实践和细心体验，归纳成九种类型，称之为“九传”，其谓：“夫疫之传有九，然亦不出乎表里之间而已矣。所谓九传者，病人各得其一，非谓一病有九传也。”

1. 向表传变

（1）但表不里：症见头疼身痛，发热而复凛凛恶寒，内无胸满腹胀等症，谷食不绝，不烦不渴，此邪外解，由肌表而出，或自斑消，或从汗解，斑则有斑疹、桃花斑、紫云斑，汗则有自汗、盗汗、狂汗、战汗之异。此病气使然，不必较论，但求得汗得斑为愈。凡自外传者为顺，邪轻者勿药亦能自愈：邪重者，可用达原饮疏利募原、达表外解。间有汗出不彻而热不退者，宜白虎汤；斑出不透而不退者，宜举斑汤；若斑出不透，汗出不彻而热不除者，宜白虎合举斑汤。

（2）表而再表：间有表而再表者，所发未尽，膜原仍有隐伏之邪，或二三日后，或四五日后，又依然如前发热，脉洪而数。斑者仍从斑解，汗者仍从汗解，未愈者仍如前法治之。吴氏认为表证可出现复发，缘于疫邪未能一次全部从膜原出表，故治疗仍如前法，或用达原饮疏利募原，或用白虎汤辛凉发散，或用举斑汤托毒透斑。

2. 向里传变

（1）但里不表：外无头痛身痛，亦无发斑汗出，唯胸膈痞闷，欲吐不吐，或虽得少吐，而吐亦不快，此邪传里之上，宜瓜蒂散吐之，邪从其减，邪尽病已。若邪传里之中下者，心腹胀满，不呕不吐，或大便秘结，或热结旁流，或协热下利，或大肠胶闭，宜承气辈导去其邪，邪去病减，邪尽病已。若上中下皆病者，不可吐，吐之为逆，但宜承气导之，则在上之邪顺流而下，呕吐可止，胀满渐除。

（2）里而再里：愈后二三日，或四五日，前证复发，在上者仍吐之，在下者仍下之。吴氏认为再里者常事，甚有三里者，凡此复发，亦属正常现象，非关饮食劳复，乃膜原尚有余邪隐匿，故治仍同前法，当吐则吐，当下则下，但当少与，慎勿过剂。

3. 同时向表向里传变

（1）表里分传：吴氏指出表里平分之传变是瘟疫病常见的传变方式，治疗上不同于伤寒先汗后下，而应先下后汗，因其认为里证不除，强行发汗，必不得汗。此时宜承气先通其里，里气一通，不待发散，多自能外解，或斑或汗，随其性而升泄之。若诸症悉去，既无表里证，而热不退者，膜原尚有已发之邪未尽也，宜三消饮调之。

（2）表里分传再分传：有表里分传而再分传之证，解后复发者，宜如前法，再服三消饮可愈。吴氏指出“三消者，消内、消外、消不内不外也，此治疫之全剂，以毒邪表里分传，膜原尚有余结者宜之”。故此证最是三消饮的适应证，用之甚合。

（3）表胜于里，里胜于表：若表胜于里者，即膜原伏邪发时，传表之邪多，传里之邪少，表证多而里证少，当治其表，里证兼之；若里胜于表者，即膜原伏邪发时，传里之邪多，传表之邪少，里证多而表证少，但治其里，表证自愈。治表参见“但表不里”证，治里参见“但里不表”证。因膜原伏邪分传表里，未必是平分，故有“表胜于里，里胜于表”，其症状表现与表里分传大同小异，治法亦与之大体一致而略有区别。

4. 表里先后传变

（1）先表后里：疫邪从膜原先传表后传里，始则但有表证而无里证，宜达原饮。见有三阳经证者当用三阳加法。若经证不显，但发热者，不用三阳加法，仅达原饮即可。若表证后，继而脉洪大兼数，自汗而渴，邪离膜原未能出表者，宜白虎汤辛凉解散，邪从汗解，可脉静身凉而愈。若见里证在上者，宜用瓜蒂散吐之；在下者，宜承气汤导之。膜原之邪出表入里无一定之规，故出现先表后里、先里后表两种传变形式，对此吴氏采取见是证用是方的原则。

（2）先里后表：疫邪从膜原先传里后传表，始则发热，渐加里证，下之里证悉除，二三日内复发热，反加头疼身痛脉浮者，宜白虎汤。若下之热减不甚，三四日后，精神不慧，脉浮者，宜白虎汤汗之。服汤后不得汗者，乃因津液枯竭，可加人参生津助汗而解。吴氏认为，里证下后复见表证，乃邪热浮于肌表所致，不论其有汗无汗，皆可与白虎汤，若脉虚或正衰不得汗者，宜白虎汤加人参主之。

另外吴氏指出，若出现发斑、战汗、自汗等，是邪从外解，为病情好转的表现；若出现胸膈痞闷、腹胀、腹痛、谵语、舌黑苔刺等，是邪从内陷，为病情恶化的征兆。综上所述，九传证治，虽变化多端，但吴有性已经掌握了完整的辨证施治方法和规律，对临床有一定的指导意义，特别是对某些高热急证的诊治颇有参考价值。

（四）别于伤寒、鉴于辨治

一般来说，伤寒系指一般外感疾病，而瘟疫系指有传染性、流行性的温热病，吴有性认为，瘟疫虽与伤寒有天壤之别，但其病变过程中的临床表现又往往有相似之处，因而临床上每易造成误诊误治，为使后人能够详辨，吴氏在《温疫论》中专列“辨明伤寒时疫”篇，对瘟疫和伤寒作了极为细致的鉴别。现据此篇论述，并结合其他有关内容择其要点鉴别如下表：

三、实践创新

吴有性根据瘟疫发病和传变规律，提出治疗瘟疫以逐邪为第一要义，即在瘟疫初起宜疏利募原，邪溃出表可辛凉发散，邪入胃腑当攻里通下，疫病后期注意养阴。临证时亦当灵活变通，若遇瘟疫一日三变的危急重证，需采取“数日之法，一日行之”的紧急措施，方可力挽狂澜。例如，瘟疫发热一二日，舌上白如积粉，早服达原饮一剂，午前舌变黄色，随现胸膈满痛，大渴烦躁，遂用前方加大黄，烦渴少减，热去六七，午后复加烦躁发热，通舌变黑生刺，鼻如烟煤，应急投大承气汤，傍晚大下，夜半热退遂愈。

1. 疏利募原

因瘟疫之邪居于半表半里的募原，汗之不得，下之不可，只有驱使邪毒速离募原，才是治法。因此，吴氏创立了治疗瘟疫的著名方剂达原饮与三消饮等方，使邪气溃散，表里分消。达原饮中槟榔能消能磨，除伏邪，为疏利之药，又除岭南瘴气；厚朴破戾气所结，草果辛烈气雄，除伏邪蟠踞。三味协力，直达其巢穴，使邪气溃散，速离募原，是以为达原也。热伤津液，加知母以滋阴，热伤营血，加芍药以和血，黄芩清燥热之余，甘草调和诸药。若达原饮方中再加大黄、葛根、羌活、柴胡、生姜、大枣，名三消饮。邪从募原外溃，则见三阳经证。见太阳经之腰背项痛，加羌活；见阳明经之目痛、眉棱骨痛、眼眶痛、鼻干不眠，则加葛根；见少阳经胁痛、耳聋、寒热、呕而口苦，则加柴胡；若兼有里证，则加大黄。三消者，消内消外消不内不外也，一使邪气溃散，二使表里分消，故吴氏称之为“治疫之全剂”。

2. 辛凉发散

用于疫邪已溃，中结渐开，邪气方离募原，已有出表之势，热邪散漫，大渴大汗，或汗出不彻，脉长洪数等症。此宜白虎汤，服之或战汗，或自汗而解，白虎汤为辛凉发散之剂，清肃肌表气分之药也。若斑出不透而不退者，宜举斑汤，具有托毒透斑之功；若斑出不透，汗出不彻而热不除者，宜白虎合举斑汤。

3. 攻里通下

温疫之邪自窍而入，未有不由窍而出。疫邪传里，当就近祛邪，因势利导而用吐下之法，对于邪结胸膈之里之上者，用瓜蒂散吐之。对于疫邪传胃，里气结滞，表气不通而致的胸膈满痛、腹胀腹痛、按之愈痛、头目胀痛、大渴烦躁、目赤咽干、便秘发狂、鼻内烟煤、气喷如火、舌有芒刺等里证，皆应及早用承气汤下之。吴氏总结临床40多症皆属应下之症，均可用下法治疗。其使用下法的目的有三，即逐邪、逐粪、通塞，且吴氏下法具有频繁使用、用药持续、药量较大、注重舌象变化等特点。吴氏使用下法自成体系，被后人誉为张从正攻邪思想最好的继承者。

吴氏下法常用方剂包括三承气汤、抵当汤、桃仁承气汤、茵陈汤等名方，在使用承气汤时吴氏强调“勿拘于下不厌迟之说”“承气本为逐邪而设，非专为结粪而设也。必俟其粪结，血液为热所搏，变证迭起，是犹养虎遗患，医之咎也”。况且瘟疫病中多见溏粪恶臭之象，故主张贵乎早逐。吴氏还特别重视大黄在下法中的作用，常常大剂量应用，认为三承气汤功效俱在大黄，因大黄本非破气药，以其润而最降，走而不守，故能逐邪拔毒，破结导滞。吴氏关于承气汤及攻下法的见解，发展了仲景学说，影响深远，所谓“温病下不嫌早，伤寒下不嫌迟”的说法就是在这一认识的基础上产生的。

4. 疫后养阴

疫病属于温热疾病，容易耗伤阴液阴精，故在疫病后期，特别是攻下之后，宜养阴生津，清解余邪。吴氏对疫后调理非常重视，原则上宜养阴清热，勿妄投寒凉及人参、黄芪、白术等补益之品。下后疫邪已清，两目干涩，舌干口燥之阴枯血燥者酌用清燥养荣汤。吴氏善用养阴之法，创“诸养荣汤”，其中以清燥养荣汤为纯养阴之方，柴胡养荣汤、蒌贝养荣汤、承气养荣汤均治阴伤而兼有余邪者。若阴血已伤而余热尚在，忌用人参、黄芪、白术等温补之剂。但吴氏也专设人参养荣汤、参附养荣汤作为气阴双补之方，认为人参为益气之极品，开胃气之神丹，具有立竿见影之效，常用于气阴两伤之重证。

此外，吴氏还注重饮食调护，指出若调理之剂投之不当，莫如静养节饮食为第一。对热伤胃津者饮以果浆，如梨汁、藕汁、甘蔗汁、西瓜汁等；对愈后胃气尚弱不思饮食者，主张使用渐进食法，由少而多，少食多餐，以助胃气来复。

四、后世影响

瘟疫疾病自古缺乏专书叙述，为使后人治疗瘟疫有绳墨可循，吴氏将其平素研究所得整理成文，著成《温疫论》。该书共2卷，成书于明崇祯十五年（1642年），书中全面阐发了瘟疫病的发生、发展、演变规律、辨证论治的原则和方法，创造性地提出病因学中疫气的新概念，揭示了疫病的传染方式、入侵部位和传变特点，创立了疏利募原、分消表里的治疗原则，发明了达原饮、三消饮等著名方剂，同时还深度剖析了瘟疫与伤寒的鉴别要点。《温疫论》问世后，不仅广行国内，而且传播海外，影响深远。清代乾隆年间，复有洪天锡补注本，书名《补注温疫论》。嗣后又有郑重光补注本，名为《温疫论补注》。此外还有清代孔毓礼、龚绍林等据吴氏原著加评所成《医门普度温疫论》，其原文和编排次序与《温疫论补注》略异，书中并集喻嘉言、林起龙、刘宏璧等有关疫病的论述，并附名方及前人疫症治案等。总之《温疫论》是我国医学发展史上继《伤寒论》后的又一部论述急性外感传染病的专著，在外感病学及传染病学上均占有重要地位。当代著名医家任应秋在《中医各家学说》教材中评价吴有性，认为他“创立温疫学说，给温疫病建立了一个比较系统的辨证论治纲领，不仅对当时的广大群众起到了救死扶伤的作用，而且对祖国医学的内容也有一定的充实”。

五、结语

吴有性在“河间火热论”及《素问》膜原说等前人学术成就的基础上，根据瘟疫流行猖獗的实际情况，结合自己治疗瘟疫的实践体会，编著了我国第一部温疫学专著《温疫论》，创立了瘟疫学说的理论，系统阐发了瘟疫病的辨证论治，提出了不少新的见解。如突破了外感病传统的六淫病因学说，创立了新的病因理论“杂气论”，比西方医学家早了200多年，这不但丰富了中医病因学的内容，而且在世界传染病学史上也是先进的；指出了疫病有天受和传染两种传染途径；对瘟疫的病位做出了“邪伏募原”半表半里的大胆设想；揭示了瘟疫病表里九传的传变规律；首创疏利募原、分消疫毒的治疗原则，以及达原饮、三消饮等著名方剂。这些完整的瘟疫疾病辨证论治方法和规律，能够自成体系，有效指导临床，对明清时期温病学派的形成和发展起了很大的推动作用。这位乱世的名医，不仅打破了传统的束缚，还开创性地提出温疫学说，值得后世之人所景仰。可以这么说，医学上的一个小小进步，推动的是整个人类文明前进的一大步。吴有性的医德精神和治学创新，是先贤大医精诚、普救苍生、勤求古训、博采众方等珍贵品质的优良传承，是一位中医人担当与使命的立体呈现，对于我们当代中医人依然有着重要而强烈的精神感召。

孙相如

参考文献

[1] 李申 . 艰难的探索，不懈的努力——中国传统医学防治瘟疫的历程 [J]. 科学与无神论，2020，（03）：1–10.
[2] 萧之煜，吴鸿洲 . 漫谈明代传染病大师吴有性及其巨著《瘟疫论》[N]. 上海中医药报，2015–10–02（002）.
[3] 王良，黄秀深，罗雄 . 探讨吴又可分析瘟疫的发病原因和机制 [J]. 四川中医，2010，28（01）：41–42.
[4] 吴志明，石瑜 . 试论《瘟疫论》对瘟疫流行病学的认识 [J]. 云南中医学院学报，2004，（01）：11–12.
[5] 蒲公英 . 由《瘟疫论》引发的思考 [J]. 医药世界，2003，（07）：62–63.
[6] 胡森 . 吴又可诊治温疫辨病特色探微 [J]. 中医杂志，2009，50（04）：293–295.
[7] 王秀莲 . 温疫学派学术思想及治疗经验探讨 [J]. 天津中医药，2006，（04）：294–296.
[8] 岳冬辉，苏颖 . 吴有性《温疫论》浅析 [J]. 长春中医学院学报，2006，（01）：9–10.
[9] 孟繁洁 . 吴又可下法思想研究 [J]. 江苏中医药，2004，（07）：44–46.
[10] 张再良，李广浩 .《温疫论》对温病学贡献的再认识 [J]. 中医药学刊，2003，（06）：

887–889.
[11] 张之文 .《温疫论》对温病学说形成和发展的影响 [J]. 成都中医学院学报，1993，（04）：7–10.
[12]（明）吴又可 . 温疫论 [M]. 北京：中国医药科技出版社，2019.07.
[13] 严世芸 . 中医学术发展史 [M]. 上海：上海中医药大学出版社，2004.12.

明辨瘟疫，见解独到
——戴天章瘟疫理论与实践创新

吴又可之后，论疫者蜂起，戴天章即为其中佼佼者。戴天章承继吴又可之学，颇有心得，是吴氏“杂气”论的推崇者。同时他又结合自身临证经验，对吴氏理论多有发挥。其对瘟疫的病因、病机、诊断、辨证、治法等阐发较之吴氏更为详尽系统，更具临床实用性；且强调“辨瘟疫之通体异于伤寒，尤慎辨于见症之始”。其见解独到，对于瘟疫的早期诊断和防治意义非凡，因而多被后世所取，具有较大影响。

一、创新背景

戴天章（1644—1722），字麟郊，晚号北山，清顺治、康熙年间江苏上元（今江苏省江宁县）人。据《上元县志》记载，戴氏少年即习举子业，博学强记，熟读经史，天文、地理、算数、射弋以及琴棋书画，无一不通。尤精医理，博览深思，医技高超，品德高尚，被学者尊称为“北山先生”。

戴氏生平之年疫病频发，而时医多用伤寒之法辨治，疗效甚微。其认为仲景之书虽有列瘟疫见证，但乃“本伤寒立论，而互为区别之书，非专论瘟疫之书”；而河间、易老、东垣之流虽有论及瘟疫及立法备方，但亦无瘟疫之特名专书；直至吴又可之《温疫论》“独辟鸿蒙，揭日月于中天”，因而戴氏精研吴又可之学，多有借鉴。可当时很多医家见又可之书而不能信，或者口诵其书却不用其法，临证仍拘守伤寒，戴氏有感于怀，于是参详吴又可《温疫论》原书，加之临床所悟真知，或注释、或增订、或删改，撰写成《广瘟疫论》（成书于 1675 年），意在明辨瘟疫与伤寒之异，并对瘟疫之因机证治进行条分缕析，使得内容更为明晰完备，是为瘟疫诊治的重要参考。

二、理论创新

（一）瘟疫与风寒之异气、异受、异传

戴氏之论尤着力于阐明瘟疫与风寒之区别，从病邪性质、感邪途径、病邪传经等方面进行比较，以警醒时医不可将二者盲目混淆，在当时因循守旧的大环境下能有此创见，可谓是一股清流。

1. 辨异气

戴氏认为风寒二气虽有不同，但皆冷而不热，其中人则郁而不宣，初受在表宜温散；时行疫气为湿、温二气相合而成，热而不冷，中人之后立蒸腐败，初传在表即宜凉解。戴氏亦称时行疫气为“败气”“杂气”“尸气”。从撰文描述来看，虽性质局限于湿热，但重点强调了风寒和瘟疫之病因性质不同，施治当区别对待。戴氏言若以解热之剂治风寒，轻则寒中呕利，重则厥逆亡阳；若以散寒之剂治瘟疫，轻则衄、渴、谵妄，重则枯竭亡阴。故气之异不可不辨。

2. 辨异受

戴氏认为风寒由表入里，一层渐深一层，必待入里化热，才可攻下凉解，故“汗不厌早，下不厌迟”。若早用寒凉，则易使里气虚弱，表邪内陷，出现结胸、痞利等证。时疫则从口鼻而入，先中中焦，后变九传。其传由里出表者，虽出表但里未必全无邪恋，故“下不厌早，汗不厌迟”。若早用温散，则易引热毒燎原，出现斑、衄、狂、喘等证，甚至伤及真阴而出现枯槁、昏沉、厥逆。

3. 辨异传

戴氏认为风寒从表入里，多从太阳而阳明而少阳入胃。疫邪则从中道出表入里，有先表后里、先里后表、但表不里、但里不表、表胜于里、里胜于表、表而再表、里而再里、表里分传等，力主吴又可之九种传变学说，且进一步明确提出“一经专见一经证者多风寒，一经杂见二三经证者多疫症。日久见转属者，多风寒；一日骤传一二经，或二三经者，多疫症”。

（二）以气、色、舌、神、脉五辨为纲，丰富瘟疫诊法内容

戴氏提出对瘟疫的诊断要从气、色、舌、神、脉五个方面与风寒鉴别。

1. 辨气

戴氏认为风寒邪气伤人致病，一般不会有臭气触人，间或有臭气的，也是邪入阳明、腑实热腐所致。而人感瘟疫之气，病初即有臭气触人，轻微的臭

气在床帐周围，重则臭充满室。人得生气则香，得败气则臭。瘟疫之臭气不同于伤寒之腐气，它是天地间秽浊之气、败气伤人后，秽热蒸腐气血津液而成，气味多呈尸臭味，莫可名状，但与一般臊、腥、焦、腐等气味有明显不同。

2. 辨色

戴氏认为风寒与瘟疫，两者病因性质不同，患者的面色也有明显差异。风寒主收敛，敛则急，所以风寒患者面色多光洁而绷急。瘟疫乃秽热之气，主蒸散，散则缓，所以瘟疫患者面色多垢晦而松缓，如油腻，如烟熏，望之可憎，是由疫气秽热熏蒸津液上溢头面而成。

3. 辨舌

戴氏认为，风寒在表，舌苔薄白而滑，渐传入里，方由白而黄，由黄而燥，由燥而黑。瘟疫初起，舌苔多白厚不滑，或粗如积粉，乃至转黄转黑亦不燥，是由秽浊之气入胃，胃津腐瘀所致。积粉苔在瘟疫的早期诊断上具有重要意义。

4. 辨神

戴氏认为，风寒邪气伤人，患者心知所苦，神识自清，如头痛、寒热之类，都能诉明。只有当邪传胃入里，阳明腑实、浊气扰心才始有神昏谵语。而瘟疫乃天地间秽热之戾气伤人，最易蒙蔽心神，初起即易见神情异常，烦躁者居多，或如痴如醉，或扰乱惊悸，苦而不自知。间有神清自主者，也往往梦寐不安，闭目即有所见，继则神昏谵妄。

5. 辨脉

戴氏认为，瘟疫脉象，传变后与风寒颇同，主要是二者在初起时差异明显。风寒从皮毛而入，一二日脉多浮，或兼紧、兼缓、兼洪而皆浮；迨传入里，始不见浮脉，但其至数必清楚而不模糊。而瘟疫为病，邪伏中道，由里出表，初起一二日脉多沉；自达表时，脉始不沉不浮而数，或兼弦、兼大，其至数则模糊不清，但始终见不到典型的浮脉。瘟疫初起，脉象沉迟者，沉为在里，迟为邪在阴分，千万不可误判为阴寒，必须结合患者气味、面色、神情、舌苔进行综合分析，鉴别清楚。瘟疫脉数无力者，为疫邪秽热之气，热蒸气散，脉不鼓指所致，亦不能视为虚证，应当解热，不宜补气。

三、实践创新

（一）瘟疫辨证别表里

戴氏认为，瘟疫见证虽变化多端，但总不出表里两端。这与吴又可之瘟疫其传有九，“然亦不出表里之间而已”，颇为一致。而戴氏列举瘟疫之表、里常症，较之又可则更为具体。

1. 表证

戴氏举表证三十一项，如发热、恶寒、寒热往来、头痛、头眩、头胀、头重，目胀、项强酸，背痛酸、腰痛酸、膝痛酸、胫腿痛酸，足痛、肩劈痛酸、腕痛、周身骨节酸痛、身重、自汗、盗汗，战汗、狂汗、头肿、面肿、颈项肿、耳旁肿，胸红肿、周身红肿、发黄、发疹、发斑等。

2. 里证

戴氏举里证四十一项，有烦躁、呕、咳、渴、口苦、口甘、唇燥、齿燥、鼻孔干、耳聋、鼻如烟煤、鼻孔扇张、咽痛、咽干、舌燥、舌强（附舌痿），舌卷短、胸满痛、胁满痛、腹满痛、少腹满痛、自利、便血、便脓血，大便闭、小便不利、小便黄赤黑、小便多、遗尿、囊缩、多言、谵语、善忘、沉昏、循衣摸床撮空、多睡、身冷、呃逆、吐蛔等。

戴氏对每一症候均予以分析并指出具体治疗措施，如盗汗。戴氏言，时疫初起盗汗，是因邪在半表半里，若兼胸胁痞闷，予达原饮治之；不兼痞闷则予小柴胡汤治之。若时疫汗下后，大热已退而见盗汗者，为余邪不尽，可予小承气汤、小陷胸汤、吴氏承气养荣汤等，清其余邪而盗汗自止。

戴氏强调，以上时疫表证，皆与里证相关，与其他疾病“表里两不相关”不同，应“总凭气、色、神、脉、舌苔辨之”。表证见于初起时，表邪偏盛，表散为主，清里为辅；瘟疫汗下之后再见表证，则为余邪留恋，里邪未尽，以清里为主，表散为辅。里证总以清里为主。若患者发黄、发疹兼见表证，即按里证之发黄、斑、疹治之。

（二）善用治疫五法

戴氏论治瘟疫，善用汗、下、清、和、补五种大法。此五法虽非戴氏首创，但与在伤寒、杂病中的应用有所不同，具有特殊意义。

1. 汗法

戴氏之瘟疫汗法与伤寒汗法不同。强调一：汗法的应用时机。风寒汗不厌早，时疫汗不厌迟。强调二：瘟疫汗法的目的不专在于解表，而在于通其郁闭，和其阴阳。

风寒在表，发汗必用辛温以宣阳解表；时疫之表证为里热郁蒸、怫郁肌表，发汗必用辛凉、辛寒以清热透邪，宣通郁闭。伤寒治表不犯里；时疫治表必兼通里。瘟疫郁闭在表，用辛凉通之；郁闭在里，用苦寒攻利通之；阳亢者，饮水以济其阴；阴竭者，滋阴以回其燥；气滞则开导，血凝则消瘀，使里通表和，邪从汗解。

2. 下法

戴氏之时疫下法，亦与伤寒不同。一是时疫下者“在乎下其郁热”；二是“伤寒下不厌迟，时疫下不厌早”。

伤寒之“下”意在下其燥结，时疫之“下”意在下其郁热。伤寒里证当下，必待表证全罢才可议下；时疫不论表邪罢与不罢，但兼里证即可用下。伤寒上焦有邪不可下，必待结在中下二焦方可下；时疫上焦有邪亦可下。伤寒下剂多不过三剂，时疫可多至一二十剂。只因时疫乃为里热郁伏，用苦寒下夺直抵釜底抽薪之要，以启郁热外泄之机、邪气外达之径。

戴氏提出时疫下法的具体内容有六：结邪在胸上，用贝母下之，贝母本非下药，用至两许即解；结邪在胸及心下，小陷胸汤下之；结邪在胸胁连心下，大柴胡汤下之；结邪在脐上，小承气汤下之；结邪在当脐及脐下，调胃承气汤下之；痞满燥实三焦俱结，大承气汤下之。此外，又有体质素虚，或老人久病，或屡汗屡下后，下证虽具而不耐峻攻者，则可用麻仁丸、蜜煎导法、猪胆导法等为妙。并按下法之轻重缓急分为急下证、当下证、缓下证，详列证候，以作临床纲目。时疫若应下而失下，病证则加重，可由缓下证变当下证进而变急下证，若再不下之，则“九窍不通，虽有神丹，莫之能救”，一再强调时疫“下不厌早”。

3. 清法

戴氏指出：“瘟疫为热证，未有不当清者也。若在表宜汗，使热从汗泄，汗法亦清法也；在里宜下，使热从下泄，下法亦清法也”，同时指出“时疫当清者十之六七”，说明戴氏相当重视清法在瘟疫治疗中的应用。时疫在汗、下之后热邪不退，或本来有热无结，就可用寒凉直折直清其热。汗、下、清三法可据证合用或分用。清热的关键在于辨析热邪的病位深浅。热之浅者在营卫，用石膏、黄芩为主，柴胡、葛根为辅；热之深者在胸膈，以花粉、知母、蒌仁，栀子、豆豉为主；热在肠胃者，当用下法，不用清法，或下而兼清；热入心包者，以黄连、犀角、羚羊角为主；热直入心脏，则难以救治，用牛黄犹可十救其一，但须重用至钱许，量少则无效。

4. 和法

戴氏所谓之“和法”是指寒热并用、补泻合用、表里双解、平其亢厉之法。

寒热并用者，是因时疫之热夹有他邪之寒。如戴氏方中黄连与生姜同用、黄芩与半夏同用、石膏与苍术同用、知母与草果同用等均是寒热并用之“和法”。补泻合用者，是因时疫之邪气实，人之正气虚。如戴氏方中有参、芪、归、芍与硝、黄、枳、朴合用即是补泻合用之“和法”。表里双解者，是因疫邪既有表证，复有里证。如戴氏方中有麻、葛、羌、防、柴、前与硝、黄、栀、芩、苓、泽、枳、朴合用，即是表里双解之“和法”。平其亢厉者，是因时疫大势已去，而余邪未解。可用下法而减少其剂量以少其峻猛之势；或选用清法但改汤剂为丸散以缓其时日等，都是平其亢厉之“和法”。戴氏之和法，虽名为和，其实寓有汗、下、清、补等治法综合之意，是为理法方药灵活变通之术，为戴氏医学悟性的反映。

5. 补法

戴氏认为，瘟疫本不当补，而有屡经汗、下、清解不退者，必待补而愈。此为：病药所伤，当视其所伤在阴在阳，施以补阴补阳之法，以行调治，且当酌其轻重，不可偏废。戴氏的补法包括补阴以济阳、补阳扶正以祛邪。疫邪为热证，极易伤阴，故养阴护阴为常，正如后世医家所谓：“留得一分津液，便有一分生机”。然疫病亦有用药太过而伤阳者，则应予补阳。戴氏说，凡已经汗下清和而烦热加甚者，当补阴以济阳，如六味、四物、生脉、养荣诸方可酌用。当汗下清和热退而昏倦痞利不止者，当补阳，如四君、异功，六君、理中、建中、附子等方可酌用。

（三）重视瘟疫兼夹证的辨治

后世有评戴氏之《广瘟疫论》“略于本证而详于兼夹证”，亦即体现戴氏临证重视瘟疫兼夹证之辨治，此为其特色。戴氏言，若按气、色、舌、神、脉等五辨俱清，但投以治疫之药而不效者，则与时疫兼夹他证有关。戴氏总结了瘟疫兼证五种，夹证十种，并提出相应治法与方药。

1. 五兼证

瘟疫兼证是指患者既感疫邪，又感他邪，二邪兼发。有兼寒、兼风、兼暑、兼疟、兼痢之分。兼证以治疫邪为主，佐治他邪。

2. 十夹证

瘟疫夹证是指疫邪夹内病，内外夹发。有夹痰水、夹食、夹郁、夹血、夹脾虚、夹肾虚、夹亡血、夹疝、夹心胃痛、夹哮喘等。夹证治疗按夹实、夹虚、夹宿疾不同而有所区分。如夹痰水、食积、蓄血、气郁等夹证属实者，以治夹邪为先，治疫邪为后，夹邪得清，疫毒才得透发；如夹脾虚、肾虚、亡血等夹证属虚者，则以治疫为主，扶正为辅，因疫邪伤正，邪却则正安；如夹疝、心胃痛、哮喘等宿伤旧疾者，但治其疫，则旧病自已，因旧病由新邪迫引而发。

四、后世影响

戴天章从气、色、舌、神，脉五个方面系统阐述瘟疫的早期诊断要点，并从病因、受邪、传经等方面剖析瘟疫与伤寒迥异，辨证分表里重兼夹，治疗立五法，对瘟疫诊治颇为精当。戴氏将又可之“温疫”更名为“瘟疫”，虽概念并不绝对等同，但所述均属热病，因此戴氏之论既对疫性温热病的诊治有重要指导价值，对非疫性温热病的诊治亦有借鉴参考意义，为温病学说的建立和发展奠定了基础，做出了贡献。《广瘟疫论》后经郑奠一改名为《瘟疫明辨》，再经陆九芝予以删补修改，更名为《广温热论》，清末何廉臣又予以补订，改名为《重订广温热论》，足见戴氏之学对后世影响深远。

五、结语

余嬴鳌评价《广瘟疫论》一书“论温疫病机及兼夹诸证较《温疫论》详备，治法内容亦较充实可取”。戴天章师承又可之学，在理论和实践上均有提升和发展，这与戴氏广读医书重体悟、紧贴临床、重实践密不可分。戴氏对时疫诊治的独到见解充实了中医疫病学的内涵，但其论说也并非面面俱到，自有其局限性，读者心中当自明。

苏丽清

参考文献

[1] 陈大舜 . 中医各家学说 [M]. 武汉：湖北科学技术出版社，1989.
[2] 岳冬辉 . 温病论治探微 [M]. 合肥：安徽科学技术出版社，2014.

师古而不泥，规矩又活泼
——薛雪湿热病理论与实践创新

从东汉张仲景至明末吴又可，历代医家对湿证、风湿、寒湿、湿热等均有所发挥，但所论湿热均泛指湿热为患的病证，唯吴又可认为时疫与伤寒温病各有所别而创立新论，至清叶天士又主张温病初起即应辨别挟风、挟湿之不同，吴叶两氏可谓倡温病学说分温热、湿热两大类之肇端者，继而薛生白宏其议，撰湿热证专著，进一步立湿热证在温病范畴中自成体系，其后吴鞠通则集其成，在《温病条辨》中列九种温病而以温热、湿温两大纲而传世。至此，温病实已按病变性质分为温热、湿热两大类，与前贤所论之湿热病证不尽相同，这是明清温病学家的一大贡献，其中薛雪所起承前启后作用当被肯定，功不可没。

一、创新背景

薛雪，字生白，号一瓢，又号槐云道人、磨剑山人，晚年自称放牛老朽，清代医学家，江苏吴县（今苏州市）人，生于清康熙二十年（1681 年），卒于清乾隆三十五年（1770 年），终年 90 岁。薛氏自幼生长在书香门第，幼年时即嗜音韵，好读书，早年即拜吴中诗文大家叶燮为师，学习诗文，博览群书，文学上造诣颇深。薛氏青壮年时期，受社会影响，欲涉足官场，求取功名。康熙南巡时，薛氏曾在苏州郡学参与迎驾活动。薛氏曾考中邑庠生，乾隆一年（1736 年）地方政府又推举他进京会考博学鸿词科，竟名落孙山，自此思想发生转变，萌发了弃政从医的想法。后其母患湿热病，更加坚定了薛氏学医的决心，遂钻研医学，医术日精，用药处方，自成一格，往往妙手回春，药到病除。其声名远，享誉大江南北。《清史稿》称他“于医，时有独见，断人生死不爽，疗治多异迹”。其好友袁枚患疫病，薛氏仅用木瓜泡茶即将其治愈，令袁氏大为折服，后二人成为忘年之交。袁枚在《小仓山房诗集》中赞其曰："九州传姓氏，百鬼避声名。"袁氏作注曰"江孝廉病，为厉鬼所缠，呼曰：薛君至矣！即逃去"，虽为夸张之言，亦反映薛氏医术之高明，时人已将他神化。薛氏不仅医术精良，而且医德高尚，经常免收诊金，时常赈济患者，在吴中享有很高的声誉。薛雪临床尤以擅长治疗湿热病而闻名，与当时名医叶天士齐名，据《吴医汇讲》记载，二人各有心得而不相上下。薛氏一生从医，活人无数，难能可贵的是耄耋之年仍忙碌于医坛。薛雪在医术上敢于独辟蹊径，有独到的见解。他认为张景岳的《类经》疑信相伴，未能去华存实。还提出《黄帝内经》也并非圣经贤传，不可删动。据此，他选录《内经》中重要章节，参照《类经》，附以己见，撰《医经原旨》，广集诸家之说，提出自己的真知灼见。其著作尚有《日讲杂记》《薛生白医案》《扫叶庄医案》等。诸书中尤以《湿热条辨》对温病学发展贡献最大，因此后人将薛雪与叶桂、吴瑭、王士雄合称为温病四大家。

薛雪之所以能在湿热病学领域承前启后，形成系统的湿热病理论，与其善于学习前人的经验，具有独立思考能力相关，也与其个人经历及时代背景有关。其母曾罹患湿热疫病，生为人子，必然催生了他研究湿热病的动力。此外，临床上湿热为病本就多见，正如丹溪所谓"十之八九"，而江南诸省，天热地湿，更为多见，故《医方考》云："东南卑下之区，十病九湿。"薛雪生活的吴中地处江南，湿热病常年多发。据《清史稿》记载，在薛雪生活的年代，提及"大疫"的年份就有 20 年之多，严重程度殊为恐怖，如 1703 年"五月，景州大疫，人死无算……八月，文登大疫，民死几半"，1704 年"四十三年春，河间大疫，献县大疫，人死无算……秋……青州大疫，福山大疫，人死无算"，江南地区亦为疫情流行区域，这些"大疫"给当时当地造成了严重影响。由此可知，薛雪生活的地域，生活的年代经常会遇到湿热病患者，医生的职业要求促使其去进行研究、探索，同时也为其提供了临床诊疗这些病症的客观条件，由此得以积累丰富的诊疗经验。

二、理论创新

薛雪在继承前人学术的基础上，结合自身实践，系统总结和阐述了湿热病的辨治理论，其主要创新点在：一是确立了湿热病为温病一大体系；二是阐明湿热病的核心病机；三是发展了前人三焦分证之理，为后世医家创制温病三焦辨治理论打下了坚实的基础；四是诊断重视互证鉴别，使寒温体系分离。

（一）确立湿热病为温病一大体系

温病学说源于《黄帝内经》，历经递代沿革，诸家锤冶，在寒温争辩中得以脱却伤寒之囿，独树一帜，至清代方渐成包括温热、湿热两大类别的完整的温病理论体系。

湿热在《黄帝内经》中是六气中的二气，又是六淫中的二淫，因而是重要的致病因素，薛氏以此为据，在《湿热病篇》中提出"热为天之气，湿为地之气，热得湿愈炽，如湿得热愈横，湿热两分，其病轻而缓，湿热两合，其病重而速"的观点，因其崇尚内经"六气标本所从不同"的理论，除在所著《医经原旨》中立专题注述外，在《湿热病篇》中亦以"太阴湿化、三焦火化"解释湿热证正变局的病机，并根据"太阴阳明为表里、脾胃脉也……明阳异位、更虚更实、更逆更从""少火生气""壮火食气"等经文，阐发了湿热证在阳明太阴，热重湿重，化火化燥的病理。遵循《黄帝内经》诸篇中对"热淫于内""湿淫于内""脾苦湿""脾欲缓"所予以的治疗原则指导湿热证的治疗用药等，均体现了上承灵素的精神。

《难经·五十八难》云："伤寒有五，有中风，有伤寒，有湿温、有热病、有温病。"不仅首次提出湿温病名，还在广义伤寒中将湿温、热病、温病三种分列，为温病分为温热、湿热两大类别引嗅。

薛氏在《湿热病篇》中，审因，从仲景温病与狭义伤寒有别；明理，宗仲景条文内寓"虚则太阴、实则阳明"的病机；辨证，仿仲景六经分证；用方遭药，亦常以经方参酌，如引其治热利法，理中法、猪肤汤、白头翁汤、承气汤及麻沸汤煎法等灵活用于湿热证治，并在仲景所论湿痹、风湿、湿家发黄和湿家误治中受到启发，对湿热证的病机、症状、治禁有所发挥。余无言曾赞曰："清乾隆中，始有薛雪著湿温病篇，仿仲景例，以补伤寒之缺。"

晋唐至宋，皆依《难经》首列之脉，《脉经》首揭之证以定湿温。查《脉经》所载湿温尚属暍病有湿，虽与叶、薛、吴后论湿温有异，然对湿、热、暑三气相合为患已有认识，后世大多据此发微。另，此间医书中充实众多的治温治湿成方，如犀角地黄汤，白虎加苍术汤，被薛氏采之，用作治疗湿热证之法。

金元时期，四大家蜂起，新学肇兴促进了医学理论的发展，薛氏在实践中体察到此季诸子学说之确效，他的"湿郁成热化火""风药能胜湿""少阳厥阴同司相火"等论乃河间"六气皆从火化"、东垣"风助甲木上升"及丹溪"相火论"的衍化和运用。从其仿用凉隔散、六一散、清暑益气汤及《湿热病篇》11 条自注所云:“湿热未尝无三焦可辨，犹之河间治消渴亦分三焦也。”等处，皆可略见诸家对薛氏影响之一斑。且因丹溪乡居浙江，认为“东南地上卑弱，湿热相火为病十居八九”对薛氏后论湿热证甚有启示。

明末赵献可、张景岳、喻昌等对湿证均有述及，其中张景岳提出湿证辨治两途:“凡治此者，必当辨表里、察虚实而求其本，湿证虽多而辨治之法，其要唯二,一曰湿热，一曰寒湿……湿热之病宜清利、寒湿之病宜燥湿，知斯二者，湿无余义。”薛氏分析湿热有湿化、火化之殊途、有伤阳、伤阴之殊归，正为景岳斯义者。吴又可《温疫论》已认识到“热病即温病，又名疫者”是一种传染病，与冬不藏精、病自内而发，病机全责之于肾的温病不同，又与邪自毫窍而入，感而即发，不传染他人的伤寒不同，此对薛氏提出寒温湿辨异颇有启发。薛氏承又可论疫之创见，进一步标明了膜原与三焦的关系，并在吴氏“伤寒时疫皆传胃”的立论下，明确湿热之邪“悉归阳明，则阳明为必由之路”，又针对其多归膜原的特点，以又可“达原饮”加减疏达以治，对邪入厥阴“主客浑受”则投破滞通瘀、亦仿又可三甲散之意，凡此，皆说明薛雪既是又可私淑者，又是又可学说的实际阐发者。

清代，吴门崛起一代名贤，争相著书立说，不断擘肌分理，补苴罅漏，终使温病说迅速发展成熟。叶天士《外感温热论》首为温病学理论奠基，薛生白以叶氏卫气营血辨证纲领辨治湿热，证实了用于湿热莫能出其范围，且叶氏主张温病其初起就应注意辨别挟风、挟湿的不同，在辛凉散解的款下，治有“或透风于热外”“或渗湿于热下”的差异，实首开温热、湿热分类论治的先河。薛氏与叶氏同代，医与叶齐名，他结合自己临床经验，在叶氏论及湿温部分的基础上，对“湿热证”专题详述，为其后吴鞠通撰《温病条辨》将“全书分为温热、湿温两大纲”的奠基石。时贤任应秋教授认为:“章虚谷著《伤寒论本旨》谓，仲景论伏气温热而不及外感，叶氏之论述足以补仲景的残缺，示后学以津梁，至暑兼湿邪（章氏认为暑乃火湿化合）客于募原，叶氏亦未论及，乃以《温证论治》《湿热病篇》附于本旨之后，以为施治之准绳”是有道理的。足见薛氏在温病学分类史上的作用毋庸置疑。

（二）阐明湿热病的核心病机

对于湿热病的发生,《黄帝内经》认为外感湿热邪气为主要原因，薛雪继承了这样的观点，但提出脾胃内伤为发病的主导，病变中心在脾胃，病理过程中有太阴阳明寒热虚实的不同，病理变化有正局变局之异，实际上牢牢把握了湿热病辨治的核心关键所在。

1. 发病强调先有内伤

薛氏论湿热病感邪途径时所言："湿热之邪从表伤者，十之一二，由口鼻入者，十之八九"以及"湿热之邪不自表而入，故无表里可分"等论述，即源于吴又可"凡人口鼻之气，通乎天气……呼吸之间，外邪因而乘之"和"邪自口鼻而入"之说。但他又认为湿热证发病源由"太阴内伤、湿饮停聚，客邪再至，内外相引，故病湿热"与内经"邪之所凑，其气必虚""夫精者，身之本也，藏于精者，春不病温"的发病学观点是一致的。薛氏论述更为精辟之处在于进而从脾伤湿聚有虚实、中气虚实的转归、预后不同三方面细辨虚实，并以痉厥为例提出变证的产生同样以内伤为先，在"劳倦伤脾为不足、湿饮停聚为有余""中气实则病在阳明、中气虚则病在太阴""中气实者，其病必微"以及"风木为火热引动者，原因木气素旺、肝阴先亏、内外相引，两阳相扇，因而动张"等观点提出后，谆谆告诫后学："内伤外伤，孰多孰少，孰虚孰实，又在临证衡矣。"

2. 病变中心归于脾胃

薛雪宗吴又可膜原理论提出："膜原者，外通肌肉，内近胃腑，即三焦之门户，实一身之半表半里也。邪由上受，直趋中道，故病多归膜原。"实则在于强调湿热病病变中心归于脾胃。脾为阴土主湿，胃为阳土主燥。同类之气，易相感召。故薛氏指出："湿热病属阳明太阴者居多。"并且宗刘河间三焦分证之法，对湿热病邪的致病特点，薛氏提出了"蒙流壅闭阻"独特见解："有湿无热，只能蒙蔽清阳，或阻于上，或阻于中，或阻于下""湿多热少，则蒙上流下，当三焦分治。湿热俱多，则下闭上立，三焦俱困矣"。显然，湿热之邪，或阻、或蒙、或流、或闭、或壅均阻碍三焦气机，影响人体正常气化功能。三焦总司人身气化，其气化、水行又皆以中焦脾胃为枢纽，中焦湿热不解，升降失职，影响上下两焦气化失畅，三焦俱困，则气阻水闭，邪火郁滞而变证蜂起。因此，以中焦脾胃为中心的三焦气化失常是湿热证的病理基础，治疗当抓住要害，以调理气机，恢复正常气化功能为主旨，方能动中肯綮。如薛氏在医案中所云："夏季之湿郁，必伤太阴脾，湿甚生热，热必窒于阳明胃脉，全以宣通气分，使气通湿走热清。"柳宝诒亦认为："治湿热两感之病，必先通利气机，气水两畅，则湿从水化，热从气化，庶几湿热无所凝结。"

3. 辨证首识正局变局

薛雪以识别常变作为湿热病辨证施治的重要环节，形成以正局为主干，变局为旁支的总的框架，使人能简明扼要把握湿热病的传变规律和症候特点，一目了然。

（1）正局——湿热证之常

正局是指以脾胃为中心的病变，包括脾胃二经的外证及里证，有寒化热化两种转归。薛氏云："湿热证属阳明太阴经者居多。"因湿土同气，内外相引，故病在脾胃二经之表，证见胸痞、四肢倦怠、肌肉烦痛。脾胃主四肢、肌肉，脾胃为湿所困，清阳不能实四肢、充肌肉，则四肢倦怠、肌肉烦痛。脾胃清气贮于胸中，胸为清阳所居，其位在上，其气通天，与皮毛相应，胸与胃相较，胃为里，而胸近外，故胸曰阳明之表。薛氏云："湿热证，始恶寒，后但热不寒，汗出胸痞舌白或黄，口渴不引饮。"所述六个主证均不离以脾胃为中心的范围，此湿热证必见之正局。

（2）变局——湿热证之变

变局指正局基础上兼少阳三焦或厥阴风木的病变，只有热化一途。薛氏云："病在二经之表者，多兼少阳三焦，病在二经之里者，每兼厥阴风木……故是证最易耳聋干呕，发痉发厥。"由于少阳厥阴同司相火，中焦湿热不解，郁甚则少火皆成壮火而表里上下充斥肆逆，窜于二经之表之手少阳三焦及足少阳胆经，则见耳聋干呕，以其经脉循行过耳，胆火上冲故尔；窜于二经之里之手厥阴心包，足厥阴肝经，火郁心包引动肝风则痉厥。《湿热病篇》中论及痉厥计有八条，按脉因证治区分有湿热挟风（4条）、阳明热盛（6、35、36条）、心营热盛（5、7条）、肝经热盛（7、35条）、热深厥深（30条）等几种情况。

（三）诊断重视互证鉴别

善于类证鉴别、条文互证是薛氏诊断湿热证的一个突出特点，其中对寒温湿的辨异开拓了湿热证在温病范畴中的独立体系。自河间创"主火论"肇始温病治疗体系以降，中医学史上寒温争辩不断，直至叶香岩提出"辨卫气血虽与伤寒同，若论治法则与伤寒大异也。"寒温辨异方殊明晰。薛氏在临床实践中发现湿热为患不独与伤寒大异，且与温病不同。盖六淫之邪外侵，不外肌表、口鼻两途，风寒之邪必自表入，与寒水之腑的太阳膀胱同气相求，故伤寒属太阳，初起必见卫阳郁闭之恶寒、身疼，脉阴阳俱紧。薛氏倡导湿热之邪从表伤者，十之一二，由口鼻入者，十之八九。与风寒必自表入显然有别，且湿土之气同类相召，多阳明太阴发病；所犯表者，为阳明太阴之表，太阴之表四支也，阳明之表肌肉也，胸中也，故必见胸、四肢倦怠，肌肉烦疼等证；湿虽与寒同属阴邪，但因与暑热之阳邪相兼、终非寒乃纯阴之邪伤表之恶寒甚。温热之邪亦由口鼻而入，然其发病为"少阴不藏，木火内燃，风邪外袭，表里相应，故为温病”。是太阳必兼少阴，与湿热之阳明必兼太阴大相径庭，且温为阳邪，就风温而言，首犯手太阴肺，初起见肺卫见证。据陈平伯《外感温病篇》云：“阳邪从阳，必伤卫气，而人身之中，肺主卫，胃为卫之本，故风温相薄，肺胃受病，风温内袭，肺胃内应……而热渴咳嗽为必有之证也。”正可与湿热之必见证互证鉴别。

自此，湿热证在温病范畴中自成体系，此薛氏厥功也。

三、实践创新

薛雪在总结前人治疗湿热病的经验基础之上，结合自身的理论认识及临床经验，提出了自己独到而创新的一些观点和治法。

在《湿热条辨》中审因、明理、辨证、用方首推仲景法，条文和自注中处处以六经辨证为纲，参以卫气营血，三焦辨明证候，用方遣药亦常师仲景。如23条自注云：“热入厥阴而下利，即不圊血，亦当宗仲景治热利法……设热入阳明而下利，即不圊血，又宜师仲景以下利谵语用小承气汤之法矣。”24条肾阴亏损之咽痛，用仲景猪肤汤法，这是薛氏学习前人经验，师古人法则的地方。但他在吸收前人经验时，不墨守成规，盲目仿效，在大量临床实践基础上，敢于大胆质疑，并加以己见。如认为东垣清暑益气汤“药味烦多，学者当于临证时斟酌去取可也”。辨证有原则，用药宜灵活。薛氏精研医理，严于辨证，有时一证一字之差，辨证迥别，如29条脉证全似亡阳之候，独以神清语亮，知非脱证，是为辨证关键。又如39条与18条，“同一肺病而气粗与气短有别，则肺实与肺虚各异，实则泻而虚则补，一定之理也”。这是在辨证上的规矩和原则。他还引申仲景白虎汤之加减法，认为“治暑热伤气身热而渴者，亦用白虎加人参汤……胸痞身重兼见则于白虎汤加入苍术，以理太阴之湿，寒热往来兼集，则于白虎汤中加入柴胡，以散半表半里之邪。凡此皆热盛阳明，他证兼见，故用白虎清热，而复各随证加减。苟非热渴汗泄，脉洪大者，白虎便不可投。辨证察脉，最宜详审也”。这又是临证用药的灵活性。再如15条与16条，以呕吐为主症，前者是干呕，后条是呕吐清水，辨证一为阴虚，一为痰饮，呕同而睁异，这是辨证施治，同病异治的特点之一。

薛氏论治湿热病药证俱备，强调立法，较少提及方名，具有重法不拘方，依法遣药，不墨守陈规的特点。《医宗金鉴》云：“法者不定之方，法乃示人于规矩，法活则方圆矣。”法据证而定，是制方遣药的根据，乃辨证论治过程中最重要的一环，故薛氏每于证后明申其法，不列方名；又云“宜”某药等，皆寓有斟酌审慎之意，示可随证加减，以免后学按图索骥，死于方名之下。用药简练精当，药量谨慎严肃，一丝不苟。他认为重病必须用大剂重剂，否则药不胜病，轻证在上者宜用小剂轻剂，有的药物的煎煮炮制法也交代得清清楚楚，如肺胃不和致呕用川连三四分，苏叶二三分，两味煎汤，呷下即止，谓“分数轻者，以轻剂恰治上焦之病耳”。王孟英评注云：“此方药止二味，分不及钱，不但治上焦宜小剂，而轻药竟可愈重病，所谓轻可去实耳。”湿热病后期，提倡清补，用药宜清淡，远重浊。薛氏云：“湿热证属阳明太阴者居多，中气实则病在阳明，中气虚则病在太阴。”指出脾胃为湿热之病变中心，湿邪喜伤脾气，致运化失司，热多伤肺胃之津，如此则脾胃气阴两伤，治疗之法多宜清补，选甘淡之药，如参、麦、甘、斛，或藿香、佩兰、薄荷极轻清芬芳之品，不得一味重浊之药。王旭高云：“此生津和胃一法，清补元气，体气薄弱者，最宜仿此。”此时若用厚味滋填，必碍中气，病反不能复愈，正如薛氏自注：“故见证多飞虚之象，理合清补元气，若用腻滞阴药，去生便远。”

《金匮要略》云：“湿家，身烦疼……慎不可以火攻之（发汗）。”“湿家下之，额上汗出微喘气上脱，小便利者死，下利不止者亦死。”“湿家下之太早则哕。”指出湿病应慎用汗下法，对后世影响较大。薛氏不拘于前人这种看法和认识，主张在保护人体津液的前提下可权变使用汗下之法。如用薄荷叶四分治疗湿热郁表，胸痞发热无汗者，称“泡汤调下即汗解”，他认为：“湿病发汗，昔贤有禁……既有不可大汗之大戒，复有得汗始解之治法，临证者知所变通矣”。说明湿病之治，固非一概禁汗。再如湿温病有胃热极盛，胃津告竭，肝风内动，湿火转燥火之时，宜以承气汤急下之，所谓承接未亡之阴气于一线也。王孟英注云：“湿热病原有可下之证，惟湿未化燥，腑实未结者，不可下耳，下之则利不止，如已燥结，遂宜下夺”此当下必下，急下以存阴津之法。一般认为，湿为阴邪，养阴滋腻多能助湿，湿病当慎用滋阴药。但薛氏宗叶氏“留得一分阴液，便有一分生机”之旨，于湿病同样重视养阴保津，他认为治湿之药最易伤阴，对于湿热余邪未尽，阴液已伤，要兼以元米以养液，他说：“此时救液则助湿，治湿则劫阴。宗仲景麻沸之法，取气不取味，走阳不走阴，佐以元米养阴逐湿，两擅其长。”再如猪肤汤之滋肾泄热，用五汁以滋胃阴，润下泄热救阴，急下存阴，都是薛氏在湿病的治疗中重视养阴保津之明证。

上述可见，薛氏不拘泥于汗、下、滋阴之忌，需散宜微汗，急下为了存阴，阴伤不远润，其出发点无非是为了保护津液，这在湿病的治疗中的确是不可忽视的问题。

薛氏在湿病和湿温病的辨证中，主张四诊合参，最重视望舌，查舌质舌苔的变化，有时可以凭验舌而投方药，如13条云："舌根白，舌尖红。"便知湿渐化热，余湿犹滞；12条凭舌遍体白而断言为湿浊极盛之象。盖"湿热之证，脉无定体……各随证见不拘一格，惟舌为心之外候，浊邪上熏心肺，舌苔因而转移"，认为舌象可以客观地反映湿病的进退，是湿病临床上的特异性指征，验舌投剂诚属经验要诀。湿热之邪，深入营血分或经中、上焦传入下焦，肝肾阴伤最易化风动血，证见痉挛，神昏及各种血证，血液离经或风动脉络不通，经脉失养，气血瘀滞，必然瘀血积聚，因此，薛氏遵叶氏"散血"之意，除常规的清热除湿法外，尤其强调活血化瘀法的应用，他说："阴阳两困，气钝血滞而暑湿不得外泄，遂深入厥阴，络脉凝瘀，使一阳不能萌动，生气有降无升，心主阻遏，灵气不通，所以神不清而昏迷默默也。破滞通瘀，斯络脉通而邪得解矣。"常用活血药如紫草、茜根、赤芍、丹皮、地鳖虫、鳖甲、穿山甲、桃仁泥等。在清热除湿的同时，不忘活血化瘀，这是前辈医家很少提到的。近年来，临床上广泛使用活血化瘀法的实践证明，湿热病，邪深入营血，化风动血加用活血药，确能改善微循环提高疗效，降低死亡率。薛氏这一经验提示我们在湿热病后期使用活血药的重要性。并且，于一般湿病，适当配伍少量活血药，能有效缩短湿热病的疗程。

四、后世影响

薛雪根据自己对湿热病的研究成果编撰了《湿热条辨》，而《湿热条辨》的问世，使温病学中的温热性、湿热性两大类温病证治内容趋于完整，其书很快得以广泛流传，对湿热病证的理论认识和辨证治疗产生了深远的影响。李清俊在《南病别鉴》序中誉道："其见之也确，其言之也详，其治之也得其宜，可为后世法，莫能出其范围者。"当代医学家任应秋亦荐曰："湿热之变固多端，能得其治疗之要者，此作之外，殊不多觏，万宜习之而不可废。"章虚谷、王孟英曾先后为之注释，雷少逸、叶子雨、何廉臣等各家论著中，亦多有引录和评赞。其理论阐述，对于推动中医温病学说的形成和发展，起到了重要的作用，与叶天士的名著《温热论》，可谓珠联璧合，作为温病学说的奠基性著作，具有重要的学术价值。

五、结语

湿热病属于中医外感热病的范畴，为临床常见病。对于这类疾病的病因证治，虽然早在《内经》和《难经》中已有初步论述，从张仲景、王叔和、朱丹溪、李东垣以至吴又可、喻嘉言等历代医家的著述中，虽有一定的论述，但还不够完整和系统，也不能形成湿热证的专门论著。直到薛雪的《湿热条辨》的问世，才改变了这种状况，填补了这方面的空白。该书对我国中医学关于湿热类外感热病的理论认识和临证治疗起到了奠基作用，成为湿热病辨证治疗发展中一个重要的里程碑，至今仍具有很高的应用价值和研究价值。从薛雪对于湿热病的论述来看，其中继承了历代医家学术成果，同时在因机证治等方面又提出不少创新的观点，如认为湿热病病变中心在脾胃，汗下非绝对禁忌，清热利湿结合活血化瘀，重法而不拘方等等，均体现了其师古而不泥古，规矩又活泼的思想特点。薛氏关于湿热病理论及实践的创新性总结对于疫病的诊疗亦有很大贡献，因为疫病属于外感病，而湿热是其中一个大的类别，如新冠肺炎有不少就属于中医湿热病的类型。

黄安华

参考文献

[1] 王孟英，南京中医药大学温病教研室整理 .《温热经纬》[M]. 北京市：人民卫生出版社，2016.
[2] 陈建 .《湿热条辨》版本考证及其学术特点 [J]. 福建中医药大学学报，2014，24（6）：51–53.
[3] 肖照岑 . 湿热病篇学术思想探讨 [J]. 天津中医学院学报，1984，4（1）：14–21.
[4] 陈谦峰，等 . 中医湿热病证源流 [J]. 中医学报，2013，28（12）：1823–1824.
[5] 朱建君 . 浅论薛生白《湿热病篇》的学术特点 [J]. 河北中医，2005，27（6）：470–471.
[6] 王辉武 . 略谈《湿热病篇》的学术特点 [J]. 成都中医学院学报，1981，4（2）：16–18.

胸有成竹，而无成见
——叶天士温病理论与实践创新

叶天士是中医史著作中不可不写的医家，其在温病学领域用力精深，在继承前人温病理论基础上，结合自身实践，创造性地发展了温病的辨证论治体系和治疗实践，可谓承前启后的大家。自有叶天士之后，中医温病学理论和辨证论治有了自身发展方向，经后世医家接续努力，终使温病学在中医领域内独立门庭。温病在后世发展至蔚为大观，甚至与伤寒分庭抗礼，叶天士功不可没，而叶天士之所以能独建其功，与其善于利用先贤理论，结合自身温病实践，不拘于成方成法，力求创新有关。

一、创新背景

叶桂（1666—1745），字香岩，号天士。叶天士其祖父叶时、其父叶朝采均为当地名医，叶天士幼时受家学熏陶，兼通经史子集，聪明颖绝，博览勤学。12岁开始从父学医，自《黄帝内经》《难经》及汉唐、宋诸名家所著，均有收览。14岁时父殁，叶天士从学于其父门人朱某。由于叶天土聪慧过人，多能触类旁通，其见解每出朱氏之上，在年少之时就因见解出新而有时名。叶天士除承家学之外，还多与他医学习，闻某人善治某病，即叩门求教。如当时名家王子接、马义元、周扬俊、张路玉等。深得“周扬俊四名家之精”“学余杭陶华”，旁及李东垣、张子和、朱丹溪等，“至十八岁，凡更十七师”。众人皆知的“扫叶”“踏雪”之轶闻，就是叶天士与其医名相当的吴中薛雪之交往的传说。经过长期学习，转益多师，叶天士医道大进。在叶天士的理论学习过程中，除家学及当地名医对其有影响之外，新安医派对其医学思想影响亦颇著。叶天士虽身处江苏吴县（今苏州），但其与徽商过往甚密，多有交游的同时还常与徽州人士互相考订药性，发明药理。叶天士学术上承《黄帝内经》

《难经》《伤寒论》《金匮要略》，下及历代各家学术，凡与其研究有关者，叶天士均无不继承并加以发展。《临证指南医案·凡例》说："看此案，须文理清通之士，具虚心活泼灵机，曾将《灵枢》《素问》及前贤诸书，参究番者，方能领会此中意趣。"在叶天士著述中，除了大量引述《黄帝内经》《伤寒论》《金匮要略》学理之外，对后世医家如巢元方、徐之才、孙思邈、王冰、陈无择、钱仲阳、朱肱、韩祇和、严用和、许叔微、陈师文、刘河间、张洁古、张从正、李东垣、罗天益、朱丹溪、缪仲淳、薛立斋、李时珍、张景岳、万密斋、吴又可、汪昂等名家之论，均有多少不同的引述。叶天士的许多颇具影响的理论，实际上都是在前人成就的基础上，对前人学说的补充与发展。因此，可见叶天士之所以能在学术上取得巨大成就，与其多闻善取、博采众长有关，其勇于在前人成就的基础上，创造性地发展前人学术成果。

叶天士之所以能在温病学领域承前启后，与其时代背景亦有关。叶天士生于清康熙五年，卒于清乾隆十年，经历所谓的"康雍乾"盛世。又世居物产丰富、文化发达、名医辈出的江南地区，这对其广泛交游有重要帮助。另外可能对其热心温病影响更著的是当其时温疫连年流行。据赵巽等所撰的《清史稿》记载，在1666—1745年间，提及"大疫"的年份就有二十年之多，严重程度殊为可怖，如1703年"五月，景州大疫，人死无算……八月，文登大疫，民死几半"、1704年"四十三年春，河间大疫，献县大疫，人死无算……秋……青州大疫，福山大疫，人死无算"，其他小疫之多自不必言。在疫情流行中，江南地区亦未能幸免。如1680年，叶天士14岁，初涉岐黄门径，家乡就有严重疫情。《清史稿》记载"十九年正月，苏州大疫，溧水疫。八月，青浦大疫。"这些"大疫"给当时当地造成了严重影响。可以推想，正用心于岐黄之学的少年叶天士，目触此景，对温病之可怖，治疗之棘手，有深刻认知，这可能对其后用功于温病有重要影响。

二、理论创新

叶天士在继承前人学术的基础上，结合自身实践，系统总结和阐述了外感温病的辨治理论，其主要创新点为：一是阐明了温病系感受"温邪"而成，与原有的伏气致病学说分道扬镳；二是确立了温病采用卫气营血辨证论治的治疗大法；三是发展了前人三焦分证之理，为后世医家创制温病三焦辨治理论打下了坚实的基础；四是总结其温病诊治过程的辨舌验齿的经验，在前人基础上大为发展。

（一）阐明外感“温邪”之论

“温病”之说，肇始于《黄帝内经》，如《素问·生气通天论》和《素问·阴阳应象大论》就有“冬伤于寒，春必病温”之论。《素问·热论》有“先夏至日者为病温，后夏至日者为病暑”之说。《灵枢·论疾诊尺》亦有“冬伤于寒，春生瘅热”。从《黄帝内经》的以上论述可以看出，其所言温病，乃由伤寒伏邪转变而成，并非外感温邪所致。唐·王冰对此病机已早有明确解释，他说：“伤于四时之气，皆能为病，以伤寒为毒者，最为杀厉之气。中而即病，故曰伤寒。不即病者，寒毒藏肌肤、至春变为温病，至夏变为暑病。”

《黄帝内经》之后，《伤寒论·太阳篇》有“太阳病，发热而渴，不恶寒者为温病”之论，又《伤寒论·伤寒例》引《阴阳大论》云：“其伤于四时之气，皆能为病，以伤寒为毒者，以其最成杀厉之气也。中而即病者，名曰伤寒。不即病者，寒藏于肌肤，至春变为温病，至夏变为暑病。暑病者，热极重于温也。是以辛苦之人，春夏多温热病者，皆由冬时触寒所致，非时行之气也。”

在《伤寒论》其他篇章和条文中，还论述了黄芩汤、栀子豉汤、大青龙汤、越婢汤、麻杏甘石汤、白虎汤、承气汤、小陷胸汤等方剂的临床应用，这些方剂均被后世大量用于治疗对《伤寒论》所论的温病病机，后世医家亦认为当从伏邪温病立论。如章虚谷《伤寒本旨·外感温病论》说：“仲景论六经外感，止有风、寒、暑、湿之邪，论温病由伏气所发，而不及外感。或因书有残阙，皆未可知。后人因而穿凿附会，以大青龙、越婢等汤证为治温病，而不知其实治风寒化热之证也。其所云：太阳病发热而渴为温病，是少阴伏邪出于太阳，以其热从内发，故渴而不恶寒。若外感温病，初起却有微恶寒者，以风邪在表也，亦不渴。以内无热也。”

在《伤寒论》之后，直至清代的医学文献中，多数医家对温病的认识，也多局限于《黄帝内经》与《伤寒》之论。如明·马莳云：“试观冬伤于寒，寒毒藏于肌肤，至春当为温病。”清·张志聪亦云：“夫寒邪伏藏，春时阳气外出，化寒而为温热也。”尽管在叶天士之前，伏气温病之说在学术上占了主流，但从宋代开始，已有一些学者对外感温热病有了一定的认识。如宋·庞安时在肯定伏邪致温的同时，又提出了外感冬温之毒导致温病的观点。他说：“辛苦之人，春夏多温热者，皆由冬时触冒寒毒所致，自春及夏至前为温病者，《素问》、仲景所谓伤寒也。”又说：“有冬时伤非节之暖，名冬温之毒，与伤寒大异。即时发病温者，乃天行之病耳。”庞氏此论，已明确提出了“天行温病”由感受温邪而发，且与伤寒大异的观点。

庞安时之后，明·吴又可提出了著名的温疫之邪“自口鼻而入”之论，而另一学者袁体庵则对风温有了比较明确的认识他说：“风温其气近燥，多犯上焦，致有身热咳嗽，胸闷气促之症，法宜清宣轻剂。如薄荷、牛子、桔梗、杏仁、大贝之类。久延失治，转人营分，误用辛温成法，多致衄血咯血，甚则成痨。”又说：“时值初春，严寒将退，风木司权，其气善升而近燥，多犯上焦，故多身热咳嗽，微恶风寒者，以黄芩汤为主方，随症加减，如薄、桔、荆、防、杏、苏、翘、贝、桑、菊、牛、蝉之类，取其轻清之味，清肃肺卫，若失治久延，渐入营分，有逆传、顺传之候。近世市医不知者，多徒守仲景六经成法，辄投辛温解表散，耗液伤阴。或变神昏鼾睡，厥逆瞀瘛，或咳甚失血，延成痨瘵。”袁体庵之论已经明确提出了风温系由外感“善升而近燥”之邪气所致；风温初起“多犯上焦”，并以“身热咳嗽，微恶风寒”为其临床特点；风温之治，应以清宣轻剂；风温有“逆传”“顺传”之变；风温不可徒守仲景六经成法，忌用辛温表散，以免耗液伤阴；风温失治，邪气“人营”，即可产生神昏噘逆、失血，久则延成痨瘵。袁氏对风温的这些认识，对后世系统温病学理论的形成和发展起到了积极的推动作用。

叶天土继承了包括袁体庵在内的前人对外感温病的认识，又通过自身实践，发展了这些认识，他将这些认识概括为“温邪上受，首先犯肺，逆传心包”十二字，正确反映和揭示了外感温病的感邪与传变规律，把前人和自己原有的认识提高到一个新的理论高度。叶天士的这一理论概括，对后世产生了深远的影响，被后世称为“温病十二字提纲”。叶天士此“温病十二字提纲”，不仅适用于风温，也适用于湿温、秋燥等所有外感温病。他说：“温自上受，燥自上伤，理亦相等，均是肺气受病。”所论外感温病，除风温之外还包括湿温和秋燥等。对于风温病因，叶天士更明确提出了外感温邪致病的观点。他说：“风温者，春月受风其气已温。”这一观点，较袁体庵风温之邪“其气善升近燥”之论更为明确。

叶天士外感温病之论，不仅概括了前述温病提纲，还全面而系统地讨论了外感温病的辨证施治原则和具体用药方法，并在前人的基础上，进一步阐明了温病的性质及其与伤寒的区别。其论述超越了前人，并形成了系统的外感温病辨治理论。在这一理论中，叶天士明确指出了外感温病的发病机理，是由于“温邪上受”，并发挥前人之说，提出了“伤寒之邪留恋在表，然后化热入里，温病则热变最速”“辨卫气营血虽与伤寒同，若论治法则与伤寒大异也”的见解，进一步阐明了外感温病与伤寒的本质区别。对外感温病初起的治疗，叶天士则继承了前人忌用辛温表散，当用“轻清之剂”“取轻清之味，肃清肺卫”的思想，总结提出了“初用辛凉轻剂”的治疗大法，同时还提出了对不同病情的药味加减方法。若“挟风则加入薄荷、牛蒡之属，挟湿加芦根、滑石之流，或透风于热外，或渗湿于热下”。若秋燥则用“辛凉甘润”，若外感引动伏邪而致春温，则当先以“辛凉解新邪”。对于温邪人里的辨治，叶天士更作了详细的论述。其中，叶天士所论的多数理法，至今仍被广泛地用于中医临床防治温热病的实践中。

（二）指出卫气营血为温病辨证大法

叶天士创造性地继承和发展前人学术成果，通过医理辨析、拓宽内涵，将卫气营血创造性地用于温病辨证论治的全过程。叶天士所论“卫”“气”“营”“血”之名，均出于《黄帝内经》。在《黄帝内经》的许多篇章中，均有关于“卫”“气”“营”“血”的论述。叶天士关于“肺主气属卫，心主血属营”之说，则根于《难经三十二难》“心者血，肺者气，血为营，气为卫”之论。其卫气营血及温病“顺传”“逆传”之论，则深受明代医家吴又可和袁体庵的影响。吴又可《温疫论》有温疫“九传”之论，袁体庵则已明确提出了风温初起，当用“轻清之味，清肃肺卫”的治疗主张，又提出了风温“若失治久延，渐入营分，有逆传、顺传之候”的变化，还列举了邪入营分将出的“神昏鼾睡，厥逆瞀瘛或失血”等临床表现。可以认为，袁体庵之论已在一定程度上认识了在温病发生发展过程中，其传变规律与它病不同，其有肺卫和营血的不同病理变化及其传变规律。

叶天士继承并发展了前人的学术成果引申发展了卫气营血理论，倡导了温病卫气营血辨证之说。如《温热论》云：“大法看法，卫之后方言气，营之后方言血。在卫汗之可也，到气才可清气，入营犹可透热转气，如犀角、玄参、羚羊角等物。入血就恐耗血动血，直须凉血散血，加生地、丹皮、阿胶、赤芍等。不循缓急之法，恐其动手便错，反致慌张矣。”叶天士此论言简意赅，寥寥数语便总结了温病卫气营血不同发展阶段的病位深浅、传变规律及其治疗大法。

叶天士的卫气营血之说，几乎贯穿了《温热论》全篇。该篇指出：邪在肺卫，宜初用辛凉。”若肺卫不解，邪渐人营，从风热陷入者，用犀角、竹叶之属；从湿热者，用犀角、花露之品，加入凉血清热方中。若湿温邪在气分之邪不解，而流连三焦者，当上下分消其势，随证变法，冀其战汗而解。

在叶天士医案中，更不乏对卫气营血理法的具体运用。如《临证指南医案·温热》治许姓案："温邪已入血分，舌赤音低，神呆，潮热即发斑疹，亦是血中热邪，误汗消食，必变昏厥"，药用"犀角、细生地、元参、丹皮、郁金、石菖蒲"。此案体现了叶天士温病热入营血的治疗思想。《临证指南医案·湿》治冯姓案："舌白，头胀，身痛，胸闷不食，溺阻，当开气分除湿"，药用"飞滑石、杏仁、白蔻仁大竹叶、炒半夏、白通草"。此案则体现叶天士治疗湿温病，邪在气分不解的治疗思想。

叶天士卫气营血辨治之论，不仅适用于外感温病的辨治，也适用于伏气温病的辨证与治疗。如王孟英《温热经纬·叶香岩外感温热篇》按云："若伏气温病，自里出表，乃先从血分而后达气分，故起病之初，往往舌润而无苔垢，但察其脉软而或弦，或微数，口未渴而心烦恶热，即宜投以清解营阴之药，迨邪从气分而化，苔始渐布，然后再清其气可也。"经过后世学者的不断补充和进一步完善，叶天士倡导的卫气营血辨证之论，已作为温热病辨治纲领之一，而融人中医学辨证理论中，成为现今中医学基本理论的重要组成部分。

（三）奠定三焦分证基础

在完善温病辨治理论方面，叶天士还继承发扬了前人关于三焦分证之说。三焦作为六腑之一，其名亦首见于《黄帝内经》。其中，《灵枢·脏腑邪气病形》更提出了三焦受病的临床表现。该篇云："三焦病者，腹胀气满，小腹尤坚，不得小便，窘急溢则为水，留即为胀。"《灵枢》此论，仅言三焦腑功能失调之病证，尚无以三焦为疾病辨治纲领的意图。以上、中、下三个部位分析病机，辨别病证，其实肇始于宋《太平圣惠方》。该书卷五十三，首创消渴辨证的"三消论"。论云："三消者，本起于肾。"又云："夫三消者，一名消渴，二名消中，三名消肾。"又云："热毒积聚于心肺，腥膻并伤于胃腑，脾中受热，小脏干枯……一则饮水多而小便少者，消渴也。二则吃食多而饮水少，小便少而赤黄者，消中也。三则饮水随饮便下，小便味甘而白浊，腰腿消瘦者，消肾也。"《太平圣惠方》此论，开创了以心肺、脾胃和肾脏分论病机和诊治疾病的先河，但《太平圣惠方》在分析消渴病机和归纳消渴病证时，尚未明确使用"三焦"一词。

刘河间在分析消渴病机，指导消渴辨治时，继承发展了《太平圣惠方》之说，并明确使用了"三焦"一词。如《素问病机气宜保命集·消渴论》云："消渴之疾，三焦受病也，有上消、中消、肾消。上消者，上焦受病，又谓之膈消病也，多饮水而少食，大便如常，或小便清利，知其燥在上焦也，治宜流湿润燥。中消者，胃也，渴而饮食多，小便黄，经曰：热则消谷，知热在中。

法云：宜下之，至不欲饮食则愈。肾消者，病在下焦，初发为膏淋，下如膏油之状，至病成而面色黧黑，形瘦而耳焦，小便浊而有脂，治法宜养血以肃清，分其清浊而自愈也。”刘河间三焦分证之法，虽只明确用于消渴，但河间“三消当从火断论”，则对后世以三焦辨治热证产生了深刻影响。

叶天士继承了前人有关三焦分证理论，并将其创造性地与卫气营血辨证结合起来，广泛运用于温热病辨治实践中，发展了温热病辨治理论。如，叶天士在《温热论》中，专门讨论了“气病有不传血分，而邪留三焦”的辨治原则与方法。在《叶案存真》中，也强调了将卫气营血辨证与三焦辨证相结合的重要性。他说：“不但分三焦，更须明在气在血。”在叶天士有关医案中，也有不少具体运用三焦辨证理法的例案。如《临证指南医案·暑》治杨姓案：“再据主家说及，病起两旬，从无汗泄。经云：暑当汗出，勿止。气分窒塞日久热侵入血中，咯痰带血，舌红赤，不甚渴饮。上焦不解，漫延中、下，此皆急清三焦，是第一章旨。”此案即明确指出了上、中、下相传的三焦传变的一般规律。在《幼科要略·痧疹》中，叶天士更明确指出了温热病治分三焦和热在三焦的不同用药方法。他说：“上焦药用辛凉，中焦药用苦辛寒，下焦药用咸寒。”

叶天士对三焦辨证的创造性使用，对后世产生深刻的影响，推动了温病学术的发展。如清代另一温病学大师吴鞠通，在学术上便深受叶天士影响。吴氏所著《温病条辨》便继承发展了叶天士之论，进一步完善三焦辨治理法，确立了三焦辨治纲领。

（四）深研辨舌验齿之法

叶天士在温病辨治中，十分重视辨舌验齿之法，他总结了前人和自己在防治温热病实践中获得的舌诊新经验，在《温热论》中，详细地介绍和讨论了温病辨舌验齿之法。现仅以叶天士所论绛舌为例，说明叶天士对温病辨舌验齿之法研究的深度和广度。

叶天士认为舌绛为热邪传营之证，而绛舌之中，又因其病证不同，而有不同的表现形式。若纯绛色鲜者，为热入心包，宜用犀角、生地、连翘、郁金、石菖蒲等；若舌绛而中心干者，为心胃火燔，即黄连、石膏亦可加入；若舌绛而中兼黄白者，为邪初传营，气分之邪未尽，宜泄卫透营；若舌绛望之若干，手扪之原有津液者，为津亏湿热熏蒸，将成浊痰蒙闭心包；若舌绛而上有黏腻似苔非苔者，为中挟秽浊，当急加芳香逐之；若舌绛而光亮者，胃津亡也，急用甘凉濡润；若舌绛而干燥者，火邪劫营，凉血清火为要；若舌绛而有碎点白黄者，当生疳也：若舌绛而有大红点者，热毒乘心也，用黄连、金汁；

若舌绛而不鲜，干枯而痿者，肾阴涸也，急以阿胶、鸡子黄、天冬等救之。若舌独中心绛而干者，胃热心营受灼也，当于清胃方中，加人清心之品；若舌尖绛独干者，为心火上炎，用导赤散泻其腑。若舌绛欲伸出口，而抵齿难骤伸者，为痰阻舌根，有内风也；若舌心干而四边色红，中心或黄或白者，非血分也，乃上焦气热烁津，急用凉膈散，散其无形之热。对于舌质之辨，叶天士还有许多论述，如舌淡红无色，或干而色不荣，为胃津伤而气无化液，当用炙甘草汤，不可用寒凉药。

在温病辨治过程中，除须辨舌质之外，还需细辨舌苔。通过舌苔之辨，可以了解病证的虚实和某些病邪的种类。如苔黑而滑，为水来克火之阴证，当温之；苔黑而干，为津枯火炽，急急泻南补北。如邪留三焦不得外解，结于里，而胸脘痛而拒按之证，若舌苔黄浊者，可用苦泄；若白而不燥，黄白相间或吐出浊厚涎沫，或灰白不渴者，不可乱投苦泄。从以上资料可以看出，叶天士辨舌之法，已成为温病辨治必不可缺的一种辨证手段和方法，舌象的观察结果，已成为辨治温病的重要指征。

叶天士在详细论述了温病辨舌之法的同时，还强调了验齿的重要性。他说："看舌之后，亦须验齿，齿为骨之余，龈为胃之络。热邪不燥胃津，必耗肾液，且二经之血，皆走其地。"邪热动血而上结于龈若龈肿而色紫者，为阳明胃病，当安胃为主。牙龈色黄者为少阴之血，当救肾。牙龈色如豆瓣色者多险。齿若光洁如石者，胃热甚也。若齿如枯骨色者，肾液枯也，为难治。若上半截润，为水不上承，心火上炎，急急清心救水。若咬牙啮齿者，为湿热化风痉病。但咬牙，胃热气走其络也。若咬牙而脉证皆衰者，胃虚无谷以内荣也。牙关咬定难开者，非风痰阻络，即欲作痉症。若齿如灰糕样者，胃无权，津亡湿浊用事，多死。若齿焦无垢者多死，齿焦有垢者肾热胃劫也。当微下之，或玉女煎，或清胃救肾。

叶天士关于温病的辨舌验齿之法，来源于实践，丰富了温病辨证手段和经验，至今仍然被广泛运用于中医防治温热病的临床实践，值得进一步加以研究和提高。

三、实践创新

叶天士在温病理论创新、确立温病以卫气营血大法进行辨证、并奠定三焦分证论治的基础之上，根据其理论，创新性地指导温病的临床治疗，留下了许多治疗温病的医案。在具体的医案中，除可以领会其辨治大法，还可分析其在温病治疗过程中的许多发前人所未言的治法，对中医临床有重要的指导意义。如有学者研究认为叶天士治疗营分证的原则是在清营热的基础上根据病因和证候特点参入透热转气之品，若因风热陷入营分，用犀角、竹叶。竹叶为辛凉之品，清而能透，犀角灵异味咸，清而能散，可使营热外透；如属湿热陷入营分，用犀角和银花露，二者皆气味芳香，清热化湿以开郁，宣畅气机，使营热外达；若营分证有大便不通，加入金汁，此药大寒，可通腑导便；若年老体弱或平素阳虚者恐难胜任，则以人中黄代替金汁通腑泄热，宣畅气机，使营热外达。且叶天士对于温病的治疗，不单分卫气营血而用药，还强调三焦分立而用药，这在温病的治疗中亦属先声。叶天士对三焦的治疗中认为上焦用药以轻清为主，力戒性味厚重之品，如温邪初犯上焦，邪气在表，要用辛凉之品，宣通气机，解表祛邪，药用竹叶、连翘、豆豉等气味俱薄之品。夹风者可加薄荷、牛蒡子辛凉散风；夹湿者多加滑石、芦根、茯苓皮甘淡渗湿，透风于热外，渗湿于热下，以达祛邪的目的。湿热之邪犯表，叶天士主张用芳香辛散之法以祛邪。中焦用药以辛苦寒为主，多选用杏仁、豆蔻、橘皮、桔梗等轻苦微辛、流动之品，或用枳实、玄明粉、生首乌等，或以小承气汤等通腑泄热，急下存阴。针对下焦易出现的热盛动风、阴虚风动之证，选用羚羊角、龟板、鳖甲、牡蛎等咸寒之品，以清热凉肝熄风，柔筋缓急，或是潜镇肝阳。脱证急以阿胶、鸡子黄、地黄、天冬救之。下焦肾中阳气衰微之证，叶天士喜用人参、五味子，以回阳救逆。此外，邪留阴分者，则强调用青蒿、鳖甲、生地等搜邪外出。

叶天士还在临床实践中总结了温病变法及其救治，对温病中湿温之治疗，应重在“通阳”，且通阳之法，不是运用温药温补阳气，而在于化气利湿通利小便，使气机宣畅，水道通调则湿邪可从小便而去，明确了温病“救阴”与“通阳”与杂病有所不同。如邪气流连，进入气分，既不从外解，也不内传进入营血，称其为气分流连或邪留三焦，治法有别。气分流连，可冀其战汗透邪，法宜益胃；邪留三焦，此则分消上下之势，随证变法。总之，邪气流连，虽有“法当益胃”及“分消上下”之不同，但皆应借助战汗以透邪外出，使邪有出路而不致内陷营血。叶天士提出，邪留三焦气分阶段，如果不从外解，势必造成里结，里结部位主要在阳明胃肠，可以轻下之法，与伤寒的阳明实热下法有明显不同。此外，保护和滋养津液，是温病治疗上的重要法则，《温热论》对养阴和护阴有独创性的论述，首先“救阴不在血，而在津与汗”，告诫温病的救阴与杂病明显区别。其次叶天士还将养阴分为甘寒濡润和咸寒滋填两大类，为后世运用养阴法指出了要领。

叶天士的温病证治医案，还创制了许多方剂，对后世医家有重大启发。如吴鞠通所制名方桑菊饮，即化裁于《临证指南医案・风温》治秦某风温案；所制清宫汤，即化裁于《临证指南医案・温热》治陆某热入心包案；所制连梅汤，即化裁于《临证指南医案・暑》治顾某暑热深入劫阴案；所制加减复脉汤，又以叶天士用复脉汤减姜桂为蓝本。

四、后世影响

叶氏首次阐述了温病发生发展规律。他明确提出"温邪"是导致温病的主因，突破了传统的"伏寒化温"的认识范围，彻底摆脱了热病皆伤寒的束缚，这就从根本上划清了温病与伤寒的界限，后世亦多依此进行论述。叶天士把温病病位的深浅、病情的轻重概括为卫、气、营、血四种不同的证候类型，成为温热病的辨证论治纲领，使外感热病的辨证论治内容得到了进一步的发展，后世多数温病学家主要辨证思路均赖于此。叶天士学说在身后二百多年的持续发展中逐渐汇成中医主流，史称"大江南北，言医者辙以桂为宗，百余年来，私淑者众"，并形成了中医史上一个重要的医学流派——"叶派"，在近代医学史上占据着重要的位置。

五、结语

据清朝著名学者沈德潜所著《归愚文钞余集・卷五・叶香岩传》中叶天士自言"盖病有见证，有变证，有转证，必灼见其初终转变，胸有成竹，而后施之以方；否则，以药治药，实以人试药也"，说明叶天士在临床辨证处方时已有成竹在胸，而其胸存成竹与其转求多师，刻苦求知，深研医理密切相关，这是其温病理论与实践创新的基础。同时沈德潜评价叶天士，"察脉、望色、听声、写形，言病之所在，如见五脏癥结，治方不执成见"，可见叶天士有强烈的创新意识，其在有丰富的理论学识基础上，不为原有理论和先贤经验所束缚，不拘于"成见"，大胆提出新知，总结新验。这种"胸有成竹，而无成见"的治学与创新精神可为中医后学楷模，对中医温病理论与实践的再创新亦有重要指导意义。

曹　淼　邓芳芳

参考文献

[1] 姚鹏宇，程广清 . 叶天士《临证指南医案》伏邪理论探析 [J]. 中国中医基础医学杂志，2021，27（02）：225–227+287.
[2] 陈琳琳，杨燕贤 . 叶天士论治温病热入血室经验撷菁 [J]. 环球中医药，2021，14（02）：275–277.
[3] 姚彩娟，孙理军，李翠娟，等 . 叶天士小儿温病诊疗特色探析 [J]. 四川中医，2020，38（06）：32–35.
[4] 崔冰慧，郑旭锐 . 叶天士"久病入络"学术思想及络治法探析 [J]. 中医学报，2020，35（01）：59–62.
[5] 马家驹，冯世纶，李乐愚 . 从八纲辨证角度探讨经方半表半里实质 [J]. 中华中医药杂志，2019，34（12）：5605–5608.
[6] 姚鹏宇 . 叶天士阐释"轻药""轻剂"[N]. 中国中医药报，2018–08–08（004）.
[7] 郭永胜 . 叶天士气味理论研究 [D]. 山东中医药大学，2018.
[8] 郭永胜，张思超 . 叶天士辨治温病气味理论运用探蕴 [J]. 中华中医药杂志，2017，32（07）：3102–3105.
[9] 屠燕捷，方肇勤，杨爱东，等 . 叶天士卫气营血辨证标准与理法方药 [J]. 中华中医药杂志，2016，31（03）：788–793.
[10] 刘铁钢，于河，赵岩松，等 . 叶天士温病理论研究概述 [J]. 辽宁中医药大学学报，2016，18（01）：85–87.
[11] 郑李锐，陈庆伟，刘兰林，等 . 叶天士生平事迹与主要医著研究 [J]. 中医药临床杂志，2014，26（02）：125–127.
[12] 冷竹松，蔡正银 . 浅谈叶天士温病学思想及其不足 [J]. 河南中医，2014，34（01）：41–43.

溯源发微，守正创新
——吴鞠通温病理论与实践创新

一、创新背景

吴瑭（1758—1536），字配珩，号鞠通，江苏淮阴人。吴瑭少时习儒，19岁时因其父去世。吴瑭悲痛欲绝，“以为父病不知医，尚复何颜立天地间”，慨然弃举子业，遂专心攻读医书。4年后，其侄巧官患喉痹，时医用冰硼散吹喉，病情加重。后诸医处以双解散、人参败毒散等，其侄发黄而夭。吴鞠通深感锥心疾首，虽觉无奈，然自觉学医未精，“未敢妄赞一词”。又越3载，吴瑭进京检校《四库全书》，“得明季吴又可《温疫论》，观其议论宏阔，实有发前人所未发，遂专心学步焉”，但“细察其法，亦不免支离驳杂，大抵功过两不相掩，盖用心良苦，而学术未精也。”吴鞠通涉猎广泛，“又遍考晋唐以来诸贤议论”，阅遍四库所录医学典籍，吴鞠通对叶天士推崇备至，但美中不足的是“然叶氏吴人，所治多南方证，又立论甚简，但有医案散见于杂证之中，人多忽之而不深究。”于是他在继承了叶天士理论的基础上参古博今，针砭时弊，多中肯而切中要害。

吴鞠通谦虚谨慎好学，践行“进与病谋，退与心谋，十阅春秋，然后有得，然未敢轻治一人”。直到癸丑年（乾隆五十八年，1794年），都下温疫大行，在友人极力劝说下，吴瑭救治危重患者数十人。但此次瘟疫中，死于庸医之手者不计其数。亲历此疫，吴瑭不仅发出感慨：“生民何辜，不死于病而死于医，是有医不若无医也，学医不精，不若不学医也。”他目睹民众之疾苦，有感于当时医生墨守伤寒治法而不知变通，吴鞠通勤求古训，博采众方，去其驳杂，取其精华，并结合自己的临床实践，针对当时社会用药杂乱，收效甚微的现实，痛下决心著书立论，辑成《温病条辨》，以冀“去其驳杂”而利于后人。该书条分缕析，理法方药自成系统，理论密切联系实际，继承和发扬了外感热病的学术成果，被后世称为集大成之作。

二、理论创新

吴鞠通善于传承精华，守正创新，在继承《黄帝内经》《伤寒论》《温疫论》《温热论》《临症指南医案》等经典著作的基础上，结合自己丰富的临床实践，总结出九大温病的辨治方法，并倡导三焦辨证论治理论，从而形成了一整套与卫气营血辨证纵横交错的温病辨证论治体系，其学术思想主要创新点在：一是倡三焦为纲，病名为目；二是立三焦分治原则；三是完善病因，四时分论；四是首论温病五危证；五是寒温有别，治法各异；六是创制许多有效的方剂。

（一）三焦为纲，病名为目

吴鞠通宗《黄帝内经》，取法河间，师从天士，创造性地提出辨治温病以三焦为纲，病名为目，倡导三焦辨证纲领，论述了九种温病的证治。将张仲景的六经辨证、叶天士卫气营血辨证贯穿其中，几大辨证体系纵横交错，相得益彰。但三焦辨证主要偏重辨病变的部位和脏腑，即在上焦属心肺，在中焦属脾胃，在下焦属肝肾。如《温病条辨》上焦篇第 2 条“风温病者，始于上焦，在手太阴”，与叶天士“温邪上受，首先犯肺”前后呼应。三焦辨证的本质主要是脏腑辨证，反映出温病传变的动态规律，如中焦篇第 1 条指出“温病由口鼻而入，鼻气通于肺，口气通于胃，肺病逆传则为心包，上焦病不治，则传中焦，胃与脾也；中焦病不治，即传下焦，肝与肾也；始上焦，终下焦”。此条原文，阐明了病邪传变规律，即从口鼻而入，始于上焦肺，逆传则为心包，顺传为中焦脾胃，下焦肝肾，三焦所涉脏腑一目了然。自此之后，温病学的理论体系也逐渐趋于完善，温病学走向成熟。

（二）立三焦分治原则

吴鞠通倡导总结温病三焦各阶段的治疗原则，即“治上焦如羽，治中焦如衡，治下焦如权”，为临床处方用药提供理论依据和规范。

1. 治上焦如羽，非轻不举——启上闸

治上焦如羽，非轻不举，上焦包括心肺两脏，尤其是肺，为华盖，居于五脏六腑最高位，偏于表，治宜轻清升浮之品，否则药重则过病所。“如羽”的药物主要是指药物的质地疏松轻浮者、药物的部位为花叶以及药物味辛，气薄而入肺经者。另指用药剂量宜轻，且煎药时间宜短。方如银翘散、桑菊饮。

“治上焦如羽”的方法在吴鞠通《温病条辨》中有较多原文，例如《温病条辨·上焦篇》第2条“凡病温者，始于上焦，在手太阴”。从上述两条原文可以看出，本病初期病变部位多在上焦肺和心包。邪在上焦肺，当注重宣畅肺气，尤其在湿热类疾病。不夹湿，即为温热类温疫：初期邪在卫分，“在卫汗之可也”若夹风热病邪，邪郁卫表以发热为主的可选用银翘散,《温病条辨·上焦篇》第4条“太阴风温、温热、温疫、冬温，初起恶风寒者，桂枝汤主之；但热不恶寒而渴者，辛凉平剂银翘散主之。第5条“太阴温病，恶风寒，服桂枝汤已，恶寒解，余病不解者，银翘散主之。余证悉减者，减其制。”若肺气失宣以咳嗽为主的选用桑菊饮。《温病条辨·上焦篇》第6条“太阴风温，但咳，身不甚热，微渴者，辛凉轻剂桑菊饮主之。”若邪热化燥，则选用桑杏汤。

如若夹湿，即为湿热类温疫：初期邪在卫分，湿重于热，方选三仁汤或藿朴夏苓汤,《温病条辨·上焦篇》第43条：“头痛恶寒，身重疼痛，舌白不渴，脉弦细而濡，面色淡黄，胸闷不饥，午后身热，状若阴虚，病难速已，名曰湿温。汗之则神昏耳聋，甚则目瞑不欲言，下之则洞泄，润之则病深不解，长夏深秋冬日同法，三仁汤主之。”若夹有寒邪外束，则用新加香薷饮,《温病条辨·上焦篇》第43条：“手太阴暑温，如上条证，但汗不出者，新加香薷饮主之。”若外寒引诱在里的暑湿之伏暑，则选用黄连香薷饮。

“到气才可清气”，不夹湿，邪郁肺经气分，仅发热，无咳嗽，可选用白虎汤,《温病条辨·上焦篇》第7条：“太阴温病，脉浮洪，舌黄，渴甚，大汗，面赤，恶热者，辛凉重剂白虎汤主之。”邪热郁肺，肺气郁闭，见发热，咳喘，则选用麻杏甘石汤,《伤寒论》第63条言：“发汗后，不可更行桂枝汤，汗出而喘，无大热者，可与麻黄杏仁甘草石膏汤。”若见肺之化源欲绝之重症，则选用白虎加人参汤,《温病条辨·上焦篇》第8条：“太阴温病，脉浮大而芤，汗大出，微喘，甚至鼻孔扇者，白虎加人参汤主之；脉若散大者，急用之；倍人参。”阴伤较甚，雪梨浆或五汁饮主之,《温病条辨·上焦篇》第12条：“太阴温病，口渴甚者，雪梨浆沃之；吐白沫黏滞不快者，五汁饮沃之。”邪在郁上焦肺膈，栀子豉汤主之,《温病条辨·上焦篇》第13条：“太阴病得之二、三日，舌微黄，寸脉盛，心烦懊，起卧不安，欲呕不得呕，无中焦证，栀子豉汤主之。”邪在郁上焦肺膈，痰涎壅盛，瓜蒂散主之,《温病条辨·上焦篇》第14条：“太阴病得之二、三日，心烦不安；痰涎壅盛，胸中痞塞欲呕者，无中焦证，瓜蒂散主之，虚者加参芦。”

夹湿,《温疫论》云：“邪自口鼻而入，则其所客，内不在脏腑，外不在经络，舍于伏脊之内，去表不远，附近于胃，乃表里之分界，是为半表半里，即

《针经》所谓横连膜原是也。”此为郁阻于表里之枢机膜原，可选用达原饮或雷氏宣透膜原法。《温疫论》又云：“温疫初起，先憎寒而后发热，日后但热而无憎寒也。初得之二三日，其脉不浮不沉而数，昼夜发热，日晡益甚，头疼身痛。宜达原饮。”“温疫发热一二日，舌上白苔如积粉，早服达原饮一剂，午前舌变黄色，随现胸膈满痛，大渴烦躁，此伏邪即溃，邪毒传胃也。前方加大黄下之，烦渴少减，热去六七，午后复加烦躁发热，通舌变黑生刺，鼻如烟煤，此邪毒最重，复瘀到胃，急投大承气汤。”“温疫舌上白苔者，邪在膜原也。舌根渐黄至中央，乃邪渐入胃。设有三阳现证，用达原饮三阳加法。因有里证，复加大黄，名三消饮。”

若郁于上下之枢机脾胃，湿重于热，选用三仁汤合雷氏芳香化浊法；湿热并重，内蕴成毒，则选用甘露消毒丹，困阻中焦脾胃，则选用王氏连朴饮。

若风热病邪引诱在里的暑湿的伏暑，邪在气分而表实则选用银翘散去牛蒡、元参加杏仁、滑石，《温病条辨·上焦篇》第38条：“太阴伏暑，舌白口渴，无汗者，银翘散去牛蒡、元参加杏仁、滑石主之。”邪在气分而表虚，银翘散去牛蒡子、元参、芥穗，加杏仁、石膏、黄芩主之。《温病条辨·上焦篇》第40条：“太阴伏暑、舌白口渴，有汗，或大汗不止者，银翘散去牛蒡子、元参、芥穗，加杏仁、石膏、黄芩主之；脉洪大，渴甚汗多者，仍用白虎法；脉虚大而芤者，仍用人参白虎法。”

邪入心包，“入营犹可透热转气”，热入营分，选用清营汤，《温病条辨·上焦篇》第15条：“太阴温病，寸脉大，舌绛而干，法当渴，今反不渴者，热在营中也，清营汤去黄连主之。”发疹者，选用银翘散去豆豉加细生地、丹皮、大青叶，倍元参方，《温病条辨·上焦篇》第16条：“太阴温病，不可发汗，发汗而汗不出者，必发斑疹，汗出过多者，必神昏谵语……发疹者，银翘散去豆豉，加细生地、丹皮、大青叶，倍元参主之。”邪陷心包者清宫汤主之，牛黄丸、紫雪丹、局方至宝丹亦主之，《温病条辨·上焦篇》第16条：“神昏谵语者，清宫汤主之，牛黄丸、紫雪丹、局方至宝丹亦主之。”《温病条辨·上焦篇》第17条：“邪入心包，舌蹇肢厥，牛黄丸主之，紫雪丹亦主之。”气营两燔者，选用玉女煎去牛膝加元参主之，《温病条辨·上焦篇》第10条：“太阴温病，气血两燔者，玉女煎去牛膝加元参主之。”邪在血分而表实者，银翘散加生地、丹皮、赤芍、麦冬方主之，《温病条辨·上焦篇》第39条：“太阴伏暑，舌赤口渴，无汗者，银翘散加生地、丹皮、赤芍、麦冬主之。”邪在血分而表虚者，《温病条辨·上焦篇》第41条：“太阴伏暑，舌赤口渴汗多，加减生脉散主之。”上三条血分当为营分。

“入血就恐耗血动血，直须凉血散血”，温热类温疫：邪在血分，犀角地黄汤主之，《温病条辨·上焦篇》第 11 条：“太阴温病，血从上溢者，犀角地黄汤合银翘散主之。其中焦病者，以中焦法治之。若吐粉红血水者，死不治；血从上溢，脉七、八至以上，面反黑者，死不治，可用清络育阴法。”气血两燔，发斑者，化斑汤主之，《温病条辨·上焦篇》第 16 条：“发斑者，化斑汤主之。”气营血三燔，则选用清瘟败毒饮。

营血分证温疫温热类居多，湿热类较少见。若见湿热酿痰蒙蔽心包，则选用菖蒲郁金汤。

2. 治中焦如衡，非平不安——畅枢机

“上焦病不治，则传中焦，胃与脾也”。中焦指脾胃而言，是气机升降出入之枢纽。包括足太阴脾经，足阳明胃经，手阳明大肠经等气分证。“如衡”指中焦用药既不能太薄，以免升入上焦，亦不可过于厚重，以免沉入下焦而要过病所。中焦的疾病，邪热较盛，当清热和胃，湿热所致，当清热祛湿，调畅中焦气机，平衡升降出入之枢纽。

如若不夹湿，中气偏实，则病在阳明。见阳明气分热炽选用白虎汤，阳明热结则用承气法，《温病条辨·中焦篇》第 1 条：“脉浮洪躁甚者，白虎汤主之；脉沉数有力，甚则脉体反小而实者，大承气汤主之。”邪犯三焦气分，《温病条辨·中焦篇》第 10 条：“温病三焦俱急，大热大渴，舌燥。脉不浮而燥甚，舌色金黄，痰涎壅甚，不可单行承气者，承气合小陷胸汤主之。”上焦证解，阴伤大便不解者，增液汤主之，《温病条辨·中焦篇》第 11 条“阳明温病，无上焦证，数日不大便，当下之，若其人阴素虚，不可行承气者，增液汤主之”“下后汗出，益胃汤主之”“下后无汗脉浮者，银翘汤主之”“下后无汗，脉不浮而数，清燥汤主之”。下后邪气复聚，护胃承气汤微和之。肺热腑实，宣白承气汤主之，邪闭心包兼腑实，牛黄承气汤主之，《温病条辨·中焦篇》第 17 条：“阳明温病，下之不通，其证有五：喘促不宁，痰涎壅滞，右寸实大，肺气不降者，宣白承气汤主之。邪闭心包，神昏舌短，内窍不通，饮不解渴者，牛黄承气汤主之。”痰热结胸证，小陷胸汤加枳实主之，《温病条辨·中焦篇》第 17 条：“脉洪滑，面赤身热头晕，不恶寒，但恶热，舌上黄滑苔，渴欲凉饮，饮不解渴，得水则呕，按之胸下痛，小便短，大便闭者，阳明暑温，水结在胸也，小陷胸汤加枳实主之。”

夹湿，浊痰凝聚胃脘，半夏泻心汤加减，《温病条辨·中焦篇》第 39 条：

“阳明暑温，脉滑数，不食不饥不便，浊痰凝聚，心下痞者，半夏泻心汤去人参、干姜、大枣、甘草加枳实、杏仁主之。”《温病条辨·中焦篇》第41条：“暑湿弥漫三焦，三石汤主之，暑温蔓延三焦，舌滑微黄，邪在气分者，三石汤主之。”杏仁滑石汤亦主之，《温病条辨·中焦篇》第42条：“暑温伏暑，三焦均受，舌灰白，胸痞闷，潮热呕恶，烦渴自利，汗出溺短者，杏仁滑石汤主之。”

后期阴伤较甚，可用沙参麦冬汤，薛氏五叶芦根汤，六君子汤，竹叶石膏汤等善后。

3. 治下焦如权，非重不沉——滋肝肾

邪在下焦，以肝肾阴伤为主。“如权”是指下焦病用药须重浊味厚如秤锤那样沉重之品，才能直达病所。“如权”指下焦药物可用味厚滋腻之品，如熟地、阿胶之类。或如介石类及血肉有情之品，鳖甲、龟板、龙骨、牡蛎等。还可指药物的剂量重，煎药时间长。代表方剂如大定风珠汤、复脉汤。

（三）完善病因，四时分论

有关温病的病因，吴鞠通《温病条辨·原病》云“伏气温病，如春温、冬咳、温疟”，亦有“乃司天时令现行之气”“更有非其时而有其气，如又可所云戾气”。总结温病病因为伏气、新感、戾气的“三因说”。

有关温病的分类，吴鞠通规范了四时温病的证治，在《温病条辨》里提到风温、温热、温疫、温毒、暑温、湿温、秋燥、冬温、温疟九大类温病。温疫和温毒，符合温病的特点，温疫是温病中传染性流行性之较强者，温毒属于温病之兼毒者，故亦列入温病中。

根据温病是否夹湿，吴鞠通将温病分为两大类：一是温热类，包括风温、温热、暑温中暑热不夹湿部分，温热疫、暑热疫、温毒、冬温、温疟以及秋燥，其不兼湿，“忌刚喜柔”，主要以热盛伤阴为特点，治以清热养阴为主，正如叶天士所云“救阴不在血，而在津与汗”。另一是湿热类，包括暑温中暑热夹湿部分、湿温、伏暑、湿热疫。其“忌柔喜刚”，故治疗时当分解湿热，使湿去热孤。也就是叶天士提到的“通阳不在温，而在利小便”。

吴鞠通还提到各种治疗禁忌。如湿温初起三禁、汗法禁忌、斑疹禁忌、白痦禁忌，饮食禁忌、煎法、服药禁忌等等。

（四）首论温病五危证

吴鞠通系统地阐述了温病的五种危重病证的病机。如“在上焦有二：一曰肺之化源绝者死；二曰心神内闭，内闭外脱者死”。“中焦温病死证有二：一曰阳明太实，土克水者死；二曰脾郁发黄，黄极则诸窍为闭，秽浊塞窍者死”。“在下焦则无非热邪深入，消铄津液，涸尽而死也”。这在温疫类疾病诊治过程中有重要的指导意义。

（五）寒温有别，治法各异

吴鞠通隔空师承张仲景、吴又可、叶天士等，认为寒温当有别。如温疫伴见斑疹，宜宣通阳明。结合六淫来分析，风、热、火属阳，易伤人之阴而为病温、病暑；湿、燥、寒属阴，易伤人之阳而为病湿、病燥（凉燥）、病寒。

（六）创制新方

博采众方，如桑菊饮，翘荷汤等方剂，可在《临证指南医案》中找到原形。根据“热淫于内，治以咸寒，佐以甘苦”及叶天士“入营犹可透热转气”理论。温热病后期，热邪久羁，真阴被耗，水不涵木，筋脉失养，虚风内动。创制一甲复脉汤，二甲复脉汤，三甲复脉汤，大定风珠等育阴潜阳咸寒填精之重剂。寓“存得一分阴液，便有一分生机”之理。

三、实践创新

（一）补阴不忘护阳

吴鞠通善用护阳药，常用如辛甘、辛酸配伍，起到辛甘化阳，辛散酸收升阳；若湿阻上焦，善用芳香之品，宣开上焦肺气，寓“盖肺主一身之气，气化则湿亦化也”；慎用苦寒伤阳之品；湿郁中焦，师仲景法，善用干姜、生姜等温补阳气，宣通胃阳之品。如“酒客多蕴热，先用清中，加之分利，后必顾其脾阳。”《医医病书》十九条中谓“胃为阳明，经谓阳明如市，诸阳之会也，能生诸阳者也。补虚重阳者，诚护胃气而然也。”下焦常用淡渗利湿，清热利湿之品，同时“补下焦阳气，以流动充满为要”，不忘护阳。

（二）辛凉复辛温

为了防止药物凉遏邪气，在大队寒凉药物中加入辛温荆芥、淡豆豉、香薷等，不仅能散邪从表而解，同时还能预防寒凉伤肺阳之的弊。

四、后世影响

吴鞠通为温病学的发展做出了贡献，其学术思想是中医学的瑰宝，其所著《温病条辨》及《吴鞠通医案》成为学习温病学的重要经典著作。吴鞠通创立的温病三焦辨证论治体系，为中医辨证论治体系的一大补充，成为临床确立治疗方法提供依据。国医大师邓铁涛教授说：“温病学说的奠基者为叶天士，使温病学说自成体系能独树一帜者吴瑭也。”

五、结语

当今，面对“非典”“新冠肺炎”等新的传染病，如何寻找新的思路、方法和新的药物，有效地应对传染病的威胁，成为当前医学界面临的一大课题。而中医经典原著中蕴含的大量有关温疫的学术思想及临床经验，因此，深入研究古人防治疫病的理论与经验，总结前人的思路和方法，对于防治新发传染病具有重大意义。吴鞠通善于“溯源发微”，同时又“守正创新”。因此，系统总结研究吴鞠通学术思想，对中医温病理论的继承与发展，对新发传染病和感染性疾病的防治和临床疗效的提高都具有重要的现实意义。

何宜荣

参考文献

[1] 吴鞠通 . 温病条辨 [M]. 北京：人民卫生出版社，2005.
[2] 李鑫辉 . 明清温病名家临床诊治精华 [M]. 北京：化学工业出版社，2016.
[3] 刘景源 .《温病条辨》评介 – 吴鞠通学术思想探讨（一）[J]. 中国中医药现代远程教育，2005，7（3）：22–24.
[4] 刘景源 .《温病条辨》评介 – 吴鞠通学术思想探讨（二）[J]. 中国中医药现代远程教育，2005，8（3）：22–25.
[5] 崔儒涛，谢建群 . 吴鞠通学术成就述评 [J]. 浙江中医学院学报，1999，23（4）：10–12.
[6] 刘寨华，于峥，张华敏 . 论吴鞠通温病学术思想 [J]. 中国中医基础医学杂志，2011，17（1）：12–13.
[7] 罗素华 . 吴鞠通湿温病辨治规律研究 [D]. 北京：北京中医药大学，2009.
[8] 库宇昊 . 鞠通论湿温及其治湿法的研究 [D]. 北京：北京中医药大学，2012.
[9] 韦堂军 . 吴鞠通温病养阴法的研究 [D]. 南京：南京中医药大学，2012.

条分缕析辨寒温，辟秽解毒治温疫
——杨璿温疫理论与实践创新

清代中期，温疫学说尚未完善，大多数医家对温疫和伤寒的认识依然混淆不清。在这样的背景下，杨璿继承刘河间、吴又可、喻嘉言等医家的观点，结合自己的临床实践，详细剖析伤寒与温疫的病因、病机及治疗方法等方面的不同，对温疫治疗颇有发挥。他继承了雍正初年专治热疫的陪赈散，更其名为升降散，将其学术上升华到更高的层次，提出了升清降浊学说。其创立的升降散诸方，为后世医家广泛应用。临床表明，其方不仅治疗温疫有效，用以治疗某些疑难杂证，也是颇具效验的，极大地丰富了中医治疗学的内容。

一、创新背景

杨璿（1705—1795），一名杨浚，字玉衡，号栗山。河南夏邑县人。杨璿生于“诗礼名族”，书香世家，从小聪敏好学，无奈屡试不第，故而转治于医，专治岐黄之术，此时的他已年近四十。

杨璿一生经历了多次的温疫流行。乾隆乙亥、丙子、丁丑，夏邑连歉，温疫盛行，死者枕藉，杨璿用升降散，救大证、怪证、坏证、危证，得愈者十数人，余无算。遂将此方传施亲友，贴示集市，全活甚众。鉴于“世之凶恶大病，死生人在反掌间者，尽属温病，而发于冬月之正伤寒，百不一二，仲景著书独详于彼而略于此”，深痛世人“于病寒病温两者之辨不明，故处方多误，以致杀人”“无人不以温病为伤寒，无人不以伤寒方治温病，混淆不清，贻害无穷”“虽河间、安道已悉证治不同而未能穷其源”。于是，杨璿对伤寒和温疫进行了深入细致的研究，积累了丰富的实践经验。晚年寓居江苏溧水县，正值当地温疫流行，宗其法治疗者，每获良效，于是“集群言之粹，择千失之得，零星采辑，参以管见，在他 79 岁高龄时，终于著成《伤寒瘟疫条辨》一书，

“务辨出温病与伤寒另为一门，不复掺入《伤寒论》中，以误后学”，并表明：“吾人立法立言，特患不合于理，无济于世耳。果能有合于理，有济于世，虽违之，庸何伤。”真实地抒发了杨璿高尚的品德和胸怀。

全书共六卷，前三卷为辨析之论，计 92 则，后三卷为方药。卷一系总论诸项，其中“温病与伤寒根源辨”“温病与伤寒治法辨”“温病是杂气非六气辨”等篇，尤为精细。卷二为辨证，对温疫伤寒见证之异详加辨析。卷五中收录正方 181 首，附方 32 首，其精华所在为以升降散为首的治温 15 方。升降散辛凉宣泄，升清降浊，以僵蚕为君，蝉蜕为臣，姜黄为佐，大黄为使，米酒为引，蜂蜜为导。其名曰升降散，盖取僵蚕、蝉蜕升阳中之清阳；姜黄、大黄降阴中之浊阴。一升一降，内外通和，而杂气之流毒顿消矣。卷六记载 190 种本草药物。

二、理论创新

其主要创新点在：一是开篇首论运气，强调治病须知运气；二是详细鉴别温疫与伤寒之异；三是发展创新杂气学说，明确杂气的病理特点，提出解毒逐秽，疏利三焦的治法，有力地提高了温疫的治疗疗效。

（一）治疫须知运气辨

杨璿在《伤寒瘟疫条辨》卷一中，首先提出治病须知运气：“天以阴阳而运六气，须知有大运，有小运，小则逐岁而更，大则六十年而易。”还提出：“有于大运则合，岁气俱违者，自从其大而略变其间也，此常理也。有于小则合，于人相违，更有于大运岁气俱违者，偶尔之变，亦当因其变而变应之。”可以看出杨璿对运气理论有很深地研究，他十分重视气运变化对气候的影响，认为它能够进一步影响到人体而发生疾病，因此治疗温疫类疾病时应根据该年的气运情况，来选择相应的治疗方法。

杨璿的“大运”是与“主运”相对比而言，大运的变化周期是 60 年，主运却是逐岁而更。因为大运、小运变化周期不同，所以就会有大运、小运不相合的情况发生。杨璿特别强调当大运、小运不相合时不可拘束于小运，否则即其所谓“遗其本而专事其末也”。但杨璿也注意到疾病亦有与小运相合、大运相违，甚至与大运岁气俱违的情况发生。此时，杨璿强调以临床见证为要，而不以常局相推，体现出杨璿灵活的诊治经验和运用原则。

（二）治疫先辨寒与温

杨璿深痛医界对病寒病温两者混淆不辨，泥于伤寒方药治温疫，遗患无穷，遂力辨温疫与伤寒在病因、病机、症候及方药上迥异。系统地对伤寒与温疫进行鉴别，力主寒温分立。

病因上，伤寒得天地之常气，多有感受寒邪的病因，温疫得天地之杂气，与寒邪不同。伤寒在冬季多发，温疫则一年四季皆可见。

发病特点上，伤寒从外到内，自气分传入血分，温疫从内到外，自血分发出气分。伤寒自表传里，其里证均是表证侵入所致；温疫由里达表，其表证皆是里证浮越于表。伤寒感受病邪之后立即发病，温疫多伏而后发。伤寒常有饥饱劳碌、思虑气郁等诱发加重因素，温疫多为在里之怫热郁积，无外界因素影响，自然触发。

脉诊上有许多不同。伤寒从外至内，自气分入，初始发病时，发热恶寒，不烦渴，脉多浮紧，如果没有传三阴，多不见沉脉；温疫由内到外，从血分出，初病发热不恶寒，口燥咽干而渴，脉多洪滑，甚则沉浮。在浮诊、中诊时，见到浮大有力、浮长有力的脉象，伤寒应当发汗，而温疫不可汗，宜白虎、泻心。伤寒发热头痛，脉反沉，以四逆汤温之；温疫发热头痛，见脉沉涩小急，为邪伏不出，阳气不能交接四肢，名脉厥，当速用下法。此外，伤寒重脉，温疫重舌，临证时，还需四诊合参。

舌象上亦有差异。伤寒表证舌无苔，半表半里证见白滑苔、舌尖白舌根黄、舌尖黄舌根白、舌尖白舌根黑、舌半边黄白而苔滑，里证见舌干、舌黄、舌黑。伤寒由表入里，舌由白滑变黄变黑，温疫从里达表，初始即见舌白、舌黄、舌黑。伤寒见白苔不可用下法，须待其转黄方可下，温疫一见黄白苔，不论润燥，皆可下，若见黑苔，更须急下之。

临床表现上，伤寒初发多有表证，发热头痛，不出现口燥咽干，而温疫初发即有口燥咽干，也会有发热头痛。伤寒恶寒外寒较重，虽近火而不能除，温疫恶寒为阳盛格阴，内热外寒。伤寒头痛为寒邪在表，温疫头痛为热结于里。伤寒往来寒热为邪正纷争，表寒里热，温疫往来寒热为热结在里阴阳不和。伤寒口燥咽干，为阴虚，其脉沉足冷者难治，温疫口燥咽干为怫热内郁，脉沉足冷者为热结于里，宜下之。

治疗上，伤寒以发表为第一义，温疫以逐秽为第一义。伤寒治疗重视汗法，温疫治疗重视下法。伤寒以六经辨证，温疫以三焦分治。“温病证，经曰中上焦、中下焦、阴中邪，与伤寒证行身背、行身前、行身侧不同”。伤寒邪在表，未入于府，当用汗法，入于府者，当用下法。温疫用汗法，不但不利于治疗，反而容易使病情加重。伤寒用汗法，发汗后病情常可缓解，温疫有战汗祛邪法，邪退的同时伴有汗出。伤寒用汗法，发汗的速度很快，而温疫有用下法，里热清除后，表邪亦可透发，不使用发汗药物，最终也可达到汗出病愈。伤寒表证，用麻黄、桂枝、葛根以辛温发散；温疫表证，用神解、清化、升降、芳香辛凉清热。伤寒半表半里证，用小柴胡加减和解；温疫半表半里证，用增损大柴胡、增损三黄石膏汤内外攻伐。对于里证，伤寒与温疫均可用凉膈、承气攻伐。对于虚证，伤寒与温疫的理阴、补阴、温中、补中亦大略相同，但温疫不存在阴证。伤寒下后热不解，脉仍数实者，可再大柴胡或六一顺气汤下之，下后仍不解，当分虚实，虚者，小柴胡、参胡三白汤和之，温疫下后热不退属危证，虚者黄连解毒汤、玉女煎清之，虚实夹杂者，黄龙汤，体虚邪盛者，以大复苏饮或六味地黄丸施之。

（三）治疫当究病之因

吴又可的杂气学说，曾使温疫病因学的认识有了突破性的发展。杨璿承又可之说，面对“瘟疫盛行，死者枕藉”的现实，通过大量的治疫实践，基于对温疫病因、病机的独特见解，全力研究当时温疫流行的特点，提出了杂气的病理特征为毒火兼秽浊的认识及解毒逐秽论治温疫的崭新理论。这一理论，发展创新了吴又可的杂气学说，作为《伤寒瘟疫条辨》学术思想的核心，有着较大的理论和临床意义。

1. 明确杂气概念

（1）杂气为毒气。《伤寒瘟疫条辨》开宗明义地指出：“杂气者，非温非暑，非凉非寒，乃天地间另为一种疵疠旱潦烟瘴之毒气……此温病之所由来也。”毒气之来，不可测识，无论男女老少，中之者即可发为温疫，且“受毒有浅深，为病有轻重”。

（2）杂气性质属毒火。杨璿认为：“温病得天地之杂气，一发则邪气即脉闭体厥，从无阴证，皆毒火也。”从病理表现上揭示了杂气为毒火的本质属性，并且认识到凡人一旦感染杂气发为温疫，则有毒火这一共同的基本的病理特征，“虽曰温病怪证百出，如飙举蜂涌，势不可遏，其实不过专主上中下焦，毒火深重，非若伤寒外感，传变无常”。

（3）毒气多挟秽浊。杨璿观察到，毒气的猖行与湿热秽浊、死尸腐败、患者排泄物等环境污染相关。因此，他撷取了喻昌《尚论篇》关于污染与温疫流行的精辟论述，并且进一步强调指出：“杂气者，一切秽恶不正之气也。”从而把作为病原的杂气和利于杂气滋生传播的环境联系起来认识病因的性质，从发病与流行性的角度，揭示了杂气易挟秽浊的又一特性。

明确杂气概念，有着重要的理论和实践价值。其一，杂气病理特征为毒火兼秽浊的阐明，使笼统的杂气概念明确化、具体化了许多，并使方药与病因的针对性更强。正因为如此，杨璿才毅然扬弃了吴又可反对用芩、连治疫的论说，首推芩、连、知、柏等苦寒清热解毒药，并极力提倡"逐秽为第一要义"之说，选僵蚕、蝉蜕等清化辟秽之品为治疫必用之药，制订出了匠心独具的辟秽清解的重要治法。其二，吴又可治疫以达原饮、三消饮为主，疗效卓著；杨璿则针对所涉疫病多表现阳明热毒的特点，发展清解十五方，能"救大证、怪证、坏证、危证得愈""全活甚众"。这一史实说明，杨璿与吴又可所治之疫在流行和证候特点上无疑是有所差异的，这也是杂气种种不一，为病各异的必然结果。尚需注意的是，杨璿能遵师而不泥师说，从客观的临床实际出发，提出杂气的种种新论，实是难能可贵的。可以设想，当今的温病学家，如能借鉴杨璿的方法，对种种不一的温疫，从发病流行，病理表现两个方面推究其病原的特殊性，揭示各自不同的本质属性，明辨杂气及导致各种不同温疫特征的具体病因，杂气的分类也会日趋翔实丰富，以便于杂气学说指导施治。

2. 提出"邪毒闭郁三焦由血分发出气分"

吴又可提出"邪毒闭郁三焦由血分发出气分"的病机论，使清解之用立足于早，侧重于疏。吴又可认为温疫的病因，非风非寒，非暑非湿，而是天地间别有一种异气，如《温疫论》中云："疫者感天地之疠气，在岁运有多少，在方隅有轻重，在四时有盛衰，此气之来，无老少强弱，触之者即病，邪自口鼻而入，则其所害，内不在脏腑，外不在经络，舍于夹脊之内，去表不远，附近于胃，乃表里之分界，是为半表半里，即《内经》所谓膜原是也。"杨璿认为，吴又可以温疫本于杂气之论，足启后人无穷之智慧，独惜泥于邪在膜原、半表半里而创为表证、九传之说，前后不答，各自矛盾。因此，他阐发温疫病机时，没有附会又可膜原之说，而是遵循喻昌《尚论篇》分析《伤寒论·平脉》篇"清邪中于上焦，浊邪中于下焦"的见解，提出邪毒由口鼻而入，闭郁三焦的病机说；受张璐《伤寒缵论》温病由血分发出气分论的启发，提出"邪毒入内，由血分而发出气分"的论点。进而，杨璿综合两说，认为"杂气由口鼻而入，直行中道，流布三焦，散漫不收，去而复合，受病于血分，故郁久而发"，一发则邪毒充斥奔迫，形成脏腑经络、上下内外一切毒火之证。基于这种认识，他运用清解法时注重了两个关键性问题：早祛邪为贵，疏三焦为务。

三、实践创新

杨璿通过大量的治疫实践，基于对温疫病因、病机的独特见解，提出了解毒辟秽治温疫的崭新理论。其用药简洁明净，选药精当，又能与病机丝丝入扣，故多击中要害。治疗贯穿着宣、清、疏、通等治则，并根据病邪之浅深，症情之轻重，灵活选而用之。具体来说，其治疗具有以下特点：

1. 注重辛凉透邪

温疫初起可有表证，然“温病虽有表证，实无表邪”，由于温疫得于杂气，受病在脏腑，病位偏里，热毒深重。所以温疫表证乃因里热怫郁，日久自然蒸动，浮越于外而致里郁表闭，此时若误用辛温解表，如抱薪救火，轻者必重，重者必死。杨璿明确指出：“盖瘟疫热郁自里达表，亦宜解散，但以辛凉为妙。”辛凉之义有二：一为宣透闭郁腠理之邪。治温十五方中僵蚕、蝉蜕为必用之品，取其辛凉轻浮，散郁透邪之力以防表气郁闭，热不得散。他如增损双解散之薄荷、荆芥、防风，神解散之金银花、桔梗，清化汤之金银花、连翘，加味凉膈散之薄荷、淡竹叶，皆为辛凉轻透之品。故辛凉透邪对于热郁腠理，先见表证尤宜。二为清透里之郁热。杨璿认为，怫郁之里热扬之则越，降之则郁，郁则邪火犹存，故宜辛凉重剂以清泄气分之热，兼以发扬，则炎炎之势皆烬矣。又如加味凉膈散之淡竹叶，增损三黄石膏汤之白虎汤，是为辛凉清透之品，用其可防邪热不至还里而成可攻之证。可见辛凉透邪实为内外分清，因势利导，如此里清表透，自有不发汗而能汗解邪除之妙。

2. 重用苦寒清热

温疫学派的代表人物吴又可治温疫主张祛邪为首务，祛邪者首推苦寒之大黄；余师愚创清瘟败毒饮治疗温疫，不论始终均以该方为基本方进行化裁，方中配用集苦寒之最的黄连解毒汤；陆九芝亦提倡用苦寒治温疫；杨璿也主张在治疗温疫时应注重用苦寒之品祛除病邪。这是一种积极的措施，是根本的治法。温疫过程中虽然有发热、伤阴、闭窍、痉厥、出血、发斑等种种症状及病理变化，但引起这些病变的始动因素，乃是热邪为患。热邪一时不除，机体一日不安，诸变难息，因此，欲平诸变，须除热邪。温疫派医家对此高度重视，因而对来势凶猛的温疫之病，可挽于垂危。杨璿十五方中黄连、黄芩等苦寒之品的使用频次仅次于僵蚕、蝉蜕。除升降散、芳香饮外，其余方中均合用黄连解毒汤加减。杨璿善用黄连，从而突破了吴又可治温疫畏忌黄连的禁区。

3. 强调升清降浊

杨璿十分重视体内气机的升降，他认为疫邪直入中焦后，上下流布，弥漫三焦，必然引起气机升降失调，如果“上焦之阳，下焦之阴，两不相交，则脾气于中难运，斯五液注下，而生气几绝矣”。他把疫邪总的分为轻清与重浊两种，轻清之邪浮而上，自鼻进入中焦后“上入于阳”而阳分受伤，出现发热、头肿、项强痉挛等上焦证；重浊之邪沉而下，自口进入中焦后“下入于阴”而阴分受伤，出现脐痛、泻、肠鸣等下焦证。清浊二邪相干于中焦，使“气滞血凝不流，其酿变即现中焦证”。疫邪在人体内依其上中下三焦的道路“充斥奔迫，上行极而下，下行极而上”，引起多种变证。于是在温疫的治疗上，重视宣郁、泄热、解毒，强调升清降浊的“三焦分治”之法。换言之，在治法上，杨璿重视沟通上下，协调气机，使三焦道路畅通，津液得复而不绝。

4. 重视逐秽解毒

喻昌《尚论篇》中云：“疫邪既入，急以逐秽为第一要义。上焦如雾，升而逐之，兼以解毒；中焦如沤，疏而逐之，兼以解毒；下焦如渎，决而逐之，兼以解毒，恶秽即通，乘势追拔，勿使潜滋。”“升”“疏”“决”乃针对上中下三焦不同病位而立法，然解毒之法，一以贯之。杨璿深得喻氏意旨，认为温疫非泻则清，非清则泻，总以清泻三焦热毒为要。如黄连解毒汤主治表里三焦火热亢盛之证，泻火解毒之力甚著，故杨璿常以此方与其他诸方相合，以治温疫诸证。如合升降散、大柴胡汤而为增损大柴胡汤，主治温疫热郁腠理，里热燥结已甚，为内外双解之剂；增损三黄石膏汤是由黄连解毒汤合升降散、白虎汤加减而成，主治表里三焦大热，五心烦热，两目如火，鼻干面赤，舌黄唇焦，身如涂朱，燥渴引饮，神昏谵语之候；其他如增损双解散、加味凉膈散均由黄连解毒汤合升降散、调胃承气汤化裁而成。

5. 推崇“温病下不嫌早”之说

杨璿临证体会：“温病之邪，直行中道，初起阳明者十之八九”，强调温疫无正发汗之理，惟下证最多，应下不嫌早，明确指出攻里通下在温疫证治中的重要地位，所创解毒承气汤、加味六一顺气汤、增损双解散、加味凉膈散等方，皆合用承气汤，深得吴氏“承气本为逐邪”之旨。“伤寒里实方下，温病热盛即下，其治亦无大异。但伤寒其邪在表，自气分传入血分，下不厌迟；温病其邪在里，由血分发出气分，下不嫌早。其证不必悉具，但见舌黄、呕渴、痞燥满痛一二证，便予升降、增损双解、加味凉膈、加味六解毒承气等方，酌情轻重缓急下之，以彻其无邪毒，无不获效。”如发热之重者，加味凉膈散、增损三黄石膏汤治之；热郁失下，邪火久羁之腹满胀痛，主以升降、加味凉膈散加枳实、厚朴通腑泄热；“蓄热内逼，脉道不利”之郁冒，治以加味凉膈散、加味六一顺气汤；热厥之证，更是“非急下之不为功”，用加味六一顺气汤。凡此种种，皆以清泄郁热为主治，郁热得泄而诸症自愈，可谓深得治温之真谛。杨璿大大扩充了吴又可所列可用下法治疗的症状，诸如面黄、潮热、四逆、目直视、目反折等，均可用下法治疗。这一攻逐兼解毒的治疗思想，发前人所未发，当今中医名家姜春华先生赞曰：“伟哉！杨氏三焦均用解毒，而决之以清泻为大法，真谓治传染性热病之正鹄也。”

四、后世影响

杨璿在温疫学说脱离伤寒藩篱之初，发展了吴又可学说，大力推动建立完全独立的温疫学说体系，并创设以升降散为首的治温 15 方，既发展了温疫辨证论治理论，又切合临床实用，影响了后世诸多温病学家，如蒲辅周、赵绍琴、薛伯寿等。

五、结语

杨璿从对温疫病因病机的深邃见解，到解毒辟秽的具体应用，形成了一套较为完整的理论体系。其在论治温疫上别具一格，独树一帜，为治疗温疫的简捷途径，在现代仍被广泛应用于温热病和杂病的治疗，尤其对传染病的预防及治疗具有很好的指导意义。

李彩云

参考文献

[1] 赵岩松 . 杨栗山传世名方 [M]. 北京：中国医药科技出版社，2013.
[2] 鲁兆麟，陈大舜 . 中医各家学说 [M]. 北京：中国协和医科大学出版社，2000.
[3] 张大鹏 . 杨栗山学术渊源研究 [D]. 南京中医药大学，2015.

师古不泥，开大剂用药先例
——余霖温病理论与实践创新

余霖是清代著名的温病学家，对温病学说有许多独创的见解，特别是对温热疫的辨证论治积累了丰富的经验。《疫疹一得》是余霖的代表作，集中体现了余氏学术成就，有较高的学术价值和实用价值。

一、创新背景

余霖，字师愚，安徽桐城人（一说江苏常州人），约生于1724年，卒年不详。余氏幼读鲁论，力学二十余年，但屡试不第，遂弃举子业，乃究《黄帝内经》，志在岐黄，遍览一十三科，以及诸子百家。清代乾隆年间，瘟疫一再流行，但当时医家都熟读伤寒，以为百病俱不外于六经，讲明伤寒，余症悉可类推。以致后人俱以伤寒立论，对于热疫则往往略而不讲。所以临证之时，即使遇到温热疫病也按伤寒之法治之，肆行发表攻里，导致变症蜂起，死亡无数。余霖父亲亦因染疫误治身故，《疫疹一得》自序云："乾隆甲申，予客中州，先君偶染时疫，为群医所误，及奔丧回里，检视诸方，总不外吐、汗、下三法，抱恨终天……"余氏痛心不已，乃潜心研究疫病。他重视运气理论，认为疫病与运气有关，又推崇刘河间的清热解毒之论，认为其有高人之见，异人之识。他赞同吴又可对伤寒与温疫进行鉴别，认为疫症如出现头痛、发热、恶寒等，不可当作伤寒表证而强发其汗，他继承吴又可"邪从口鼻而入"的思想，但认为邪入之后多盘踞在肺胃之地，并对吴氏强调用大黄治疗温疫提出异议，故《疫疹一得・疫疹穷源》说："奈何以瘟毒从鼻口而入，不传于胃而传于膜原，此论似有语病。至用达原、三消、诸承气，犹有附会表里之意。"在治疗上，余氏主要吸取了熊恁昭治疗热疫的经验，而后"因读本草言石膏性寒，大清胃热，味淡而薄，能表肌热，体沉而降，能泄实热"（《疫疹一得・自序》）。于是恍然大悟，认为非石膏不足以治热疫，他因此创制清瘟败毒饮，并重用石膏，在临床屡用屡验，活人无数。因“窃思一人之治人有限，因人以及人无穷”，故总结自己的临床经验，本“千虑一得”之意，著成《疫疹一得》一书，于乾隆五十九年（1794年）刊行于世，以使其治疫之验广惠世人。

二、理论创新

（一）禀运气理论，阐明疫疹之因

余霖重视运气理论，认为疫病与运气有关。他引《纲目》说：“夫五运六气，乃天地阴阳营运升降之常道也。五运流行，有太过不及之异；六气升降，则有逆从胜复之差。凡不合于德化政令者，则为变眚，皆能病患，故谓之时气。一岁之中，病症相同者，五运六气所为之病也。”正因为人在气交之中，与天地相为流通，天有不正之气，人即有不正之疾。若在一段时间之内众患者的症状均相同，则五运六气致病的可能性很大。医者只有参合天时运气的变化，研究疫病之来由，按经络源流而施治，方能应手取效，若医者不按运气，固执古方，则百无一效。余霖认为温热疫症的病因为淫热、毒火，他根据运气理论，悟出疫症之因乃“胃受外来之淫热”“瘟既曰毒，其为火也明矣”，并认为疫疹与火毒相关，因“火者疹之根，疹者火之苗也”。故治疗“非石膏不足以取效耳”，因为石膏者寒水也，用石膏是以寒胜热，以水克火。

余霖自序谓“参合司天、大运、主气、小运，著为《疫疹一得》”，故此书开篇即以“参合六十年客气旁通图”“运气便览”“运气之变成疾”“论四时运气”以及“论疫疹因乎气运”诸篇详细论述运气学说，并将六十甲子年客气特点结合相应气候特点、疾病证候特点、南政北政、药之主宰逐一注明，令学人一览而贯通。例如值丑未年六之气之时，客气为太阳寒水，此段时间的气候特点为天气严寒，民病好发为关节活动不利，腰腿拘挛疼痛。余氏对六十年客气结合民病好发特点的经验总结，对于临床预防及辨治疫病有一定的参考价值。

余氏虽重视运气致病，但亦强调“阴阳之消长，寒暑之更易，或失其常”，故应知常达变，结合具体情况灵活运用，切不可胶柱鼓瑟、按图索骥而贻误病情。

（二）重临床实践，详辨疫疹之症

1. 强调疫症有别伤寒

疫症与伤寒虽然都是外感疾病，初期某些症状亦相似，但其因证脉治法截然不同，不可混淆。虽然吴又可在《温疫论》中对伤寒和疫病进行了鉴别，但当时不少医家仍守古方而以伤寒之法治疫症。乾隆戊子年（1768 年），余氏家乡疫疹流行，“一人得病，传染一家……有作三阳治者，有作两感治者，有作霍乱治者。迨至两日，恶候蜂起，种种危症，难以枚举。如此而死者，不可胜计”（《疫疹一得·论疫疹因乎气运》）。因此，余氏认为应将疫症与伤寒划清界限，并对二者从以下六个方面加以鉴别。其一，伤寒初起，先发热而后恶寒；疫症初起，先恶寒而后发热，一两日后，但热而不恶寒。其二，伤寒邪在太阳、阳明，可见头痛，但头痛不至如破；而疫症因毒火上攻则头痛如劈，沉不能举。其三，伤寒初起，邪束于表则无汗，而疫症则因毒火盘踞于内，五液受其煎熬而汗出，又因火性炎上，热气上腾，故下体无汗，上身有汗，惟头汗更盛。其四，伤寒少阳而呕，系胆热犯胃，故常见少阳经脉不利之胁痛，耳聋；而疫症之呕，因内有邪火干胃所致，故胁不痛，耳不聋。其五，伤寒太阴自利者，系脾胃虚寒，运化失常，故见腹满；而疫症因热注大肠、传导失常而自利，故腹不满。其六，伤寒不发斑疹，而疫症多见斑疹。总之，余霖强调热疫不是伤寒，执伤寒之法以治疫，焉有不死者乎？

2. 详辨疫疹五十二症

疫症病情复杂，症状多变，余霖在《疫疹一得》中详细描述了疫疹常见的五十二症，并分析其病因病机及治法方药。

如热毒内盛，则遍体炎炎，大渴不已或头汗如涌；若投以寒凉，火被水克，火伏于内，必生外寒，阴阳相搏则战汗；若通身大热，而四肢独冷，此烈毒壅遏脾经；初病周身如冰，色如蒙垢，满口如霜，头痛如劈，饮热恶冷，六脉沉细，此阳极似阴，毒之隐伏者也。毒火内扰心神，则静躁不常、坐卧不安、不寐，甚则谵语、发狂或昏闷无声。移热于肺，金被火灼，则胸膈郁遏；火热灼伤肺络则痰中带血；手太阴、手阳明二经之邪热逆于胸中，则为喘嗽。邪火犯胃，热毒上冲，则不思饮食或呃逆、呕吐；阳明郁热上冲于脑，则鼻衄涌泉；胃热传少阴，则齿衄；毒火侵炙于内，则口秽喷人；脾热则嘴唇肿；脾经湿热，则发为黄疸；若病患自觉胃中有冷气上升或满口如霜，舌必厚大，则为火极水化，热极之征。若毒火冲突肠道，则腹痛；热注大肠，传导失常，则下利清水或完谷不化，亦可见里急后重，赤白相兼，或下恶垢，或下紫血。毒火煎熬，大肠枯燥不能润下，可见大便不通；邪犯五脏，则三阴脉络不和，可见大便下血。若热毒下注膀胱，则小便涩赤，甚则短缩如油或遗尿、小便溺血。毒火达于太阳、阳明两经，则头痛如劈，两目昏晕，倾侧难举。淫热之气流于肾经，则骨节烦痛腰如被杖。热毒流于肝经，血被火热煎熬，筋失其养，则筋肉动，筋抽脉惕或咬牙频作，肝不藏血则舌衄；肝热犯脾，则循衣摸床。热毒入于太阳，则颈肿；毒发于肾经，可见耳后硬肿；毒火冲突，燔炙少阴心经，则哈舌弄舌；热毒上犯肝、脾、肺、肾四经，可见红丝绕目。毒火上攻，可见咽喉肿痛、腮肿、头肿大，或脸上燎泡宛如火烫。舌疔乃因心火，舌上白点如珠，乃火极水化之象。若疫症初起，苔如腻粉，医者误认为寒，妄投温表，以致精液愈耗，水不上升，二火煎熬，变白为黑，其坚如铁，其厚如甲，可见舌如铁甲。热病愈后，因犯房劳，可见舌出寸余，累日不收，名曰阳强。另有狐惑一症，其人默默欲眠，起卧不安，目牵不闭，是因病患内热食少，肠胃空虚，三虫求食不得，蚀人五脏所致。虫蚀其肛为狐，蚀于喉为惑，当验其上、下唇，上唇有疮，虫蚀其喉，下唇有疮，虫蚀其肛。

总之，疫疹之症虽多，但究其因，皆为淫热火毒之邪炽盛所致，其治法总以清热解毒为要，以清瘟败毒饮为主方，根据五十二症灵活加减。

3. 察疫疹之形色以知预后

温疫病由于热毒充斥气血，迫血外溢，最易发生斑疹，故余霖认为诊察斑疹的形态、色泽变化对于分析邪热的轻重、气血的盛衰，以及判断疾病的预后具有重要的意义。余霖有数十年治疗疫症的经验，对斑疹的辨治有独到的见解。

首先，根据疹子的形态分为轻、重两种情况，其形松浮者为轻证，预后佳，紧束者为重证，预后不良。他说："予断生死，则又不在斑之大小、紫黑，总以其形之松浮、紧束为凭耳。如斑一出，松活浮于皮面，红如朱点纸，黑如墨涂肤，此毒之松活外现者，虽紫黑成片可生；一出虽小如粟，紧束有根，如履底透针，如矢贯的，此毒之有根锢结者，纵不紫黑亦死（《疫疹一得·论伤寒无斑疹》）。"又说："疹出紧束有根，如从肉里钻出，其色青紫，宛如浮萍之背，多见于胸背。此胃热将烂之色，急宜大清胃热，兼凉其血，务使松活色退，方可挽回。稍存疑惧，即不能救（《疫疹一得·疫疹之形》）。"其次，他还根据疫疹颜色分为红活、淡红、深红、艳红、紫赤、红白砂等几种情况，并详述其表现、分析其病机、治法和具体方药。疹色红活，是虽有热而营血流畅，为疹之佳境也。随着疹色加深，血热愈重，均需用凉血之法，至疹色紫赤类鸡冠花而更艳，说明火热更盛，不即凉之，必至变黑。若疹子细碎宛如粟米，红者谓之红砂，白者谓之白砂。往往出现在温疫病后期，反映有余毒、余热没有尽透，砂疹消失后会有皮屑，这种情况问题不大。但是，若初病未认是疫，后十日、半月而出者，烦躁作渴，大热不退，毒发于颔者，死不可救。又疫疹初起，六脉细数沉伏，此乃阴阳两败之象。若患者面色发青，神识昏愦，四肢逆冷，头汗如雨，头痛如劈，欲吐不吐，欲泄不泄，烦躁不安，此为闷疫，是温疫邪气闷结于里不得发散，是疫疹中最不好的现象，极易死亡，非用大剂清瘟败毒饮不可。以上余氏关于疹形、疹色的论述，对出疹性的热病辨治都很有指导意义。

4. 诊疫疹之脉以知病之吉凶

余氏在临床实践中重视四诊合参，除了辨疫疹之症，亦善于诊脉以察病。《疫疹一得・论疫疹之脉不宜表下》云："疫疹之脉，未有不数者。有浮大而数者，有沉细而数者，有不浮不沉而数者，有按之若隐若现者，此《灵枢》所谓阳毒伏匿之象也。诊其脉，即知其病之吉凶。浮大而数者，其毒发扬，一经表热，病自霍然；沉细而数者，其毒已深，大剂清解，犹易扑灭；至于若隐若现，或全伏者，其毒重矣，其症险矣。"他凭借丰富的临床经验分析此脉之由来，为医者误以为寒而妄用发表、攻下所致，并指出"疫症者，四时不正之疠气，夫疠气，乃无形之毒，胃虚者感而受之，病形颇似大实，而脉象细数无力"。正确的治法当"用大剂清瘟败毒饮，重加石膏，或可挽回"。

《疫疹一得・验案》记载，余氏曾治一疫病患者，昏闷无声，身不大热，四肢如冰，六脉沉细而数，前医已用回阳救急汤。余氏诊其脉，沉细而数，察其形，唇焦而裂，诊断为阳极似阴，非阴也。余氏认为，"若是真阴，脉必沉迟，唇必淡而白，焉有脉数、唇焦认为阴症哉？此热毒伏于脾经，故四肢厥逆，乘于心肺，故昏闷无声，况一身斑疹紫赤，非大剂不能挽回"。遂用石膏八两，犀角六钱，黄连五钱，佐以大青叶、羚羊角。连服二帖，至夜半身大热，手足温，次日脉转洪大。又一服热减而神清矣。以后因症逐日减用，八日而愈。这一案例体现了他善于四诊、精于治疗。

（三）主清热养阴，创疫疹之治

余霖认为温热疫症的病因为淫热、毒火，而火热之邪最易伤津耗阴，因此治疗上绝不可拘泥于伤寒之法，而妄施发表、攻下，"清热解毒，保津养阴"的思想贯穿在他治疗温疫病的始终。余氏遵刘河间的清热解毒之论，又受到熊恁昭治疗热疫经验的启发，"首用败毒散去其爪牙，继用桔梗汤，同为舟楫之剂，治胸膈、手六经邪热"。在此基础上，他创造性地减去硝、黄，重用石膏，创制清瘟败毒饮，在治疫疹中主要运用以下三方：

疫症初起，邪在三阳经（表），服《南阳活人书》的败毒散，"此服先去其爪牙，使邪不盘踞经络”（《疫疹一得·疫疹诸方》）。该方以薄荷为君，取其辛凉，气味俱薄，能疏通经络，疏散风热毒邪；伍羌活入太阳而理游风；独活入太阴而理伏邪，兼能除痛；柴胡散热升清，协川芎和血平肝，以治头痛目昏；前胡、枳壳降气行痰，协桔梗、茯苓以泄肺热而除湿消肿；甘草和里。

若邪偏于里，主要在上、中二焦，则用《太平惠民和剂局方》的凉膈散。此方“以连翘、黄芩、竹叶、薄荷升散于上，古方用大黄、芒硝推荡其中，使上升下行而膈自清矣”。但余氏认为“疫疹乃无形之毒，投以硝黄之猛烈，必致内溃”，故“以石膏易去硝黄，使热降清升，而疹自透，亦上升下行之意也”（《疫疹一得·疫疹诸方》）。

若温热毒邪在阳明胃，热邪遍及十二经，则用其自创的清瘟败毒饮。此方“重用石膏直入胃经，使其敷布于十二经，退其淫热；佐以黄连、犀角、黄芩泄心、肺火于上焦，丹皮、栀子、赤芍泄肝经之火；连翘、元参解散浮游之火；生地、知母抑阳扶阴，泄其亢甚之火而救欲绝之水；桔梗、竹叶载药上行；使以甘草和胃也。此皆大寒解毒之剂，故重用石膏，先平甚者，而诸经之火，自无不平矣”（《疫疹一得·疫疹诸方》）。

温疫较一般温病火毒更盛，阴津耗伤更剧，而津液的存亡与疾病的发展及预后密切相关，古人云：“留得一分津液，便有一分生机。”故温疫的治疗中更要注重保津养阴。余氏的保津养阴思想在清瘟败毒饮中也有很好的体现，该方既以石膏、黄连、黄芩、栀子等辛寒、苦寒之品大清气血以清热保津，又以犀角、生地、元参、知母等咸寒、甘寒之品清热生津，养阴扶正。

另外，斑疹为温疫过程中常见的症状，余氏在《疫疹一得》中所论及斑疹，多为热毒深入营血所致。热入营血，迫血妄行，易致热瘀交结，故余氏在清热凉血、解毒养阴的同时常常合用活血散瘀之品，如针对紧束有根之疫疹，加桃仁、紫草、红花、归尾等；对颜色紫赤之疫疹，亦加丹皮、桃仁。

（四）重瘥后调理，发前人所未发

余霖在《疫疹一得》中还详细描述了疫疹瘥后二十症，并阐述其病因病机及治法。其所列瘥后二十症，主要有三种情况：一是病后精气血不足、脏腑失养、功能虚弱所致，如四肢浮肿、大便燥结、皮肤痛痒、食少不化、惊悸、怔忡、失音、郑声、遗精、自汗盗汗、心神不安、虚烦不寐；二是余热未尽所致，如喜唾、多言、恐惧、昏睡及热滞经络之半身不遂；三是过劳或饮食失宜所致，如劳复、食复、和阴阳易。

余氏对疫疹瘥后每一症都附上了详细的方、药、加减法及剂量。如治脾虚不能制水之四肢浮肿，用加味六君子汤；治肠胃干燥之大便燥结，用当归润燥汤；治热滞经络之半身不遂，用小剂败毒饮加木瓜、牛膝、续断、萆薢、黄柏、知母、威灵仙；治脾胃虚弱之食少不化，用加味异功散；治血虚之惊悸，用茯神镇惊汤；治心肾不交之怔忡，用琥珀养心汤；治气虚之郑声，用补中益气汤；治胃虚有热之喜唾，用梅枣噙化丸；治心肾气虚之遗精，用茯神汤；治心血不足，心神失养之心神不安，用宁志丸，虚烦不寐，用酸枣仁汤；治病后元气未复而房劳过度之阴阳易，用当归白术汤等等。

三、实践创新

余霖进行了大量治疗温热疫病的临床实践，其突出成就是创制了清瘟败毒饮，并重用石膏，大力倡导用大寒解毒之剂，为治疗温疫以及温病重症开拓了新途径。

清瘟败毒饮集白虎汤、凉膈散、黄连解毒汤、犀角地黄汤于一剂，故清热泻火、凉血解毒之力甚强，余氏称其为“十二经泄火之药也”，可“治一切火热，表里俱盛，狂躁心烦，口干咽痛，大热干呕，错语不眠，吐血衄血，热盛发斑”。余氏根据自己的临证经验，通过调整石膏、生地、犀角、黄连四味药的剂量将该方分为大、中、小三剂，酌情使用。其中生石膏（大剂六两至八两，中剂二两至四两，小剂八钱至一两二钱），生地（大剂六钱至一两，中剂三钱至五钱，小剂二钱至四钱），犀角（大剂六钱至八钱，中剂三钱至四钱，小剂二钱至四钱），黄连（大剂六钱至四钱，中剂二钱至四钱，小剂一钱至一钱半）。并指出“疫证初起，恶寒发热，头痛如劈，烦躁谵妄，身热肢冷，舌刺唇焦，上呕下泄。六脉沉细而数，即用大剂；沉而数者，用中剂；浮大而数者，用小剂”。并特别提示，服用此方“如斑一出，即用大青叶，量加升麻五分，引毒外透”，并称此治法为“内化外解、浊降清升”之法，此法在临床“治一得一，治十得十”，可见其疗效之显著。

热疫虽病情复杂，变化多端，但究其实质总以火热毒邪为患，故余氏强调“不论始终，以此为主”，即整个病程始终以清瘟败毒饮为主方，根据患者感受热毒浅深、病情轻重选择不同剂量，再根据症状差异加减化裁。其所列疫疹五十二症（除腹痛不已、舌长、战汗外）均用此方加减治疗，如治疗“头痛倾侧，本方加石膏、元参、甘菊花。静躁不常，本方加石膏、川连、犀角、丹皮、黄芩。骨节烦痛，腰如被杖，本方加石膏、元参、黄柏。遍体炎炎，本方加石膏、生地、川连、黄芩、丹皮……”

余氏在长期临床实践中积累了丰富的经验，特别对石膏的运用有独到见解。他认为“疫症乃胃受外来之淫热，非石膏不足以取效耳！”因为“胃为十二经之海，上下十二经都朝宗于胃，胃能敷布十二经……毒既入胃，势必亦敷布于十二经，残害百骸”“石膏直入胃经，使其敷布于十二经，退其淫热”。因此，他再三强调“非石膏不足以治热疫”，同时又提出“用药必须过峻，数倍前人”，认为病重，毒邪嚣张、须用大剂；病轻，药量亦减；若病重药轻，如杯水投火，愈增其焰，以致变症蜂起。据《疫疹一得·验案》记载，余氏曾治患温疫的祁某之子，先后易两医，皆不治。余氏接诊时病已七日，诊其脉，六部全伏；察其形，目红面赤，满口如霜，头汗如雨，四肢如冰；稽其症，时昏时躁，谵妄无伦，呕泄兼作，小水癃闭，周身斑疹，紫黑相间，幸而松活，浮于皮面。余氏认为尚有生机。查看前方，也用了犀角、黄连之类，只是剂量不过钱许，实在是杯水车薪！余氏向病家指出病情危重，若不怕大剂峻药，尚可死中求生。病家同意，余氏乃投以清瘟败毒饮之大剂。初开方时，药铺不肯卖药，以为开错剂量，误将“钱”写为“两”，病家再三恳求方买到药。最后，余氏用大剂治愈患者，“计用石膏六斤有另，犀角七两有另，黄连六两有另，此前人所未有，后人所未见”。可见余氏用药剂量之大，他的独特见解，在当时遭到非议，有人诽谤他“非石膏不立剂”。但余氏仍立足于临床实际，力排众议，大胆创新，实践证明，疗效极佳。正如吴贻序中所言：“甲寅……时久无雨，暑气盛行，人多疾病，病则必死，医家齐束手不治，师愚辄予以石膏、黄连等剂，无不立效，其得之则生，不得则死者，不可更仆数。”需强调的是，余霖是以石膏治温热疫，而非以石膏治疫，余氏遣方用药是建立在辨证的基础上，“遇有其症，辄投之”，所以才能得心应手，活人所不治。

四、后世影响

余霖因治温疫独树一帜，在当时名震医坛。据《清史稿》记载：“乾隆中，桐城疫，霖谓病由热淫，投以石膏，辄愈。缓数年至京师，大暑，疫作，医以张介宾法者多死，以有性法亦不太尽验，鸿胪卿冯应榴姬人呼吸将绝，霖与大剂石膏，应手而痊，踵其法者，活人无算。”王孟英曾高度赞赏和评价余氏“独识淫热之疫，别开生面，洵补昔贤之未逮，堪为仲景之功臣。”由此可见他在温病学中的地位，特别是他创清瘟败毒饮，重用石膏治疗温疫的经验在临床上颇为效验，被后世推崇和研习。余氏集 30 年行医经验撰成《疫疹一得》并自序刊行，该书编写条理清晰，有理论、有方药、有验案，对温热疫的证治作了系统论述，是一部辨治温疫病的重要论著，后经裴奉辰、庄锦制等人重新刊刻发行，对后世产生了较大影响。

五、结语

余霖在前人基础上，通过自己的临床实践，总结出疫病因于运气，明确温疫之因乃“胃受外来之淫热”，治宜清热解毒，并首创重用石膏之清瘟败毒饮。他的这些理论和大胆实践，不仅丰富了温疫病的治法，而且对温病学的发展也有深远影响，对当今各类突发性传染性疾病的临床治疗也具有实际的指导意义，值得我们深入探讨和研究。

聂　娅

参考文献

[1] 余师愚 . 疫疹一得 [M]. 北京：人民卫生出版社，1996.

绍派伤寒寒温统，六经气化方药承
——俞根初疫病理论与实践创新

中医药学是中华民族创造的医药学科，是我国优秀民族文化中的瑰宝，随着社会的发展，中医药对人类健康繁衍的作用日趋突出。绍兴中医药源远流长，文化积淀底蕴深厚，独树一帜，自成流派，承前启后，形成独特的医学派别——“绍派伤寒”就是真实写照，其在中华医药史上有着举足轻重的地位，上溯明清、下逮民国，绍兴以治伤寒著名者不乏其人。

最具有代表性的医家俞根初，所著《通俗伤寒论》一书中提出寒温统一，伤寒温病兼收并蓄，在辨证外感病时宗仲景，取丹溪，法天士，兼参诸家学说，奠定了外感病的理论基础，首创六经气化辨证体系，拓宽六经内涵，重视脏腑经络气血之生理病理，擅长治疗热病，辨证重湿，施治主化，立法稳中多变，学术上贯仲景学说，下贯温病理论，是温病学派与伤寒学派的融合与折衷，对现代中医疫病防治创新具有借鉴意义。

一、创新背景

（一）学宗经典不泥古

俞根初（1734—1799），名肇源，根初为其字，排行第三，称俞三先生。浙江山阴陶里村人（今浙江绍兴市），清代著名伤寒学家，绍派伤寒的创始人，俞根初出身世代医学家庭，世代沿袭，到俞根初已有十余代，年未弱冠即精通《黄帝内经》《难经》，读书以《素问》中的六经六气学说为依据，学术均源于《黄帝内经》《难经》，特别是外感病证，《素问·热论》说：“今夫热病者，皆属于伤寒之类尔。”书中采用六经传变来概括伤寒由表入里的传变次序、外感传变规律、症候表现与治疗原则。《难经》说：“伤寒有五，有中风，有伤寒，有湿温，有热病，有温病。”俞氏宗于此，在《难经》中有所发挥，以伤寒概外感。俞根初所倡导六经气化辨证体系源于《黄帝内经》《难经》，但有所发展。

俞根初崇尚仲景之学，对伤寒一门研究尤为突出，阐释《伤寒论》，其著作中篇篇以六经展开，法法与仲景相合。《六经总诀》开篇即言“以六经钤百病，为确定之总诀”，具体阐述六经病证，与仲景《伤寒论》六经病证论治虽有不同，但也是对其补充和创新，在论述伤寒本证、夹证、杂证、复证时，均离不开六经。不过，俞氏之论伤寒，与《伤寒论》六经有所发展，《通俗伤寒论》指出“太阳主皮毛，阳明主肌肉，少阳主腠理，太阴主肢末，少阴主血脉，厥阴主筋膜”。又说“太阳主胸中，少阳主膈中，阳明主脘中”，这种认识拓宽了传统六经的含义，把六经从经络线扩大到与脏腑经络紧密联系的皮肤、腠理、肌肉、四肢、血脉、筋膜，进而加强了六经与脏腑生理病理的联系。由此可见，俞氏之学宗仲景，与临床紧密结合又有其发展与创新。

（二）旁参诸家取其长

首先俞根初学术上紧遵仲景之说，且旁参历代伤寒名家，如朱肱、方中行、陶节庵等诸家。以上诸位皆为伤寒大家，对《伤寒论》各方面均有所阐发，俞氏受诸家影响而取诸家之长：朱肱强调“因名识病，因病识证”，详细对伤寒、伤风、热病、中暑、温病等病加以鉴别与治法。俞根初在此基础上对四时感证分型为伤寒本证、伤寒兼证、伤寒夹证、坏证、复证，并各列病名以示区别，并把寒温统一进去。陶节庵在《伤寒六经》中将伤寒分为冬日感寒之伤寒为正伤寒，其余春夏秋为感冒非时暴寒之轻，俞氏在此理论上有所发挥，将伤寒分为小伤寒、正伤寒，就是源于对朱氏理论的发扬。方有执论治《伤寒论》以六经为纲，六经则以太阳为纲，其余五经为之变，将六经称为“六部”这些理论无不对俞氏有所启发，俞氏首列太阳诸证，然后载论其余五经，或火化，或水化，或水火合化之变，说明其亦是以太阳为纲，这些无不是受方氏之影响。

其次，俞根初学术思想还受明代著名医家张景岳的影响。张景岳主张将伤寒统领所有外感病，主张以伤寒为外感百病之总名，并将温病、暑病归于伤寒之下，对伤寒热病发斑、发黄、发狂、风湿、下利、瘟疫等症，皆从六经论治，俞根初深受其影响直接将上述症命名为发斑伤寒、发狂伤寒、发黄伤寒等。其次张景岳主张伤寒既传手又传足，俞根初更是深深认同，纳入其学术体系当中。

最后，俞根初在温病学的学术思想形成还深受明清吴又可、喻昌、叶天士等温病大家影响，如吴又可“杂气论”“邪伏膜原说”，喻昌的瘟疫之邪“直行中道流布三焦”之说，叶天士“卫气营血”，吴鞠通“三焦理论”等。俞氏从伤寒中总结温病诊治，学参诸家而自成一派，认为疫症传变速度迅速，难以一经概括，感则传变三焦；诊断上创立俞氏诊法四要诀：目诊、望口齿、舌诊、腹诊；用药上主张用量轻灵，擅用芳香淡渗、宣畅气机之杏仁、白蔻、橘皮、枳壳等药；在治疗上重视“驱邪留其出路则正自安”之法，对邪陷心包、热入营血病证，将其归于厥阴病范畴，并创立大量行之有效之方药，使得理法方药俱全，创造性地发展前人学术思想，守正创新，对现代中医研究疫病具有重要借鉴意义。

（三）精勤不倦创新果

俞氏在近半个世纪的行医历程中，擅治伤寒时症，日诊过百人，临床疗效显著，名震江沪，妇孺皆知，屡起沉疴，每日求诊者络绎不绝，凭着勤奋、谦虚、务实的精神治学，持之以恒，在诊余之暇，将临床心得体会撰成《通俗伤寒论》，从此“绍派伤寒”由此开端，此书具有较高的学术价值和临床实用价值。俞根初治学严谨，博古通今，读书涉猎广泛，勤勉不息，强调“书宜活读，方宜活用，治病注重临证”，何秀山评价“其学术手法，皆从病人实地练习、熟验而得，不拘于方书也，一在于其经验耳”。俞根初博采众长不泥古，非常注重临证经验总结，反复强调“熟读王叔和，不如临证多”。何秀山在《通俗伤寒论序》中说：“俞根初……其学术折衷仲景……其立方，出入于辛散、透发、和解、凉泻、温补等五法；其断病……十有九验，就诊者奉之如神明。”由此可见，俞根初既能守正遵仲景之用方心法，且通过临床实践不断创新而独树一帜。

二、理论创新

俞氏推陈出新，在继承前人学术的基础之上，结合自身实践经历，系统总结和阐述了外感热病辨证理论基础，主要创新点在：第一，主张六经钤百病为一切疾病的总诀，以三焦赅疫证为变通之捷径，融六经、三焦辨证于一体，拓展六经内涵，创立伤寒分型法；率先创新发展了寒温一统思想，首创三化学说（火化、水化、水火合化三端）。第二，在诊法上发展前人叶天士辨治温病总结的辨舌、验齿、察斑疹、白痦的基础上，创新诊察时行外感温病以观两目、看口法、看舌苔法、按胸腹、问口渴、二便、查旧方、观病之新久短暂为主要手段、提倡“切脉辨证、以症证脉、必要问得其由，切其脉象，以问证切，以切证问，查明其病源，审定其现象，预定其变化”。第三，主张伤寒温病治疗以驱邪为主留其出路正自安，以通为补，时时固护胃气全藉阳明；用方仿仲景意创新新方，治温方药以轻灵见长，在前人基础上大为发展。

（一）首创六经气化辨证体系，倡导寒温一统

1. 首创“三化”学说

俞根初通过融合前人伤寒学说，结合自己临床实践，将气化学说与脏腑经络气血有机结合，总结出“三化”学说，以阐明外感病证的传变规律及证治思路。

俞根初总结出伤寒传变以寒热为纲，呈现“火化、水化、水火合化三端”：“从火化者，多少阳相火证、阳明燥金证、厥阴风热证；从水化者，多太阴湿证、少阴虚寒证；水火合化者，多太阴湿热证、少阴厥阴寒热错杂证。”他认为从火化者，发为热证，从水化者发为寒证，水火合化发为寒热错杂之证。

俞氏探究病情演变之原因，认为首先与脏腑寒热属性有关：阳明燥金，邪气传此经多从热化、燥化而成燥实证；少阳内寄相火，邪传少阳多成少阳火热证；厥阴风木之脏，邪气传此经多为厥阴风热证；脾主运化，脾喜燥恶湿，邪气传此，多成太阴湿证；肾为先天之本，内藏元阳，外邪传此经多为少阴虚寒证；脾胃互为表里居中焦，二者燥湿相济，邪传太阴往往脾湿与胃燥并见，为太阴湿证；手少阴心主热气，内藏君火，且少阴心与足少阴肾二经互为表里，手厥阴为包络，内含胆火，足厥阴肝下含肾水，故外邪犯手足厥阴经、邪犯少手足阴多成寒热错杂证。

俞根初“三化”学说其实是六经气化辨证体系学术的本质和精髓，俞氏从错综复杂的疾病演变过程中，悟出提纲挈领的“三化”论，使临证者执简驭繁，对后世温病影响深远。

2. 拓展六经内涵，融气化与脏腑经络病理生理于一体

《素问·热论》云：“伤寒一日，巨阳受之，故头痛，腰脊强，二日阳明受之，阳明主肌，其脉夹鼻络于目，故身热目痛而鼻干，不得卧也，三日少阳受之……胸胁痛而耳聋，四日太阴受之，腹满咽干……五日少阴受之，口燥舌干而渴。”以上原文可见《黄帝内经》所说的六经仅仅涉及经脉。俞氏在继承前人六经是经络、六经是六部、六经是人体全身的六个分部认识的基础上，扩大六经的范围，提出“六经形层”概念。俞根初云：“太阳经主皮毛，阳明经主肌肉，少阳经主腠理。”他认为六经是四时外感病传变的六个层次，称之为“六经形层”，包含六经经脉、脏腑及皮毛、腠理、肌肉、四肢、血脉、筋膜

等，从而加强了经络、脏腑、四肢百骸的联系，使人体的上下、内外、左右均在六经形层之中，充分阐明四时外感对人体病理损害部位，通过六经气化辨证体系概括一切外感热病，将气化学说与脏腑经络的生理病理有机结合。

3. 创立伤寒分型法，倡导寒温一统

《素问·热论》云“今夫热病者，皆伤寒之类也”。广义的伤寒泛指一切急性发作，以体温增高为主要症状的疾病。俞氏之学，渊源广博，推陈出新，在继承和发扬前人成果基础之上，创立了六经气化辨证体系，在辨证方面主张寒温一统新论，宗六经辨证兼容三焦辨证，其将伤寒概括为“惟中风自是中风，伤寒自是伤寒，湿温自是湿温，温热自是温热，皆列入伤寒门中……伤寒，外感百病之总名也……从此一切感证，统称伤寒，融伤寒、温病一切感症之理法方药于一炉，又合内伤杂病之辨证用药于一体，并首次提出“寒温并用”的观点。俞根初在《通俗伤寒论》中根据感受病邪的性质与病情的变化将伤寒分为五个基本类型，即伤寒本证、伤寒兼证、伤寒夹证、伤寒复证、伤寒坏证；并将其分别归类，五个基本证型又包含若干具体证型，每一具体证型又有脉、证、因、治之阐述，目的是在说明不同病邪作用于机体，或者不同病邪作用于不同体质而产生不同的气化反应。如俞氏在伤寒夹证中说“凡伤寒用正治法，而其病不愈，或反加重，必有所夹”，这些足以证明俞根初创立的伤寒分型法，有理有据，有章可循，拓宽了临床思路。

对于温病的证治特点主要集中体现在对“伤寒兼证”的论述，书中许多描述在今天看来属于温病范畴。伤寒兼证共计 21 节，书中伤寒兼风、湿、痧、疟、疫、风温、风湿、湿温、春温、伏暑、冬温、发斑等，都是属于温病内容，在具体治疗这类病证，俞氏根据病因、证候、脉象、治法而具体论治。如对于春风夹厉风而发，头痛形寒畏冷甚者，俞氏根据浙绍地处湿温之域，伤寒夹湿，采用苏羌达表汤加葱白、淡豆豉辛温发表；夏秋季节，绍浙地居卑湿，地处秽浊，人多恣食生冷油腻，上吸秽气，中停食滞居多，予以藿香正气汤加葱白、淡豆豉，温化芳淡，但都需加紫金锭解毒辟秽和中，在治疗湿温兼寒时，也是首选藿香正气汤加葱白、淡豆豉，和中解表，祛其外寒，次选大橘皮汤加厚朴、白豆蔻辛淡疏利，化其内伏湿邪，寒湿去，则在里之温邪无所依附，热自清；即使有郁热未清，只需大橘皮汤去苍术、官桂，加栀子、茵陈以肃清之，加滑石清热利湿。俞氏在诸多病证和选方用药上都是寒温并用，伤寒兼疫，辛温发散配以清热解毒所谓寒温并用，湿温伤寒，新淡疏利散寒配以清热利湿，亦是寒温并用思想的体现。

俞根初伤寒兼疫寒温一统思想，对于当下我国面对突如其来的瘟疫病诊治具有很好的参考价值，是研究的重要资料，瘟疫病夹寒夹湿夹热化燥可参考伤寒兼疫的诊治方法，也是对俞氏理论的阐发与实践的验证，但是，面对瘟疫病发展过程中的突兀其变，证候纷繁复杂，治法方药、偏寒、偏热、偏燥、体质的差异，亦当辨证详审。

（二）温病特色诊法（观目、望口齿、舌脉诊、按胸腹）

中医诊察疾病的主要手段是望闻问切四诊，但由于各种疾病发生发展有自己不同的特点，故历代医家在望闻问切的基础上各自发挥，叶天士辨证温病以辨舌、验齿、察斑疹、白痞法。俞根初也非常重视诊断方法的运用，《通俗伤寒论》一书中列有专篇详加讨论，在伤寒诊法一章中辨治伤寒（现代所指的外感百病总称）主张四诊合参，望、切二诊，尤以观目、腹诊按胸腹为要，同时还有专章论述“伤寒脉舌”，尤其是俞氏脉法在温病中的阐述甚为丰富，具有独特的创新，打破了“温病重苔，杂病重脉”的禁锢，这在温病学著作中少见，是绍派伤寒特色之一。舌诊的内容在叶天士的基础上更有自己发挥而撰成《察舌辨证歌》，还分门类罗列论述舌质、舌苔、舌形等。

1. 观目

目诊最早的记载源于《黄帝内经》，书中有关于目诊的多处记载，《灵枢·经脉》篇说“肝足厥阴之脉……连目系”，肝之血气循此经脉上注于目，使其发挥视觉作用，《灵枢·大惑论》“五脏六腑之精气，皆上注于目而为之精，精之窠为眼……上属于脑，后出于项中。”俞根初自此发挥，他认为：“凡诊伤寒时病，须先观病人两目，病至危者，必察两目，察其目色，以知病之存亡也，故观目为诊法之首要。”俞氏通过望目能够判断神之多寡，并根据神气有无判断病情轻重及预后转归，从而使医者在纷繁复杂的症候中抓住主要矛盾，还能通过观目之开合判断阴阳，“开目欲见人者阳证，闭目不欲见人者阴证”。另外俞氏观目法还能辅助判断温病卫气营血所处阶段，如俞氏曰：“目瞑者鼻将衄，目暗着肾将枯，目白发赤血热，目白发黄者湿热。”这些与现代温病血分证出血，湿热所致黄疸疫毒的诊断不谋而合。

2. 望口齿

俞根初在《通俗伤寒杂病论》书中论述通过观察口鼻出气的粗细，进而来判断病证的外感与内伤，粗者为外感实证居多，细者多属内伤虚证，并称此法为“辨内外虚实之大法也”。

3. 六经舌脉诊

俞根初首创六经主脉、主舌（苔），统领以为纲，细分相兼脉、夹杂苔（舌）为其目，以纲统目，纲举目张，便于辨证论治，对临床外感病诊断具有较高的实用价值。俞氏认为舌苔是由胃热蒸腾脾湿所结，滑苔是“脾湿上潮”所致，黄苔则是“热入于胃的标志”，并通过黄苔的深浅来判断胃热的程度。兹加具体少阳阳明经以说明，对于舌诊：少阳主半表半里，白苔粗如积粉，两边色红或紫者，为温邪伏于膜原；阳明居里，舌苔正黄，多主里实；黄白相间，邪气在经；黄糙涩，邪气入腑；深黄厚腻，胃热盛，或灰或黑或起芒刺，胃热已极。对于脉诊：少阳脉弦，弦主半表半里，弦而浮，偏于半表，弦而紧，偏于半里；阳明脉大，大主诸实，亦主病进，大坚而长，胃多实热……乍大乍小，元神无主，其病必凶。俞氏六经脉舌，是临证判断疾病，医生行导之必要，俞氏认为“脉理精微，心中易了，指下难明，舌色既可目睹，又可手扪，临证切脉辨舌，要活法推求”，把六经病理变化同舌脉的变化有机结合在一起，提纲挈领，示人心法，颇具有临床实用价值。

4. 按胸腹

俞根初的胸腹按诊法源于《黄帝内经》，经云：“胸腹者，脏腑之郭也。”俞氏重视胸腹诊法，并推之为诊法之第四要诀，并在《通俗伤寒论》云“胸腹为五脏六腑之宫城，阴阳气血之发源”“若欲知其脏腑何如，则莫如按胸腹”。详细阐述胸腹按诊的诊察手法及病候特点，俞氏曰：“按之胸痞者湿阻气机，或肝气上逆，按之胸痛者，水结气分或肺气上壅，按之膈中气塞者，胆火横窜包络或伏邪盘踞膜原……”其中现代中医学认为湿邪与邪伏膜原是引发温病的重要原因，俞氏通过按诊胸腹以加诊断和鉴别，夏病霍乱、痧胀，辨水、食、血兼夹证与邪互结于胸胁，其中，水气结胸者，按之痛推之漉漉有声；食结胸按之满痛，摩之嗳气；血结胸者，痛不可按，时或昏厥。在按腹诊方面，俞氏认为“按腹之要，以脐为先，脐间动气，即冲任脉，在脐之上下左右”。寒热真假的辨别对于温病诊断具有重要意义，俞氏云“按冲任二脉动而热，热能灼手者，症虽寒战切牙，肢厥下利，是为真热假寒，按腹两旁虽热，冲任脉久按无热而冷，症虽面红口渴，脉数舌赤，是为真寒假热”。对于温热夹食证，俞氏曰：“素禀母体气郁，一病温热夹食，肠中必有积热，热盛则冲任脉动，动而底者热尚轻，动而高者热甚重。”

俞氏温病特色诊法（观目、望口齿、舌脉诊、按胸腹）系统理论阐述并应用于临床，对温病学理论的形成和发展起到积极的推动作用，俞氏所论述的诊法，被融入中医学理论体系，至今被广泛用于中医临床治疗外感温热病的实践中。

（三）以通为补，开郁祛邪，治温病轻清透达，治外感阳明

俞氏善于临证，治疗外感时病，重视驱邪为第一要务，强调“医必求其所伤何邪而先去其病，病去则虚者亦生，病留则实者亦死”。驱邪留其出路是俞氏驱邪外出的一种治法，包含着发表，攻里为具体内容，俞根初《六经总诀》中云：“邪去正乃安，逐邪以发表、攻里为先。”并说：“发表不仅一发汗，凡发疹、发斑、发痦、发痘，使邪从表而出者，皆为发表；攻里不仅一下法，凡导痰、蠲饮、消食、去积、通瘀、杀虫、利小便、逐败精，使邪从里出皆谓之攻里。”

在驱邪留其出路后，“以通为补”又是俞氏的一大特色，俞氏认为伤寒为病，虽然千变万化，但究不过一气之通塞尔，塞则病，通则安，在《六经治法》中提出：“伤寒为病，以开郁为先”，表郁要汗，里郁要下，寒湿而温，火燥宜清，皆为通其气之郁也。风邪自外而入，必先开其郁气，治疗大法宜宣泄卫气，药物选择上轻则薄荷、荆芥，重则羌活、防风，佐以宣气之通用药杏仁、橘皮；对于暑病，治疗上辛凉宣上，轻则薄荷、竹叶、荷叶，重则青蒿、香薷；燥邪为病，采用宣气达郁之品，轻则葱白、豆豉、连翘、薄荷，升则葛根、柴胡、川芎，火郁发之，热邪疏泄。

俞氏在具体治疗温热病中还会运用成法灵活变通。“通”的内涵，如在治疗孕妇里热壅闭，大便不通，脉洪数者，以黄芩、黄连、栀子、大黄、黄柏组成的三黄解毒汤清热解毒，苦寒直折；若见热郁阳明者，热极斑疹紫黑，脉洪数者，俞氏以青黛、生地黄、生石膏、升麻、黄芩、焦栀子、葱白组成的青黛石膏汤，凉血散血，灵活运用通法，下者可通，清者可通。

俞氏治疗火热类温病，善用轻清透络之品，俞氏在《六经总诀》言：“凡堪伤寒，先明六气，风寒在下，燥气在上，湿热居中，火游其间。”认为火热之邪弥漫身体内外，周游全身，与痰浊、水饮、瘀血、燥屎等尚未结聚，治疗上予以轻清透络以浮泄浮游之火。如在治疗阳明经证之新加白虎汤，除用白虎汤外清肌热，内清脏腑，益元碧玉散导热从小便外出，还用葛根、桑枝、竹叶等辛凉轻清宣透火热之邪；治疗邪入少阳证，除用清解凉解少阳郁热之品，加一味荷叶梗行气透邪；治疗少阳阳明证之柴胡白虎汤，亦用荷叶梗升清透达火热之邪；若火与大便、痰浊、瘀血等病理产物未完全结聚，俞氏亦用轻清透络之品，使邪气散；若火热与痰瘀结聚邪陷心包，采用清宣包络瘀热法，用灯心草、竹叶心。

俞氏在《六经总诀》中说："凡堪外感，必先能治伤寒，凡堪伤寒，必先能治阳明。"阳明胃对外感病的演变趋势有直接的影响，俞氏指出伤寒证治，全藉阳明，认为风寒暑湿外感均可火化而出现阳明证，阳明证在外感病中出现最多、阳明证危害大、兼证多、重症多，基于此，俞氏将阳明摆在治疗外感证治之首位，在具体治疗阳明证上，既宗仲景辛凉甘润、急下存阴，又巧取后贤，自有发明，颇具特色治疗是阳明标证采用加味白虎汤；治疗太阳阳明肺胃合病，采用陷胸小承气等等。除此之外，俞氏在治疗它经病变时也常常借以阳明，具体治疗上，"邪在太阳，须藉胃汁以汗之；邪在阳明，须藉胃汁以下之；邪郁少阳，须藉胃汁以和之；太阴以温为主，救胃阳也；厥阴以清为主，救胃阴为主。"

（四）仿仲景合方立法，创制温病新方

俞根初《通俗伤寒论》有六经方药一百零一方，方方有发，总以仲景六经之法发汗、和解、攻下、清凉、滋补之法为准绳所载之方多为俞氏自创或屡经验用之方，同时俞根初对于张仲景合方之法亦颇有创建，经方与时方合用，经方与经方合用，拓宽了合方的范围，据统计《通俗伤寒论》记载俞根初的常用经验方有 101 首，与仲景方直接相关的有 30 余首，选自仲景方有 11 首，加减有 17 首，合方 8 首，仿仲景之意创立温病新方 2 首，其中有不少方剂成为现代温病名方，举例如下：

如治疗少阳阳明合病之柴胡白虎汤即白虎汤和小柴胡汤加减化裁而成，如治疗邪伏膜原之柴胡达原饮，将吴又可之达原饮加入柴胡、青皮、枳壳、桔梗等而成，治疗湿热困阻肝胆之蒿芩清胆汤，乃仿仲景小柴胡汤之配伍思路，将柴胡换成青蒿透邪外出而成青蒿、黄芩组合，同时借用温胆汤清热化痰，调和胆胃；借用碧玉散清肝利湿，导湿热从小便中除。全方乃碧玉散、温胆汤加青蒿、黄芩而成，亦是合方之典范。

三、结语

俞根初曰："以六经钤百病，为确定之总诀，以三焦赅疫证，为变通之捷诀。"俞氏立论执仲景之法，巧变其方，旁参吴又可瘟疫之说，能从伤寒中析出温病证治，集众之长而独树一帜，自成一家，自立成风，是对温病学派与伤寒学派的融合与折衷，尤其对伤寒兼疫的治疗是对外感热病的新认识与治疗上的创新，可谓承前启后，是对外感热病对当今研究温疫病及温病治疗具有现实指导意义，我们中医学子应当努力加以挖掘与创新传承。

尹周安

参考文献

[1] 沈元良 . 通俗伤寒论新编：绍派俞根初方应用 [M]. 北京：金盾出版社，2009：4.
[2] 沈元良 .《通俗伤寒论》名方讲用 [M]. 北京：中国中医药出版社，2018：11.
[3] 鲁兆麟 . 中医各家学说专论 [M]. 北京：人民卫生出版社，2009：38.

守伤寒六经之正，创温病辨治之新
——吴坤安温病理论与实践创新

吴坤安精究医术，在研读伤寒之时，深解伤寒本意，并发现历代医家对广义伤寒与狭义伤寒，伤寒正病与伤寒类症认识模糊，甚至混淆难分，导致以伤寒正病之方治疗伤寒类症。虽同为热病，但是病因各不相同，如果不加以区分辨别，必将酿成大祸。吴坤安继承创新，在深入学习历代医家关于伤寒的论述以后，其潜心研究伤寒类症的辨治，创新出以六经理论辨治温病的体系，并结合临床提出了一些新的概念和方法。其守伤寒六经之正，创温病辨治之新。

一、创新背景

吴贞，字坤安，清乾隆至嘉庆间名医。浙江归安县苕南（今浙江湖州市吴兴区）人。因年少时体弱多病，所以潜心学医。吴坤安先生反复研读诸多医学著作，参考历代医家对《伤寒论》的阐述，详细地研究了六经辨证理论，并仔细研读当时吴中名医叶天士医案，结合刘河间对温热病的论述，探寻出了辨治外感热病之秘。吴坤安遵古法，立新法，为温热病的辨治提出了新的看法。据《清史稿》载："同时归安吴贞著《伤寒指掌》，亦发明桂案之旨，与瑭相同。"说明吴坤安是与吴鞠通同时期的著名医家，也受到了叶天士的理论影响。吴坤安提倡伤寒与温病理论融合学说。吴氏强调世人所说的伤寒，多为广义伤寒，其包括狭义伤寒和温热类病证，如今多将广义伤寒总称为"外感热病"，但当时多数医家仍然将广义伤寒与狭义伤寒混淆，甚至以狭义伤寒治法来治疗温热类疾病。吴氏认为"正伤寒病绝少，类症尤多，苟不明辨，未免有毫厘千里之差"，所以在伤寒病论述方面，吴氏推崇王肯堂、喻嘉言、柯韵伯等医家理论，温热病则首推叶天士的学说。吴坤安先生的主要学术思想均反映在他所著的《伤寒指掌》中。其总结了30余年临床治病的经验，于清嘉庆元年（1796年）著成《伤寒指掌》一书（又名《感症宝筏》），后由其弟友石于嘉庆十二年（1807年）刊印于世。

二、理论创新

吴坤安先生的突出成就是将张仲景以后历代医家著述中有关伤寒的论述加以整理，提出诸多书籍所论“伤寒”之名，实为广义伤寒，包含温热病等类伤寒症的内容。吴坤安先生认为伤寒本证少见，类症多见。其以伤寒本证为出发点，详细论述了伤寒类症，特别是温热类病证。其提倡六经辨证统括伤寒、温病。吴氏遵古法的同时，采纳新法。古法悉本《证治准绳》《医宗金鉴》《伤寒来苏集》等，新法则参叶天士，薛生白等诸家心得。其论述勘古酌今，条分缕析，精详而实用。全书四卷。其中卷一首列类伤寒辨一十九症，次列察舌法、察目法，太阳、阳明、少阳本病述古及新法，兼经新法；卷二，三阴总辨，太阴、少阴、阴本病述古及新法，兼经新法；卷三，伤寒变证；卷四，伤寒类证正文后附邵仙根评语。特别是卷一类伤寒辨及卷四伤寒类证中讨论了四时温病的证治，书中论舌颇详，强调温热病分新感与伏气，对温病所论多承叶天士之说。其温热病理论创新在于：一是外感热病病因有别；二是创新温病的认识；三是完善温病辨证论治体系；四是强调湿邪的重要性；五是完善对斑疹的认识会；六是对瘟疫的独特见解；七是关于暑与暍的认识。在前人的基础上加以拓展。

（一）提出热病病因有别

吴氏对外感疾病的命名提出了伤寒与类伤寒的见解。吴氏认为，“凡感四时六淫之邪而病身热者，今人悉以伤寒名之，是伤寒者热病之总名也”“病热虽同，所因各异，不可概以伤寒法治之”，提出广义伤寒包括温病和狭义伤寒等不同病种，温病与狭义伤寒虽然同属于发热性疾病，但是病因不同，治法不能完全照搬伤寒。所以，在《伤寒指掌》中把伤寒与温热疑似之处加以分析比较，分篇叙述伤寒的称为古法，讨论温热的称为新法，广收寒温病种，有冬温、风温、春温、温疫、寒疫、中暍、湿温、霍乱、湿痹、风湿、晚发、蓄血、痧秽等多种外感疾病病种。

（二）创新温病的认识

对外感疾病的病因病机的认识，吴氏的中心思想是以六淫为病邪，六经、卫气营血结合三焦为病理传变层次。《伤寒指掌》曰：“凡感四时六淫之邪而病身热者，今人以伤寒名之”又曰：“其因于寒者，自是正病，若夫因暑、因湿、因燥、因风、因六之兼气或非时之气而为病者，皆类伤寒。病热虽同，所因各异，不可概以伤寒法治之。苟不辨明，未免有毫厘千里之差。”以风温为例，吴氏认为，天时晴燥，温风过暖，感其气者即是风温之邪，阳气熏灼，先犯上焦，伤于太阴气分，若凡人理疏豁，加之少阳属木火，同气相感，风温之邪能直入少阳。此例风温之邪“先犯上焦”与“伤于太阴气分”，又或“直入少阳”皆系从病机上将六经、三焦和卫气营血的联系融会起来。这种由因及病和据病求因的认识，比较好地说明了外感病发生的复杂性。不仅如此，吴氏还特别提出伤寒与温病病机传变的差异。例如，其在“六经新法”的“太阳兼经新法”中指出：“北方地厚天寒，人之秉气亦厚，风寒所感只在本经留连，故多太阳正病。若大江南北，地势卑，天气暖，人秉薄，一感外邪，即从太阳而入阳明、少阳，或从太阳而入太阴、少阴，总属太阳兼证。”从上可见，吴氏对外感病病因病机的认识均是基于临床，是从实践经验中概括总结出来的理论知识，对于临床掌握外感疾病病机，正确进行辨证施治，具有十分重要的意义，同时也解决了寒温辨证体系对立的问题，其理论意义不可轻视。

（三）完善温病辨证论治体系

关于外感热病的辨证论治体系，吴氏立论于六经，施治遵循叶、薛，认为治疗温热病要以存津液为要旨，从而有机地将“六经述古”（为《伤寒论》六经病辨治）和“六经新法”（为温热病的辨治）结合起来，融会了伤寒、温病的辨证论治。例如，对表寒里热证的治疗，吴氏并不拘守《伤寒论》先表后里治则，而是解表清里同治，尤以清里为主，若证见风寒初感有表寒见症，复兼见舌苔白而燥，或兼微黄，口渴便赤，脉来浮滑者，此为太阳感寒，阳明有火，治以羌活、防风、葛根、连翘、黄芩、栀子之类，一以外散表寒，一以清解里热这较之《伤寒论》里同病解表必以麻、桂辛温者，有了明显突破，是符合温热病的治疗大法，再如三阴经新法中，吴氏认为邪在手太阴气分，而证见头痛、恶寒发热、口燥舌干、脉数、胸满气喘，治宜辛凉轻剂，栀、豉、橘红、桑、杏、连翘等：邪在手少阴营分，其舌绛赤，或红中兼微白，夜烦不寐，神呆谵语治以犀角尖、鲜生地、淡竹叶、麦冬、连翘、石蒲、石斛、牡丹皮之类。可见吴氏六经新法中的三阴经与《伤寒论》中的三阴经有本质的区别，主要指的是邪在肺卫心营，这是温病卫气营血、三焦辨证结合的结果。在辨证过程中，吴氏强调舌诊的重要性，其认为“病之经络脏腑、营卫气血、表里阴阳、寒热虚实，毕形于舌，故辨证以舌为主，而以脉症兼参之，此要法也。”

（四）强调湿邪的重要性

吴坤安诊治疾病还特别强调湿邪为害，认为湿邪兼乎内外。暑、热为病，骤而易见，湿邪为病缓而难知。凡处泽国水乡者，于湿症尤宜加察。如外感之湿着于肌表者，或从雨雾中而得，或从地气潮湿中而得，或上受，或下受，或偏体受，皆当以解肌法微汗之，兼风者微微表散，兼寒者佐以温药，兼热者佐以清药，此为外受湿邪之治。如内生之湿留于脏腑者，乃从饮食中得之，治法不外上开肺气，下通膀胱，中理脾阳为治。然阳体多成湿热，而阴体多患寒湿，又当察体质阴阳为治。用药之法，当以苦辛寒治湿热，苦辛温治寒湿，概以淡渗佐之。吴坤安对于斑疹的透发前兆、形态区别、治疗原则、预后判断等，都有独到的体会。

（五）完善对斑疹的认识

吴氏指出，大抵发汗不出，或虽汗出不解，胸膈烦闷，呕恶不纳，足冷耳聋，脉沉而伏，或寸关脉躁动，便是斑疹欲出之候。并指出，但看舌苔纯黄中见黑点，纯黑中见红点，或黑苔聚于中心，此皆生斑之验。关于斑疹的形态区别，吴氏指出，斑者有瞩目之形，而无碍手之质，即稠如锦纹，稀如蚊迹之象。或布于胸腹，或见于四肢，总以鲜红起发者为吉，紫色成片者为重，色黑色青者不治。疹者有颗粒之象，肿而易痒，即痧瘾之属关于发斑之治，吴氏认为宜清解毒火、宣通气血以内外两解若因热毒内结，而致斑疹不易外透，宜从下泄，里气一通，而斑疹也易于外透。判断斑疹预后，吴氏认为，凡斑鲜红起发稀朗者，虽大不妨；如针头稠密、紫黑成片者难治，杂蓝斑、黑斑者死。凡斑既出，须得脉洪滑有力、手足温者易治；脉微足冷，元气虚弱者难治。斑疹透后，神识宜清，反加昏沉者难治，此外，吴氏还提出“内斑”之说，前人未有论及，亦可备做临床参考。

（六）对瘟疫的独特见解

吴坤安对瘟疫的认识也颇有见解。吴氏认为，仲景之书，并非全壁，故后人无善治疫，唯喻嘉言、吴又可、张景岳三人论切治详，发前人所未发，景岳长于汗，又可善下，嘉言精于芳香逐秽。三子皆名家，却治法悬若，是以其所处环境不一，所治之疫各有不同。吴氏强调，疫病当分天时寒暑燥湿，病者虚实劳逸，因时、因地、因人辨治，如久旱天时多燥，热疫流行，宜清火解毒，忌用燥剂，天久淫雨，湿令大行，宜渗湿和脾。

（七）关于暑与暍认识

吴坤安认为，暑与暍，名异实同，两者皆是指夏令炎热之气，感而为病。

而张洁古认为，“动而得之为中暍，静而得之为中暑”，张景岳则有阴暑、阳暑之分。吴氏认为，动静不过劳逸之分，既均受暑，治法不甚相远，至于阴暑，尤宜速辨。吴氏指出，暑病尤论是在日中劳役得之，还是在斗室中感受外界热气所得，既是暑邪，俱当以正暑治之，以清暑益气为法。至于景岳的阴暑，吴氏有不同的看法，认为乃是外受阴寒，遏周身之阳气，以致头痛恶寒，肤热无汗，当以辛温之剂微微表散，至若浮瓜沉李，冷水寒冰，以伤胃中之阳，又当温中散寒，可用理中加藿朴主之。此乃暑月感寒之证，不得以“阴暑”名之总的来说，吴坤安在学术上博古通今，寒温融会，自成一派。然而，因其著作以伤寒冠名，历代将他列为伤寒学派的医家。事实上，通过对吴氏学术思想的研究，我们清楚地了解到吴坤安将仲景以后历代医家著作中有关外感热病的论述，无论是伤寒还是温病，都兼收并蓄、寒温并举，从不把两者对立。这对整理发掘中医外感热病的理论与经验，有重大意义，因此，吴氏的著作虽以伤寒冠名，但实为全面反映外感热病内容的专著。

三、实践创新

吴氏辨治外感病于伤寒和温热学说兼收并蓄，立论宗伤寒，辨治遵叶薛，将伤寒与温病从难疑似之处予以区分。明确指出温病的病因是暑、湿、燥、风，六淫之兼气，或非时之戾气，强调湿邪为害甚于暑，暑从外入，湿兼内外，论疫主张区分疫因，辨寒疫、热疫、湿热秽疫的不同，治疫不可偏执某一法，要因时、因地、因人而异。其临证详辨斑疹，深得要领，辨斑分虚实、内外，辨疹分在气在营。对于斑疹透发先兆、病情轻重、预后、治疗均条分缕析，详细论述，其中不乏吴氏亲身治验。吴氏重视辨舌，他认为温病辨证以舌为主，而脉症参之。“总以舌苔黄燥为实热之凭，勿以脉象沉迟为虚寒之验”即是。其辨舌内容虽多源于叶天士，但有新的阐发。如白苔主肺经卫分，绛苔主心经营血，黄苔主胃经气分等，体现了将脏腑经络营卫表里综合分析辨舌的特色，且在辨舌用药上亦有许多发挥。其还独设察目之法，两目赤色为火证也，两目黄色湿热内盛，眼胞上下黑者属痰等等，对温病诊法进行了补充。吴氏对于斑疹的透发前兆，形态区别、治疗原则、预后判断等都有详细论述。关于发斑前兆，吴氏指出，大抵发汗不出，或虽汗不解，胸膈烦闷，呕恶不纳，足冷耳聋，脉沉而伏，或寸关脉躁动，便是斑疹欲出之候。并指出，但看舌苔纯黄中见黑点，纯黑中见红点，或黑苔聚于中心，此皆生斑之验。关于斑疹的形态区别，斑者有触目之形，而无碍手之质，即稠如锦纹，稀如蚊迹之象。或布于胸腹，或见于四肢，总以鲜红起发者为吉，紫色成片者为重，色黑色青者不治。疹者有颗粒之象，肿而易痒，即痧瘾之属。关于发斑之治，宜清解毒火、宣通气血，药用犀角、连翘、赤芍、金银花、黄连、人中黄、瓜蒌皮、牛蒡子等内外两解。若因热毒内结，而致斑疹不易外透，宜从下泄，里气一通，则斑疹亦易于外透。判断斑疹预后，吴氏认为凡斑鲜红起发稀朗者，虽大不妨，如针头稠密，紫黑成片者难治，杂黄斑，黑斑者死。凡斑既出，须得脉洪滑有力，手足温者易治，脉微足冷，元气虚弱者难治。斑疹透发，神识宜清，反加昏沉者难治。此外，吴氏还提出“内斑”之名，他指出，凡温疫时感，每有内斑，其斑发于肠胃嗌膈之间，肌肤间不得而见，其脉短滑，似躁非躁，外证口十目赤，手足指冷，烦躁气急，不欲见火，恶闻人声，耳热面红，或作寒噤，或作喷嚏，昏不知人，郑声作笑，种种形证，皆内斑之验，治法亦宜宣通气血、解毒化斑，如连翘、地丁、赤芍、紫草、金银花、人中黄、白僵蚕之类主之。俟得脉和神清，方为毒化斑解。按吴氏“内斑”之说，前人未有论及，亦可备作临床参考。吴氏对辨舌也十分重视，尝谓：“病之经络脏腑、营卫、气血、表里、阴阳、寒热、虚实，毕形于舌，故辨证以舌为主，而以脉症兼参之，此要法也。”其辨舌内容虽多源于叶天士《外感温热篇》，但有新的阐发，如白苔属肺经，候肺分气分之邪；舌无而润，或微白而簿者，为风寒在表，外症必恶寒发热，而口不渴，宜温散之；舌苔白而燥刺者，为温邪在表，外症必微寒，继即发热不已，此温邪在手太阴肺经，宜凉散之，若风温入肺，症见发热口渴，咳嗽咽喉痛，舌苔白燥，或白兼边红，治宜轻清凉解肺经，如栀、桑、杏、蒌皮、象贝、前胡、薄荷、桔梗之类。舌绛属心经，主候营分血分之温热，以心主营主血，舌绛燥，乃邪已入营，宜清络中之热、血分之火，忌用气分药，凡温邪从口鼻吸入，上焦心肺先受，如舌苔先白后红者，为邪先入气分，后入营分；初起舌即绛色者，邪不入气分而入营分，宜清解营分之热，犀角、鲜生地、牡丹皮、玄参之类。吴氏特别指出，总以舌苔黄燥为实热之凭，勿以脉象沉迟为虚寒之验。可见其对温热的诊治。总之，吴氏所论舌象，不仅对叶天士的辨舌内容在理论上有所阐发，而且在用药上亦有很多补充和发挥。书中有察舌辨症歌诀临三十八首，音韵谐和，便于记诵，对初学者颇有助益。吴氏除详于辨舌而外，另有察目一法，如其所述：两边赤色而为火症，必兼舌燥口渴，治六脉洪大有力，宜犀角、连翘等清透之，阳毒三黄石膏汤，表里兼解之。若目赤颧红，六脉沉细，手足指冷者，此少阴虚火上冒，假热真寒，六脉洪大，按之无力者亦是。两目黄色，此湿热内盛，欲发黄也。必兼小便不利，腹满口渴，脉沉数，轻者茵陈五苓散，重者茵陈大黄汤。若目黄，小便自利，大便黑，小腹硬满而痛，属蓄血，桃仁承气汤下之。若目黄身冷，口不渴，脉沉细，属阴黄，茵陈理中汤，病人目眵结者，肝胆火盛，宜清之。病人目睛微定，暂时转动者痰也，宜加味导痰汤，痰去，目珠自然流动。病人目色清白宁静者，多非火症，不可妄用寒凉，病人目不识人，阳明实症可治，少阴虚症难治，凡目昏不知人，或戴眼上视，或目瞪直视，或眼胞陷下，皆属死症，凡此都属经验之谈，对指导临床很有意义。在吴氏倡导的六经新法中，治疗温病远热投凉，主以清解。太阳兼经新法，表寒里热主以外散表寒，内清里热。病初有表证而里热为重者，治以清解里热为主，这较之《伤寒论》先表后里，解表必麻、桂，有了明显突破。阳明新法主张辨在气在血分别治之。发热自汗，舌白如刺，黄燥口渴，但恶热为阳明气分，主张用栀子豉汤加连翘、黄芩、竹叶、芦根治之。舌绛如砂，目赤如火，口燥唇裂，汗出津津，为阳明血热，宜凉膈散去消黄加石膏、牛蒡子、赤芍、生地黄、牡丹皮治之。对于阳明胃实大便不通者，固然用下法。然下黑黄黏稠之粪，便下时肛门有热气，吴氏主张勿止之，继下泄，只用清火解毒，其利自止。少阳新法，初发少阳宜柴胡、黄芩、栀子、牡丹皮、连翘、薄荷之类清解；少阳兼营热者，以鲜生地、犀角、连翘、黄芩、薄荷、牡丹皮、黑栀、钩藤、金银花之属以清胆之热，兼解营分之邪。六经新法中的三阴新法，主要是指邪在肺卫心营。邪在手太阴气分者，用辛凉轻剂，栀子、豆豉、橘红、桑杏、连翘、薄荷、黄芩之类，咳嗽加前胡子、苏子、象贝、羚羊角等；邪在手少阴营分者，用犀角、生地、竹叶、麦冬、连翘、石菖蒲、石斛、牡丹皮之类，兼痰者，加川贝、天竺黄。邪在手厥阴内闭心包，用犀角、连翘、川贝、天竺黄、郁金、石菖蒲、金银花、钩藤、西黄之类治之。另外，吴贞还认为三阴无窍，俱借阳明为出路。大便通者只宜清里解毒，大便不通者，兼导之、清之，清里解毒。三阴新法与《伤寒论》三阴证治法有着本质的区别。“六经述古”系《伤寒沦》六经病证治。“六经新法”多系温热病的辨治，如太阳兼经新法，即是温病邪客于表而兼里热为病。吴氏认为北方地厚天寒：“人之禀气亦厚，风寒所感只在本经留连，故多太阳正病。若大江以南，地势卑，天气暖，人禀薄，一感外邪，即从太阳而入阳明、少阳，或从太阳而入太阴、少阴，总属太阳兼证，不得以太阳正病治之。”如风寒初感有表寒见证，复兼见舌苔白而燥，或兼嫩黄，口渴，便赤，脉来浮滑者，此为太阳感寒，阳明有火，治以羌、防、葛根、连翘、黄芩、栀子之类，一以外散表寒，一以清解里热。如初起恶寒，即发热不已，目赤多眵，舌苔焦刺，口渴多饮，唇皴齿燥，脉来洪滑，此内有伏火外感新邪而发，当以阳明为主治，宜凉解之，如犀角、连翘、黄芩、薄荷、栀子、豆豉、竹叶之类，吴氏对表里热证，不拘守《伤寒论》先表后里治则，而是解表清里同治，而且尤以清里为主。另病初虽有表证而里热为重者，即治以清解里热为主，这较之《伤寒论》表里同病解表必以麻、桂辛温者，有了明显突破，是符合温热病治疗法度的。阳明新法，即外感初起具有里热见证。吴氏认为，凡遇发热，身痛，口渴，胃燥，或初起微寒，即发热不已，舌苔中黄边白，或黄燥如刺，脉来洪滑，此阳明里热，为外感新邪引动而发，宜犀角、连翘、牛蒡、薄荷、黄芩、葛根、防风、木通之类清解之，阳明以胃实为病，故大便不通，然热邪外无出路，每每下迫大肠，而下黄黑黏稠之粪，下时肛门每有热气，此因外不得解而邪从下泄，虽通仍作不通论，勿止之。或从下泄之后，反能得汗而解；即不能得汗，亦只清火解毒兼养阴液，其邪自能渐解而身凉；或从养阴之后，阴液外溢，反得大汗而解；或有热毒内结，斑疹不得外透，反从下泄之后，斑疹乃出，或用透发不应，只用清火解毒，斑疹反透，有身热已退，独额热未除者，此属胃中有余邪，宜清疏阳明，如连翘、黄芩、山楂、麦芽、枳壳、石斛之类。可见热入阳明，当分辨气血而治以清解、攻下、养阴、清疏等。少阳新法，即热郁胆经之证，吴氏认为凡人腠理疏豁，风温之邪，即能直入少阳，少阳属木火，同气相感使然。或由其人素有伏邪，因风寒外触，其邪直从内发而出于少阳。其证初起，或见微寒，即发热不已，口苦目赤，胁痛胁满，渴而欲呕，脉来弦滑而数，舌苔白兼边红，或淡红色，此邪初发于少阳，宜柴、芩、栀、丹、翘、薄之类清解之。如少阳兼营热而神昏谵语，或斑疹外透者，则以鲜生地、犀角、连翘、黄芩、薄荷、牡丹皮、黑栀、钩藤、金银花之属，以清胆府之热，兼解营分之邪。总之，吴氏对温热病虽亦以六经辨证，但治疗用药则多遵循叶、薛之法，不论太阳、阳明、少阳，总以清解为治。综上不难看出，无论三阳新法还是三阴新法，无论在气在血，吴氏均以清解为特色，或攻下，或养阴，或清疏，符合温病的治疗特点。吴氏对外感病的辨治，悉归宗于《伤寒论》六经，以“六经述古”阐明伤寒，以“六经新法”概括温病。吴氏认为，六气为病皆能发热，但伤寒正病少，而类证居多数。凡天时晴燥，温风过暖，感其气者，即是风温之邪，阳气熏灼，先伤上焦。其为病：身热汗出，头胀咳嗽，喉痛声浊，治宜辛凉轻剂解之，大忌辛温发散。并指出，古人治风温，有葳蕤汤、知母葛根汤，内有麻黄、羌活等药，皆不可用，主张以栀、豉、桑、杏、蒌皮、牛蒡、连翘、薄荷、黄芩、桔梗、桑叶之类，清之解之。吴坤安先生特别强调湿邪为害，认为湿邪兼乎内外，当祛湿之法。暑、热为病，骤而易见，湿邪为病缓而难知。凡处泽国水乡者，于湿症尤宜加察。如外感之湿着于肌表者，或从雨雾中而得，或从地气潮湿中而得，或上受，或下受，或遍体受，皆当以解肌法微汗之，兼风者微微表散，兼寒者佐以温药，兼热者佐以清药，此为外受湿邪之治。如内生之湿留于脏腑者，乃从饮食中得之，治法不外上开肺气，下通膀胱，中理脾阳为治。然阳体多成湿热，而阴体多患寒湿，又当察体质阴阳为治。用药之法，当以苦辛寒治湿热，苦辛温治寒湿，概以淡渗仿之。

四、后世影响

吴坤安以《伤寒论》六经辨证指导外感病的治疗，并以“六经述古”和“六经新法”的方式将伤寒、温病的辨治概括其中，切合临床实用。其对六气为病皆能发热，温热病以温邪为主要病因的认识和论述为后世温病的病因学说提供了依据。吴氏重视湿邪在温病发病中的作用，其论述湿邪为患全面而深刻，并给出了证治方法，对后世临床诊疗有重要的指导意义。在叶天士的辨斑疹和察舌的理论基础上，吴氏深得要领并阐明了自己的观点，对后世学习斑疹和舌象的诊察提供指导。其强调察目诊察方法是对中医望诊内容的一个补充。

五、结语

吴坤安治学严谨，对前人的经验不生搬硬套，通过自己的思考和实践，在批判错误的同时还能提出新的见解。虽然在论述温热疾病时，吴氏没有完全脱离《伤寒论》的理论，但是其已经认识到温病与伤寒存在本质的区别，两者病因的不同必然需要不同的治疗。其理论阐述也是对叶天士、薛生白等医家理论的一种继承与发展。可以通过吴氏的理论理解叶薛的理论内涵。

梅　明

参考文献

[1] 沈凤阁．吴坤安对温病的学术贡献 [J]. 安徽中医学院学报，1984（01）：1–4.
[2] 于世良．浅谈吴坤安的《察舌辨证歌》[J]. 新疆中医药，1985（01）：62+43.
[3] 郭凤鹏，周利，张彩丽．《伤寒指掌》一书的内容与特色 [J]. 中国中医药现代远程教育，2013，11（15）：123–124.
[4] 沈仲圭，陆文彬．吴坤安先生温病救逆法研讨 [J]. 成都中医学院学报，1980（02）：

16–17.
[5] 沈敏南 . 评述《伤寒指掌》之舌诊 [J]. 江西中医药，1992（02）：58–59.
[6] 高强，高蕾，王军 . 吴贞《伤寒指掌》浅评 [J]. 浙江中医杂志，2019，54（03）：160–161.
[7] 阮士军 .《伤寒指掌》评介 [J]. 安徽中医学院学报，1988（04）：58–59.
[8] 陈春圃 . 浙江医家对温病学的研究 [J]. 浙江中医学院学报，1998（04）：8–9.

重临床、勤实践、得新知
——王孟英的温热病理论实践创新

王士雄，字孟英，晚年字梦隐，号潜斋，别号半痴山人。又尝自署曰“海昌野云氏”，晚号睡乡散人。生于清嘉庆十三年（1808 年），卒于清同治七年（1868 年），享年 60 岁。清代温病学家，浙江海宁人，后移居杭州，又迁往上海。抱奇怀才，居不仕，因以书斋名为潜斋，故又号曰潜斋。道光十七年（1837 年），苏浙一带霍乱流行，许多患者经王氏救治痊愈。王孟英生平著述甚富，惜毁于兵灾者过半，代表著作有：《温热经纬》《王氏医案》《归砚录》《潜斋简效方》《古今医案按选》《重庆堂随笔》等。《温热经纬》既是王氏的代表作，也集中记载了他对温热病的认识与经验。他采自《内经》和仲景的理论为经，取叶天士、薛生白等诸家之说为纬，结合自身实际诊病体会而成。其中明确提出“新感”“伏邪”两大辨证纲领，重视审同察异，灵活施治，充实并发挥了温病的发病机理和辨证施治理论。

一、创新背景

（一）自幼失怙，专研岐黄

王孟英自小孤贫，年十四，其父捐馆。昆季六人，而荡其三，故行虽四，而字孟英焉。全家七口，赖母氏支持门户，及其母舅俞桂庭予以照顾。道光元年（1821 年）冬，父执金履思念旧怜孤，荐往金华磋业司会计。孟英工作稍暇，即披阅医书，刻苦用功；嗣后，读书砺行，不慕荣利，以医自给。王孟英“有夙慧，书一览即领解，十岁知三党五服之别，受知于王琴泉、王继周、金匏庵、谢玉田、孙铁崖、谢金堂，目为不凡。深得医学爱好者徐政杰赏识。”多与医人文友交往且为良友。对明末邓玉函、罗雅谷译著的西方的《人身说概》《人身图说》，合信氏《全体新论》生理解剖知识，注意研究，持开明探讨态度，批评缠足陋习。王氏知识渊博，才华内蕴，医理渊深，勇于负责，研究学问，既不守古，亦弗徇于今，能抉奥阐幽，存其真而纠其谬。

（二）崭露头角，悬壶浙沪

道光十七年（1837年）江浙霍乱流行，明年刊行《霍乱论》，时年三十一，医名已著称于时。咸丰五年（1855年），太平军下南京，江南震动，为避乱计，移居海宁北乡之淳溪（今海宁市）。咸丰十年（1860年）太平军克杭州，明年又避地于嘉兴之蹼院，因题其所居日随息居，又自号随息居隐士。又明年为同治元（1862年），时局略见稳定，上海霍乱流行，遂又迁居上海，时年已五十五岁。二十年间，战乱靡定，故往来于沪杭一带，居无定所，与名医顾听泉、赵笛楼、汪榭城、许芷卿等相友善，而孟英之医名尤隽，所至求诊者满户，不久即病段于沪寓。

（三）学验俱丰，医德高尚

王氏在治学上非常刻苦，也十分自励。家境拮据毫不影响发奋学习。《海宁州志》载，王氏“家贫性介，不能置身通显”。王氏一生南北奔走，所诊病人多为劳苦民众。著书立说传播医学知识，广搜效方。以利僻壤贫民。遇瘟疫危疾，毫不畏惧，竭力图治。周光远曾深有感触地说：“孟英学识过人，热肠独具。凡遇危险之候，从不轻弃，最肯出心任怨以图之。”如郑九患疾，陈姓医生诊治后，汗出昏狂，精流欲绝，转请王孟英诊治，王曰：“此证颇危，生机仅存一线，亦斯人阴分素亏，不可竟谓附、桂之罪也。”病家闻言大悦，曰：“长者也，不斥前手之非以自伐，不以见证之险而要誉。”王氏不但有精湛的医术，更有救人疾苦崇高的承担责任之精神。其医德与贡献，久为医林所敬仰。

二、创新理论

王孟英遭际坎坷，但矢志不移，其医学贡献一在于综合梳理温病学术，二在于辑校整理医学文献，至其勤临证，尚操守，虽不易表于有形，却足为医者楷模。

（一）创新论、立新法

王氏学术成就之中，对温热病有明显擅长。创立了许多新的理论及治疗方法，主要归纳如下：

1. 阐述“逆传”“顺传”理论

王孟英认为，“温邪始从上受，病从外解则不传矣……不从外解，必致里结，是由上焦气分以及中下二焦为顺传。惟包络上居膻中，邪不外解，又不下行，易于袭入，是以内陷营分者为逆传也。然则温病之顺传，天士虽未点出，而细绎其议论，则以邪从气分下行为顺，邪入营分内陷为逆也。”而且提出“苟无其顺，何以为逆？”对顺传传变机制也做了明确解释，“肺胃大肠一气相通，温热须究三焦，以此一脏二腑为最要。肺开窍于鼻，吸入之邪先犯于肺，肺经不解则传于胃，谓之顺传。不但脏病传腑为顺，而自上及中，顺流而下，其顺也有不待言者”，可谓既解释了叶氏所言之“逆”，也弥补了叶氏未言之“顺”之理，为后人学习温病之传变机制起到指路之功。

2. 明晰“新感”“伏气”并存

王氏则明确提出，“伤而即病者为伤寒，不即病者为温热”。这里的“伤寒”即指新感,“温热”即指伏气，指出既有伏气又存在新感，并且整理出《仲景伏气温病篇》《仲景外感热病篇》《叶香岩外感温热篇》《叶香岩三时伏气外感篇》等以示区别。王氏结合自己的临证心得对二者的病机，临床症状和转归提出了精辟的见解，“伏气温病，自里出表，乃先从血分而后达于气分，故起病之初往往舌润而无苔垢，但察其脉，软而或弦或微数，口未渴而心烦恶热，即宜投以清解营分之药。迨邪从气分而化，苔始渐布，然后再清其气分可也。伏气重者，初起即舌绛咽干，甚有脉伏肢冷之假象，亟宜大清阴分之邪，继必厚腻黄浊之苔渐生。此伏邪与新邪先后不同处。更有邪伏深沉，不能一齐外出者，虽治之得法，而苔退舌淡之后，逾一二日舌复干绛，苔复黄燥，正如抽蕉剥茧，层出不穷，不比外感温邪，由卫及气，自营而血也。秋月伏暑证，轻浅者邪伏膜原，深沉者亦多如此。苟阅历不多，未必知其曲折乃尔也”（《温热经纬》）。

3. 提出暑未必挟湿

王氏根据临证及对自然气候的观察提出：“暑令湿盛，必多兼感，故曰挟。犹之寒邪挟食、湿证兼风，俱是二病相兼，非谓暑中必有湿也。故论暑者须知天上烈日之炎威，不可误以湿、热二气并作一气始为暑也，而治暑者须知其挟湿为多焉”“暑与湿原是二气，虽易兼感，实非暑中必定有湿也。譬如暑与风亦多兼感，岂可谓暑中必有风耶？若谓热与湿合始名为暑，然则寒与风合又将何称？更有妄立阴暑、阳暑之名者，亦属可笑。如果暑必兼湿，则不可冠以‘阳’字；若知暑为热气，则不可冠以‘阴’字。”又指出，“若谓暑必兼湿，则亢旱之年，湿必难得，况兼湿者何独暑哉？盖湿无定位，分旺四季，风湿寒湿，无不可兼。惟夏季之土为独盛，故热湿多于寒湿。然暑字从日，日为天气，湿字从土，土为地气，霄壤不同，虽可合而为病，究不可谓暑中原有湿也”，王氏不厌其烦反复论述意在言明暑多挟湿而非暑必挟湿。

4. 寒、温融合治温病

王氏“十分重视温热病的温热特性”，但并不是唯温热论，《温热经纬》不仅收引了《黄帝内经》的经文，同时也收录了《伤寒论》《金匮要略》的相关条文。王氏则认为，中医理论有其渊源，温病的创新也离不开伤寒理论的根源。因此，王氏十分推崇寒温并治温病的观点，并采用《伤寒论》阳明病的治法来治温热病，指出仲景六经原并不专为伤寒而设，无论何病但见阳明证即作阳明治，伤寒、温病可以同证同治，不拘名称之谓，反映了王氏不拘门户之见的大家风范。

（二）临证注重苔色的甄别

辨苔察舌是温病学诊法中的主要内容，叶天士论之最详。王孟英继承了叶氏的诊法特色，非常强调辨苔施治，察舌用药。

1. 白苔不一定均属于寒

《温热经纬·卷三·王按》在评述叶天士辨苔的基本内容云：叶天士辨别种种白苔证治之殊，似兼疫证之舌苔而详论之。试释之，则白苔不必尽属于寒也。综观王孟英医论医案，白苔不属于寒的，主要有三种情况：一是苔白而厚，或苔白而黏腻，或苔薄白而兼口中黏腻。此类苔多属于痰湿蕴阻，或湿热像盆，或内有蕴湿之人，温邪外袭，来势迅猛，发病急骤，病初因湿不及化使然。

2. 苔白满布

此苔多属痰湿阻遏邪热，或因疫毒邪侵，若略投宣化，痰湿松解，疫毒引动，热象毕露，当慎用燥烈。

3. 苔白而燥

燥象既现，表明邪热已经伤阴，不能再从寒论治，慎投温燥。对此，王孟英有许多医论，兹述一二。苔虽白而不燥，还须问其口中和否，如口中自觉黏腻，则湿渐化热，仅可用厚朴、槟榔等苦辛微温之品；口中苦渴者，邪已化热，不但大温不可用，必改用淡渗苦降微凉之剂矣；或渴喜热饮者，邪虽化热，而痰饮内盛也，宜温胆汤加黄连（《温热经纬·卷三》）。

除此，王孟英对察舌也有一定研究，常以舌心舌尖辨热之在胃在心，舌之润燥辨其有痰无痰，并以之与苔色、脉象参合分析，作为确定病性、制定治法、判断预后的根据。他尝指出，舌心是胃之分野，舌尖乃心之外候；舌光绛为胃阴亡损，宜炙甘草汤去姜、桂加石斛，以蔗浆易饴糖；舌干绛为火邪劫营，宜犀角地黄汤加元参、花粉、紫草、银花、丹参、莲子心、竹叶；舌绛而泽，为营热兼有痰阻，清透中宜佐开达。

（三）根据排泄物来判断病性

吐出物、二便最能反映疾病的本质。病性属寒的，排泄物多清稀；属热的多酸臭热赤。王孟英非常注意从排泄物来判断病性的属寒属热，他在《温热经纬·卷四》中说：口渴而兼身冷、脉细、汗泄、舌白诸症者，固属阴证宜温，还须察其二便。如溲赤且短，便热极臭者，乃是湿热蕴伏之阳证，虽露虚寒之假象，不可轻投温补也。身冷，脉细，汗出，苔白，一如寒证，仍主张再察二便，据二便来判断病性，其重二便，由此可见一斑。他在《随息居重订霍乱论》中说，凡伤暑霍乱，有身热烦渴，气粗喘闷，而兼厥逆躁扰的、慎勿认为阴证，但察其小便黄赤，舌苔黏腻或白厚，宜燃照汤澄冷服一剂，即现热象。如见手足厥冷，少气乏力，唇面爪甲青紫，腹痛，自汗出，脉沉伏之象，但察其吐出酸秽，泻下臭恶，小便黄赤热短，或吐下皆系清水，而泻出如火，小便点滴或全无者，皆是热伏厥阴，热极似阴，急作地浆，煎竹叶石膏汤服之。言之凿凿，如数家珍，确是本诸临床的经验之谈。这也充分体现了他根据排泄物来判断寒热，指导选方用药的学术特色。

三、实践创新

王氏博采众长，识见超群，内、外、妇、儿各科齐擅，外感、内伤诸病皆精。

（一）曲运神机，悉心辨证

强调“临证必先辨其病属何因，继必察其体性何似，更当审其有何宿恙，然后权其先后之宜，才可用药自然，手到病除，无枘凿之不入矣”。恒宗喻氏“先议病，后议药”法则，主张“不惑外显之假象”，重视“必探其源”，旨在“以期愈疾”。因此其治病重在辨证，并注重斡旋枢机，疏通经络，保存阴液，消化痰热。王氏常曰，“辨证为医家第一要务”“辨证不明，动手便错”。故临证凡见虚实夹杂，寒热疑似，或阴盛格阳等证时，他无不“曲运神机，悉心辨证”，以洞察出病情的真实原委。综观其医案，无处不渗透着辨证论治的精神。

如诊治翁嘉顺染温病案，初发热，即舌赤而竭，脉数且涩。该证初起从舌脉上即显露出热入营血、阴分不足之象。故王氏诊后评议为平素阴亏，加之忧劳哀痛过度，五志化火，温邪外迫，故病初就直入营分，并非善证，故急予清营，继投凉血，处置并未失误，但因邪热炽盛，在病邪猖獗之时，难以挫其势，病必转重。王氏料到有此变故，所以先给病者家属言明病情演变趋势，以求得配合，果然服药后病不稍减，反日渐转重，昏瞀耳聋，自利红水，目赤妄言，此为邪热蒙蔽心窍，并伤及肠络，王氏以犀角地黄汤清营凉血，配合白虎汤清气分之热，佐以菖蒲、竹沥、竹茹豁痰开窍，用至十余剂，病者舌上忽布满秽浊苔垢，口臭难闻，手冷如冰，头面自汗，此时众人均以为阳气将绝，王氏却独具慧眼，认为此乃生机。因为翁某素体阴虚而热邪深入，以清营凉血之法服过十余剂，使营阴逐渐恢复，逐邪外出，故现浊苔，但元气素弱，不能战汗而解，故手冷如冰，其汗仅见于头部，不属阳虚欲脱。继予甘寒频灌，又三日后始汗止热退，苔化肢温，复以滋阴善后而康（《医案续编》卷一）。

（二）治病缓急有序

王氏凭借其丰富的临床经验，临证对于先后缓急的掌握十分娴熟。如治庄半霞之三仲郎患感，日作寒热七八次，神气昏迷，微斑隐隐，医者无策，始延孟英视之，患者平素喜饮酒，以致积热深蕴，发病后又误投羌活、防风、生姜、桂枝等辛温之品，是以热势猖獗。王氏先予白虎汤三剂，斑化而寒热渐已，继用大苦寒之药泄其热结，旬日后再予甘润滋濡之法而愈（《医案初编》卷二）。此案邪陷营分，故斑疹隐隐，王氏先用辛凉重剂，清气透斑，使入营之邪转从气分而透解，然后再用苦寒药下其热结，最后以甘润滋濡之剂而复其阴。设如先用苦寒药，因其苦寒性多下行，使气分之邪不能外透，且苦能化燥伤阴，于病不利。此案在辨治上先后缓急得宜，正如叶氏所谓“若不循缓急之法，虑其动手便错”。

（三）注重顾护阴津

王氏在温热病的治疗中，十分注重养阴，而且从疾病的发生到善后贯穿始终，形成了十分完整的体系。温病邪在卫分或气分，多伤及肺、胃阴液，到温病后期，肝肾之阴多被耗伤，故有大定风珠等方的使用。遇真阴素亏者，起手便大剂养阴。如治钱闻远仲郎患感，汤某进桂枝、厚朴、柴胡等药，而痰血频咯，神瞀耳聋，谵语便溏，不饥大渴，苔黑溲少，彻夜无眠。范应枢、顾听泉叠进轻清，黑苔渐退，舌绛无津，外证依然，束手无策。王孟英诊之，脉皆细数，属于真阴素亏，营液受灼，不能以便溏不食而畏滋腻。予西洋参、生地黄、二至丸、二冬、龟板、燕窝、竹茹、贝母、金银花、藕汁、梨汁、玉竹、百合等药，二剂后咯血渐止，痰出甚多，渐进稀粥，夜能稍寐。五剂后热通泻止，泻始减，脉和，旬日后解燥屎而愈（《医案续编》卷五）。温病首重津液，存得一分津液，就留得一分元气，便有一分生机。此案舌绛无津，脉象细数，为阴津亏损之明证。因此，王氏抓住这一关键环节，并指出不能因为便溏而畏滋腻之药，这就把握住了治疗的方向，因而在迭进养阴生津药后，获得转机以至痊愈。此类案例，比比皆是。

在养阴药的使用上，王氏亦颇有见地。温病初起脾胃津亏者，王氏习用沙参、芦根养肺胃之阴，阴分素亏者，其习用石斛、鳖甲等药。考石斛甘淡微寒，入肺胃肾经，生津养阴，《神农本草经》谓其“补五脏虚羸瘦，强阴”。故王氏喜用其养阴。鳖甲咸平，入肝脾经，有滋阴潜阳的作用。且石斛、鳖甲均属养阴而不滋腻的药物，其余如天冬、麦冬、生地黄、熟地黄、龟板、牡蛎，亦为王氏常用于养阴的药物，但生地黄、熟地黄滞膈而滋腻，必须等到痰热除尽以后方可使用，否则酿痰腻膈，故王氏指出，“心下拒按，呃逆便秘，是痰尚阻气分，误服升提，每成结胸，地黄滋腻，实为禁药”。

（四）膳食调养

善用食疗，是王氏临证用药的又一特色。其尝谓以食为药，处处皆用，人人可服，物异功优，久饪无弊。但同时也强调以食代药，要详辨食物性味，务求恰合病情。综观王氏医案有关食疗，大致有以下四个方面：一是可以单味独用以食代药，如曾案先后啖梨 150 斤（75kg）而愈。其称梨汁为“天生甘露饮”，具甘凉润肺之性，有救燥养液之效。又称甘蔗甘凉、清热、充液，榨其浆，名曰“天生复脉汤”，是风温证中救液之良药。名西瓜汁为“天生白虎汤”，甘寒，清肺胃之热，用于霍乱转筋，目陷形消者特效。二是择食组方，提高疗效；王孟英常用二种以上食物配伍成方，运用于临床，如以生橄榄、生莱菔组成称“青龙白虎汤”，治喉证；海蜇、荸荠为“雪羹汤”，清热涤痰而顾护津液。三是药食配伍，相得益彰；如治朱氏妇悒郁思虑成疾，用甘麦大枣汤加藕煮汤频饮，即养心脾，又调脏燥而愈等。四是食汤代水煎药送服；如雪羹汤送服当归芦荟丸治疗疥疮；藕汤煎服清热凉血之品以治尿血茎痛等。虽饮食平淡之品，用之得当，颇见奇功，也充分体现了王孟英博大精深的学理知识和灵活多变的治疗法则。这些颇具特色的临证经验和治疗方法，对我们当今临床仍有很好的借鉴和指导作用。

四、王氏名方

王氏治温病亦创有许多名方。以下简介数方。

1. 王氏清暑益气汤

药物组成：西洋参、石斛、麦冬、黄连、竹叶、荷梗、知母、甘草、粳米、西瓜翠衣。

主治：暑热气津两伤证。身热汗多，口渴心烦，小便短赤，体倦少气，精神不振，脉虚数。

方解：方中以西洋参益气生津，养阴清热，合西瓜翠衣清热解暑，共为君药。荷梗可以解暑清热，又可理气宽胸；石斛、麦冬助西洋参养阴生津，共为臣药。黄连苦寒，其功专于泻火，以助清热祛暑之力。知母苦寒质润，滋阴泻火；竹叶清热除烦，为佐药。甘草、粳米益胃和中，为使药。方中药物大概可以分为两部分：一是清热解暑，如西瓜翠衣、荷梗、黄连、知母、淡竹叶，另一部分益气生津，如西洋参、石斛、麦冬、甘草、粳米。

2. 王氏连朴饮

药物组成：厚朴二钱，川连姜汁炒，石菖蒲、制半夏各一钱，香豉炒，焦、栀各三钱，芦根二两。

主治：胃肠湿热中阻。症见胸闷，恶心，纳呆，湿热蕴伏，霍乱吐利，胸脘痞闷，口渴心烦，小便短赤，舌苔黄腻。

方解：本证为湿热俱盛，蕴蒸气分，郁阻中焦之证。热盛气分，津液受伤，则见口渴，小便短赤、不利；湿邪内蕴，脾胃气机受阻，运化失常，故腹痛痞满，呕吐不纳，大便泄泻，口虽渴而不欲多饮；湿热俱盛，蕴结中焦，除上症外，尚有身热不退，汗出不解，午后尤甚，心烦不安，舌红苔黄滑腻，脉滑数等症。治宜苦辛通降，化湿清热。可用藿香左金汤或王氏连朴饮。在临床上，以王氏连朴饮为多用。

王氏连朴饮是治疗邪在气分，湿热并重、郁阻中焦的常用方。方中，黄连、山栀苦寒，清热泻火燥湿；厚朴、半夏、石菖蒲辛温与苦温并用，开泄气机，燥湿化浊；淡豆豉宣郁除烦，有透邪外出之效；芦根清热生津，兼有防厚朴、半夏等辛燥之用。诸药配伍，有清热燥湿、理气化浊之功。对发热汗出不解、口渴不欲多饮、吐利、脘痞、苔黄腻等湿热阻中证，有较好的疗效。若热重于湿，证见壮热、汗多、口渴饮冷、苔黄腻而干者，加滑石、寒水石、生石膏以清热泻火；若湿浊较重，证见胀满、苔厚浊腻者，加草果、白蔻仁燥湿辟浊，以消胀满；有呕吐恶心者，可加藿香、竹茹以和胃止呕；兼见白痦者，可加薏苡仁、淡竹叶以增透热渗温之功；若大便隐血者，加地榆炭、茜草炭以收敛止血。

3. 青龙白虎汤

药物组成：橄榄、生芦菔。

主治：消经络留滞之痰，解膏粱鱼面之毒，杜春季喉恙。

方解：此予自制方也。橄榄色青，清足厥阴内寄之火风，而靖其上腾之焰；芦菔色白，化手太阴外来之燥热，而肃其下行之气，合而为剂，消经络留滞之痰，解膏粱鱼面之毒，用以代茶，则龙驯虎伏，脏腑清和，岂但喉病之可免耶！且二味处处皆有，人人可服，物异功优，任久无弊，实能弥未形之患，勿以平淡而忽诸。

4. 甘露消毒丹

药物组成：飞滑石、淡黄芩、绵茵陈、石菖蒲、川贝母、木通、藿香、连翘、白蔻仁、薄荷、射干。

主治：湿温时疫，邪在气分，湿热并重证。发热倦怠，胸闷腹胀，肢酸咽痛，身目发黄，颐肿口渴，小便短赤，泄泻淋浊，舌苔白或厚腻或干黄，脉濡数或滑数。

方解：本方主治湿温、时疫，邪留气分，湿热并重之证。湿热交蒸，则发热、肢酸、倦怠；湿邪中阻，则胸闷腹胀；湿热熏蒸肝胆，则身目发黄；热毒上壅，故口渴、咽颐肿痛；湿热下注，则小便短赤，甚或泄泻、淋浊；舌苔白或厚腻或干黄为湿热稽留气分之征。治宜利湿化浊，清热解毒。方中重用滑石、茵陈、黄芩，其中滑石利水渗湿，清热解暑，两擅其功；茵陈善清利湿热而退黄；黄芩清热燥湿，泻火解毒。三药相合，正合湿热并重之病机，共为君药。湿热留滞，易阻气机，故臣以石菖蒲、藿香、白豆蔻行气化湿，悦脾和中，令气畅湿行；木通清热利湿通淋，导湿热从小便而去，以益其清热利湿之力。热毒上攻，颐肿咽痛，故佐以连翘、射干、贝母、薄荷，合以清热解毒，散结消肿而利咽止痛。

5. 蚕矢汤

药物组成：晚蚕沙三钱，木瓜三钱，生薏仁四钱，大豆黄卷四钱，川连二钱，醋炒半夏一钱，酒炒黄芩一钱，通草一钱，吴茱萸（炒）六分，炒山栀二钱。

主治：霍乱吐利，转筋，肢痛，口渴烦躁，危急之症。

方解：方用蚕沙、木瓜化湿和中，并除霍乱转筋，配以黄芩、黄连、栀子清热燥湿，半夏、吴茱萸降逆止呕，诸药配合，湿除热清，清升浊降，使转筋得止，吐泻得愈，为其配伍特点。

五、后世影响

《温热经纬》既是王氏的代表作，也集中记载了他对温热病的认识与经验。其中明确提出“新感”“伏邪”两大辨证纲领，重视审同察异，灵活施治，充实并发挥了温病的发病机理和辨证施治理论。王氏认为：“温证误作伤寒治而妄发其汗，多有此候。”又说：“温证误投热药补剂亦有此候。”认为温病忌汗，因为出汗退热并非治温病根本之法。温病自内发，由三阴而三阳，不同于伤寒之由太阳入三阴。后世治温热病者亦多以此为伤寒、温病之分界。王氏采《伤寒论》治阳明病方法以治温病，认为仲景六经原不专为伤寒而设。任何病但见阳明证即作阳明治。伤寒、温病同证同治，不在名称之辨。王氏主张治温病宜用轻质平淡之法。认为：“此论温病仅宜轻解，况本条所列，乃上焦之治，药重则过病所。”吴茭山云，凡气中有热者，当行清凉薄剂。吴鞠通亦云“治上焦如羽，非轻不举也”。此说对后世治温热病影响深远。王氏对“暑”症，亦多论辨。认为当时医家有“暑必兼湿”说不可过于执信。此认识亦有其独到处。

六、结语

王孟英生活在西学东渐的时代，他对当时传入的西方医学持开明态度，不抱门户之见，并据理批评了中医界有些人尊经崇古、拒绝接受西说的守旧思想，反映了他善于吸取新知的治学精神。更值得指出的是，王孟英十分重视临床，注意从实践中求得真知。他平时诊务繁忙，广泛接触病人，从而积累了丰富的临床经验。王孟英毕生致力于中医临床和理论研究，在王氏学术成就之中，对温热病有明显擅长。他认为当时名家“不惑于昔人之谬论而辨其为风温、为湿温、为暑热、为伏邪，仍以时感法清其源。”足见他的思想不保守，能实事求是地认识温热病患者的所见症状，因而他对温热病的治疗效果亦十分出色。对温病学说的发展作出了承前启后的贡献，尤其对霍乱的辨证和治疗有独到的见解。重视环境卫生，对预防疫病提出了不少有价值的观点。

李鑫辉

参考文献

[1] 丰广魁 .《温热经纬》温病学术思想浅析 [J]. 辽宁中医杂志，2011，38（12）：2357–2358.

[2] 周富明，费德升 . 王孟英学术思想初探 [J]. 安徽中医学院报，2004，23（3）：4–6.
[3] 彭景星，彭慕斌 . 王孟英医案赏析 [J]. 中国中医药报，2014.
[4] 钟有添 . 王孟英治疗不寐验案举隅 [J]. 广西中医药，2014，37（3）：61–62.
[5] 王孟英 .《王孟英医案・风温》[M]. 北京：中国中医药出版社，1997.
[6] 王孟英 .《温热经纬》[M]. 北京：人民卫生出版社，2005.

承前启后，汇通中西
——张锡纯疫病理论与实践创新

张锡纯是中国近代中西医汇通学派的代表人物之一，是著名的中医学家，他的学术思想在近现代中医史上占有重要的地位。张锡纯在精研中医经典的基础上，吸收西方医学，总结自己的经验，著成了《医学衷中参西录》，该书涉及病症广泛，有医论、方论、病案、讲义等，记录翔实，用药讲求实效，内容十分丰富，并且融合了西医的理论，对中医的发展起到了推动作用。张锡纯生活的年代为公元 1860 年至公元 1933 年，这个年代的中国有多次较大疫病的流行，张锡纯医术高明，也参与了疫病的防治，他汇通中西的学术思想也融入到疫病的防治中，具有十分重要的意义。

一、创新背景

张锡纯（1860—1933），字寿甫，籍山东诸城，河北省盐山县人。他自幼继承家学，熟读儒家经典，在乡试落第，父亲去世后，潜心钻研医学，熟读《内经》《难经》《伤寒杂病论》等经典，屡次治愈危重患者。

张锡纯生活年代是清末民初，西方科学技术传入中国，对中国传统文化造成了冲击，主张学习西方科学的学者和敌视西方文化的学者形成了不同的意见。但西学东渐的历史洪流给张锡纯提供了中医西医汇通学术思想的条件，他潜心学习研究西方科学，不仅是西医学，数学、物理、化学、生物、天文都有涉猎，不断尝试中西医的结合，寻找二者汇通的途径。

张锡纯认为医生当“衷中参西”，治病当以中医为主，参考西医，他将中医理论与西医生理学、病理学、西医诊断和用药相结合，加上自己丰富的临床经验，写成了《医学衷中参西录》。书中体现的思想充满了创造性和实践性，例如他认为“心脑共主神明”“肝虽居右，其气化实先行于左”“厥证即脑充血证”，将当时西医学认为的“脾能制造白细胞”与“脾为营之居所”相结合；认为“石膏含硫氧，所以可以凉散解表透肌”“阿司匹林味酸，可发汗、散风、除热”，创立了中西药结合的方“石膏阿司匹林汤”。

二、理论创新

张锡纯中西汇通，对疫病防治的理论创新主要有：一是明确疫病具有“传染性”，提出治疗须尽早用“解毒”药；二是主张伤寒与温病皆以六经为纲诊治；三是疫病的诊治注重“三因制宜”；四是丰富了对鼠疫、霍乱、白喉、烂喉痧的认识。

（一）明确疫病具有“传染性”，治疗须尽早用“解毒”药

张锡纯在《医学衷中参西录》记载有“疫与寒温不同。寒温者，感时序之正气。因其人卫生之道，于时序之冷暖失宜，遂感其气而为病。其病者有一二人，而不相传染。疫者，感岁运之庚气。因其岁运失和，中含毒气，人触之即病。《内经》刺法论所谓无问大小，病状相似者是也。其病者，挨户挨村，若摇役然，故名曰疫，且又互相传染也。《内经》本病论有五疫之名，后世约分为寒疫、温疫”。他明确指出，疫病与其他外感病不同，是感受了“岁运之戾气”，说明疫病具有传染性，与普通外感不同。张锡纯还提出，治疗疫病，在初起时就必须尽早用“兼用解毒之药”，因为他融合西医学的知识，认为有传染性的疫病多由“毒菌”感染引发。

（二）主张伤寒与温病皆以六经为纲诊治

张锡纯认为“伤寒与温病，始异而终同”，虽然当时温病学派的理论已发展成熟，对中医学的影响巨大，但他同意俞根初、陆九芝等医家“寒温统一”的思想，认为温病属于广义的伤寒，用仲景的《伤寒论》论治温病才是“入手之正路”，他提出“《伤寒论》中原有温病，浑同于六经分篇之中，均名之为伤寒，未尝明指为温病也”。张锡纯认为张仲景《伤寒论》的三大提纲条文为中风、伤寒、温病，不同于以“卫中风、营伤寒，营卫俱中伤寒”的桂枝汤、麻黄汤、青龙汤为三大提纲的观点。

张锡纯对温病的治疗重视阳明，认为温病的传变是由太阳迅速传变入阳明，无论是伤寒还是中风，入阳明后都转归为温，不同于温病学派卫气营血和三焦传变的理论。同时还注重汗解透表法。他提出麻杏石甘汤可治疗温病初起，石膏用量为麻黄的十倍，并可服阿司匹林以助发汗，或可用大剂量薄荷代替麻黄；他治疗春初或秋末气候冷热转化的时候，温病初起，用大青龙汤，并

且用薄荷、连翘代替桂枝；温病入里时，可选用白虎汤、茵陈蒿汤等方；治疗温病在少阳，则用小柴胡汤加石膏；治疗"冬伤于寒"的少阴温病，则可用黄连阿胶汤；温病差后可用竹叶石膏汤清余热。他还创制了一系列治疗温病的自制方，如清解汤、凉解汤、寒解汤、石膏阿司匹林汤、坎离互根汤等。

虽然后世医家对"寒温统一"，包括张锡纯的观点争论不休，但是他提出的学术思想可以从不同的角度指导疫病的治疗，也推动了中医学的发展。

（三）疫病的诊治注重"三因制宜"

张锡纯对疫病的诊治十分注重"三因制宜"。例如他在《医学衷中参西录》中提到："城市污秽必多，郁而成沴，其毒先见。乡村污秽较少，郁而成沴，其毒次及。"指出鼠疫的发生与环境关系密切，城市相对农村污染较多，所以更易爆发鼠疫，这就是"因地制宜"的思想。另外，他认为仲景年代的人阴气不易亏损，当今的人却因气候、身体的变化，阴分易损耗，所以用药要"因时制宜"，治疗外感邪气当减小辛温药的用量；他论述霍乱时，还分析了1902年和1932年的大流行，认为气候异常、五运六气在发病中起了重要的作用。还有，他提到治疗痢疾，用太猛烈的药可能会加重体弱患者的病情，这就是"因人制宜"的思想。这体现了张锡纯对疫病的病因认识、治疗，充分考虑了"三因制宜"的原则，具有很高的学术价值。

（四）丰富了对鼠疫、霍乱、白喉、烂喉痧的认识

张锡纯的生活年代，有几次大的鼠疫流行。鼠疫这一病名在古代文献中的论述较少，但随着张锡纯等中西汇通学者西医知识的丰富，鼠疫病名被逐渐熟知。张锡纯不仅认识到鼠疫和环境关系密切，他还提出鼠疫"发生之初，原与少阴伤寒中之热证相类，追至其极点，始酝酿成毒，而互相传染"，还有"实验鼠疫毒菌之形状，为柱形，两端皆实而中空，其中空者，亦即阴阳之气，不相接续之象也"。他还提到"盖肾之肖象为鼠，天开于子，子于五行为水，取象于鼠，肾为天一生水之脏，故其肖象为鼠也。鼠与肾或有气类相投之处，是以鼠毒之传入，而先入于肾，为其病由肾起点。是以其病候之初期，与少阴寒温证相同也"，这种观点虽有欠妥，但丰富了医家对鼠疫的诊治经验。

霍乱这一病名在古籍中多有记载，张锡纯将"霍乱"与西医的"虎列拉（外文发音）"并称。他认为"霍乱之证，西人所谓虎列拉也""用显微镜审察此病之菌，系弯曲杆形，是以此证无论凉热，惟审察其传染之毒菌，现弯曲杆形即为霍乱无疑也"，将西医对霍乱弧菌的认识引入中医的理论中来认识疾病。对霍乱病机，他认为霍乱虽有阴阳寒热之分，但大多数患者病性属阳，当用凉药治疗，属于阴证用温药治疗，或者属于半阴半阳用和剂治疗的情况非常少。

白喉在近代也流行较频繁，张锡纯认为白喉属温病范畴，病机为“心肺先有蕴热，内逼心肺。则心肺之热，遂与邪气上并，而现证于喉”。他还认为中医的烂喉痧，就是西医学的猩红热，“多系有传染之毒菌”，治疗可清热透疹。

三、实践创新

张锡纯将自己的理论融会贯通，运用于对疫病的诊治过程中，对疫病防治的实践创新主要有：一是创制许多疫病防治的方药，临床疗效可靠；二是记录了翔实的疫病病案资料，具有很高的文献价值。

（一）创制许多疫病防治的方药，临床疗效可靠

张锡纯在治疗温热疫病时，擅长运用石膏，他认为石膏性凉宣散，有很好的透表解肌的作用，并且要用生石膏，不用煅石膏。许多证候他还主张用薄荷代替麻黄，增强疏散风热的作用，配伍石膏，一宣一降，治疫病的效果很好。

另外张锡纯中西汇通，还用石膏与阿司匹林同用，增强发汗的作用，如“石膏阿司匹林汤”；治疗温病创制了清解汤、凉解汤、寒解汤、滋阴宣解汤、仙露汤、镇逆白虎汤、镇逆承气汤等；治疗瘟疫瘟疹创立了青盂汤、护心至宝丹、清疹汤；对鼠疫的治疗，主要是从少阴入手，认为鼠疫是少阴伤寒寒热较重的情况，用黄连阿胶汤变通，创制了“坎离互根汤”；认为霍乱为最险要紧急之证，治疗时应分清阴阳，“阴证宜治以温药，阳证宜治以凉药”，创制了急救回生丹、卫生防疫宝丹、急救回阳汤三首方；治疗猩红热，主张透疹，可用薄荷、连翘、蝉蜕等托表药，或用白虎汤、麻杏石甘汤重用石膏治疗，也可用阿司匹林发汗透疹；治疗肺痨即肺结核，创制了醴泉饮、滋培汤、清金解毒汤、安肺宁嗽丸、犀黄丸等，也可配合阿司匹林解热；治疗疟疾创制了加味小柴胡汤，主张不要用青蒿代替柴胡，因为柴胡的升提透邪作用更强；治疗疫证结胸创制了荡胸汤。

他创制的众多方剂颇具特色，以六经辨证的方法治疗温病、疫病的“寒温统一”的思想贯穿其中，临床疗效好，为后世治疗疫病提供了大量的方药资料，有较高的学术价值。

（二）记录了翔实的疫病病案资料，具有很高的文献价值

张锡纯诊治疫病采用中西汇通的思想，在他的《医学衷中参西录》中记录了许多有关疫病的病案，如瘟疹发热病案、瘟疫发热病案，疟疾病案等等，他的病案记录翔实，不仅患者的性别、年龄、症状俱全，方药、剂量、药物煎

服法也十分具体。一些病案还对疫病的流行情况，流行原因做了记录，如鼠疫病案有这样的描述："一九二一年，黑龙江哈尔滨一带鼠疫盛行，奉天防范甚严，未能传染入境。唯银行之间互相交通，鼠疫之毒菌因之有所传染。"这些丰富的内容给后世医家研究疫病的防治提供了大量的参考资料，具有很高的文献价值。

四、后世影响

张锡纯作为"中西汇通学派"代表人物之一，首先他强调"衷中参西"，是以中医理论为核心，参考融汇西医学对疾病进行诊治，他在当时西方科学冲击中国传统文化的时代背景下，没有唯西医至上，也没有排斥西医，而是用中西医结合的方法发展中医理论，走在了学术的前沿。对于疫病的认识，尤其是鼠疫、霍乱、白喉、烂喉痧、肺结核等传染性疾病，他能够认识到是由于感染"毒菌"导致的，气候、环境对发病有很大的影响，可见他对疫病的病因、病机、治疗用药的认识也是中西汇通、承前启后的。其次，张锡纯认为温病包括疫病的辨证治疗也应该统一于张仲景《伤寒论》六经辨证中，他以《伤寒论》的理论和经方为基础，既很好地继承了经旨，又在其基础上变通，结合当时的气候、人体质的变化、环境的变化，对温病的治疗提出了新的加减，提出了很多宝贵的用药经验，创制了大量的新的方剂，可谓综合伤寒、温病于一体，非常有特色。他的理论源于中医经典，但又有发挥和发展，对后世医家诊治温病、疫病提供了更广的思路，有很高的参考价值。再次，张锡纯《医学衷中参西录》书中记载的有关疫病的病案，内容丰富，为后世医家了解当时疫病的流行情况、出现的症状、治法、方药提供了大量的文献资料，有很高的学术和文献价值。

五、结语

张锡纯在当时被誉为"中医四大家""海内三张""华北第一捷手"，他的《医学衷中参西录》被称为"第一可法之书"。虽然受当时西学东渐时代背景的限制，他的一些观点在学术界存在争议，还有不尽完善之处，但他医术精湛，求真务实，勇于突破创新，承前启后，汇通中西，对后世医家有关疫病的认识影响深远，更对中医药的发展，中医西医两种科学体系的结合起到了巨大的推动作用。

睢世聪

参考文献

[1] 石智尧 . 浅论张锡纯对麻杏石甘汤的认识 [J]. 名医，2020（03）：256.

[2] 张崇岭，王军，高蕾 . 从阳明证试述张锡纯寒温统一思想 [J]. 上海中医药杂志，2020，54（02）：48–50.

[3] 吴素伟，杨世雷 . 论《医学衷中参西录》中石膏之妙用 [J]. 中医研究，2019，32（06）：3–5.

[4] 席燕，钱会南 . 从《医学衷中参西录》剖析张锡纯对三因制宜理论的拓展运用 [J]. 环球中医药，2019，12（06）：953–955.

[5] 邝沃华 .《医学衷中参西录》治疗温病组方用药特点研究 [D]. 黑龙江中医药大学，2016.

[6] 钟慧群，李萍，王迪 . 浅析张锡纯“中西汇通”的用药特点 [J]. 辽宁中医杂志，2013，40（11）：2243–2244.

[7] 郑言 . 张锡纯中西医汇通思想研究 [D]. 山东大学，2012.

[8] 李悦，王秀莲 . 张锡纯治疫思想及经验 [J]. 吉林中医药，2009，29（07）：556–557.

学贯中西，创新中医
——恽铁樵温病理论与实践创新

恽铁樵是我国清末民初的文学家，翻译家，中医临床家，中医理论家，近代中医教育学家，是中国中西医汇通派代医家。其一生自强不息。在教育、文学、医学领域声名卓越，尤其在医学上卓有建树，其对于《黄帝内经》《伤寒论》《温病条辨》理论都深有研究，对中西汇通理论方法有全面、深刻、全新的见解。恽铁樵首创中医函授教育，培养大量中医学界的骨干力量，其创办的铁樵函授中医学校成为近代中医教育史上以函授形式办学影响最大的中医学校，为中医药事业的复兴作出了重要贡献。恽铁樵一生撰写了大量的医学著作，其学术思想在近代中医学发展史上产生了深远的影响。

一、创新背景

恽铁樵（1878—1935），名树珏，号冷风等。恽氏出生于福建省台州，5 岁丧父，11 岁丧母，后随亲戚到江苏省武进县野南街生活。其五世祖恽南楼为清代名医，伯父恽西农善内科，堂兄恽仲乔在家乡行医，颇有名声。13 岁就读于私塾，长于古文，16 岁中秀才，20 岁研读儒家及《素问》《温病条辨》《医学三字经》，25 岁考入南洋公学（西安交通大学前身），攻读外语和文学。成为近代中医界既精通旧学，又系统接受新学教育的第一人。1906 年恽铁樵以优异的成绩毕业后到湖南长沙一所中学教书，辛亥前期回上海，到浦东中学执教，执教之余翻译并出版数篇中篇小说，开始他的文学生涯。1911 年，在商务印书馆任编译。1912 年，主编《小说月报》，担任编辑，又创作和翻译小说。因受丧子之痛，发奋学医，研究《黄帝内经》《伤寒论》《千金方》，曾拜学于上海名师汪莲石。公元 1921 年恽氏弃文从医，不久便名声大振，尤善儿科。创制了许多有效新方，儿科相关著述有《保赤新书》《惊风经验谈》《痧子调护法》等。1922 年著《群经见智录》，1923 年著《伤寒论研究》，对《伤寒论》六经提出新的认识，1925 年他与章太炎及其弟子张破浪等在上海创办“中医通函教授学社”，通函受业者达 400 余人，而此时废止中医事件爆发，恽铁樵提出中西汇通的思想。1933 年办“铁樵函授医学事业所”，后改为“铁樵医药事务所”，通函受业者达七百六十余人。培养了一大批中医人才。1934 年 1 月，创《铁樵医学月报》，至 1935 年 12 月，共出版二卷二十期。

恽铁樵有难能可贵的神农尝百草的精神。他非常重视亲身实践。他为了体验药物性能，不惮亲自尝试而后施于人；为了体验中医西医的差异，不惜亲身患病而后治之。忙碌于行医、办学，操劳过度导致身体虚弱，长年积劳成疾，晚年即使瘫痪在床，仍然坚持口授著书，不曾懈怠，于 1935 年 7 月 26 日在上海辞世（57 岁）。

恽铁樵能在医学上有如此造诣，与当时的时代背景有一定的关系。其受家乡“孟河医派”之影响颇深。他遍览古今医书，旁及西洋医学译本，扎实的文学功底，中医文化的熏陶，新科学知识的勇于接受，都对其成为一代名医起到了积极作用。

二、理论创新

恽氏治学，不因循随俗，不迷信权威，快人快语，文如其人。他虽崇古而不泥古。在继承前人学术的基础上，结合自身实践，以及对于新科学知识的探索，对于中医疫病各个方面提出了新的辨证理论，其主要创新点在：

（一）主一切热病皆伤寒之谓说

温病学派认为，所谓温病即热性病，是由温邪所致。恽铁樵则提出自己不同的观点，认为“温病者，热病也，热病者，伤寒也……故曰：人之伤于寒也，则为热病。冬之热病是伤寒，春之热病仍是伤寒，夏之热病，秋之热病，依然是伤寒。故曰：‘凡热病，皆伤寒之类也。’”既然都是伤寒，又为何有风温、暑温、湿温等温病之谓呢？恽铁樵认为，这都是“因时令之异而兼六气之化，故命名如此”。并认为“凡热之而热，寒之而寒，惟死体为然，生物则否……故谓受热而病热，无有是处”。从而否定了温邪致病的观点。恽铁樵还结合《黄帝内经》理论，举出“夏至一阴生，热在外，寒在内，故其病多洞泄寒中。霍乱有转属而为热病者，则因其初病时亦感寒也。乃若伤湿则为脚肿、为皮肤病，而患疮疡亦不发热。其长夏而病发热者，依然是伤寒也”等例子来证明后世所谓的温病之名乃伤寒之谓，温邪致病也是寒邪致病，可谓伤寒为温病之源，推崇“一切热病皆伤寒”之说。

伤寒学与温病学是中医从两个不同的侧面认识外感热性病而形成的不同学说，无论是从传统的病因学角度，还是从现代的传染病病因学角度，只以温热之邪作为温病的唯一病因的理解和认识显然是狭隘的。这种观点也有其不足，从病因上来说，六淫之邪已然不能涵盖吴有性之“戾气病因说”。从证候表现上来说，起病急骤，早期即表现为但热无寒之温病显然很难用辛温发汗的伤寒方来解决。可以说，温病是《黄帝内经》所论热性病的一种，温病学说是伤寒学说的延续和发展，如治疗温病的方剂有许多就是由治伤寒病的方剂化裁而来。像白虎汤加味而成化斑汤，由炙甘草汤化裁而成的一甲、二甲、三甲复脉汤，救逆汤，由调胃承气汤去甘草加生地黄、玄参、麦冬而成增液承气汤等。因而，既要看到温病学与伤寒学的渊源之处，又要看到它们之间的不同之处。从清代中晚期即开始出现的寒温融合观点，主张用伤寒与温病两种思路来应对不同的热性病，是一种相对全面的认识。

恽铁樵深受传统经学熏陶，又经西医学及废医派的影响，使其既具有尊古守经的保守思想，又具有革新和批判的意识。导致其在晚清至民国时期，伤寒与温病之争所致病名的混淆不清，加之西医微生物学能够将不同微生物所致的疾病依微生物之不同而能够分清不同种疾病的情况下，力主对伤寒温病进行一次彻底的正名工作。根据《黄帝内经》《难经》《伤寒论》等经典著作对伤寒与温病在概念上的解读，虽然看到了两者与时令的关系，但是忽略了时令对两者差异形成的作用，反而认为所谓的温病只是不同时令的伤寒罢了，没有本质的区别，因而才支持“一切热病皆伤寒”的观念。

（二）质疑温病学派“三焦辨证”说

温病三焦辨证说始于吴鞠通的《温病条辨》一书。恽铁樵以为吴鞠通的“三焦辨证说”之“三焦”与《黄帝内经》所言之三焦概念“丝毫无相通之处”，并列举《黄帝内经》《难经》中有关三焦之说来说明其之谬：“①《灵枢·本输》篇云：三焦者，中渎之府也，水道出焉，属膀胱，是孤之府也，是六腑之所与合者。②《难经·三十八难》：府所以有六者，谓三焦也。有原气之别焉，主持诸气，有名而无形，其经属手少阳，此外府也。③《灵枢·经脉》篇：三焦手少阳之脉，起于小指、次指之端……下膈，循属三焦。其支者……交颊至目锐眦。是动则病耳聋，浑浑焞焞，嗌肿，喉痹；是主气所生病者，汗出，目锐眦痛，颊痛，耳后、肩臑、肘臂外皆痛，小指、次指不用。”从上述三段引文大意来看，恽铁樵认为“三焦有三种：其一，三焦者，决渎之官，专指分泌尿液说。其二，三焦者，水谷之道路，气之所终始，专指消化力与卫气说。其三，三焦为手少阳经，为十二经中之一。滑伯仁、徐灵胎皆云：言决渎之官者，为下焦气化之三焦；言手少阳者，是有名无状之三焦；言消化与卫气者，是有名有状之三焦。准此以谈，是古人定名不讲究也。然无论何种，与《温病条辨》皆不合”。从而否定吴鞠通温病以“三焦辨证”之说。

恽铁樵立论尽管有根有据，然而吴鞠通之“三焦辨证”只是对温病发展阶段以上、中、下（或表里）划分的一种尝试，与叶天士之“卫气营血”辨证说及张仲景之六经辨证伤寒说一样，是想更好地把握温病病程发展规律，从而为临证认识温病、治疗温病提供辨证治疗思路。经长期的临床实践说明，其不失为可以体现某些类型温热病传变规律的一种辨证论治系统。可以说此“三焦”非彼“三焦”。

（三）驳斥“温病自口鼻而入”说

吴鞠通据叶天士“温病犯肺，逆传心包络”之说，而提出“伤寒从毛窍入，温病从口鼻入”的温邪传播途径。恽铁樵不以为然。其曰：“大约鞠通创温病自口鼻而入，为其最得意之语。不知此说绝不可通，试逐层推敲之。①《黄帝内经》言：凡热病皆伤寒之类，凡邪风之害人，皆始于皮毛。今言：从口鼻入，由里出外，是必温病在《黄帝内经》‘凡热病’三字范围之外而后可。②既言从口鼻入，鼻通于肺，故在手太阴。然则口通于脾，不在足太阴乎？③《黄帝内经》言：天之邪气，感则害人五脏。此言不治皮毛，即有害五脏之可能。所谓病能也，曰水谷之寒热，感则害于六腑，此真从口入者，更证之于实验。饮冰而洞泻，触秽而为霍乱，空气中微菌传染为各种疫病，此真从口鼻入者。若云天之邪气，感也从口鼻入，于《黄帝内经》无征。”

恽铁樵根据《黄帝内经》的条文，作为判断温病理论是否正确的依据。与《黄帝内经》不符，因而得出温病学派所谓“风温犯肺”“温病从口鼻入”的观念就是错误的结论，显然是不足为证的。温邪自从口鼻而入，中医温病学的原创性理论，是一种进步。参览现代传染病学之传播途径理论，消化系统与呼吸系统两大类传染病占了很大的比例，因而，温邪从口鼻入的观点是正确的。恽铁樵之所以有此温病观和态度，分析起来，大概有以下几点。明末清初的温病学主张寒温有别，此时的温病学主要体现在吴又可的“瘟疫”范畴，主张“瘟疫”有别于“伤寒”，温病学以“伏邪”温病为主张；清代中期，温病学以叶天士的“新感温病”为代表，是温热病与伤寒病之争的重要分水岭；清代晚期时，伤寒热病说抬头，主张温热病为伤寒病本义的延续，代表者为陆懋修。而恽铁樵辨议温病主要是以陆懋修的观点为依据，受其影响较大。同时温病学理论的不尽完善，时医中一些医技不精者所导致的临证疗效的差强人意等原因，也为恽铁樵批驳温病提供了一定的依据。

（四）提出“中西医汇通”思想

恽铁樵提出“中医要改良是必须的，无二无疑的”“中医不改良终无自存之希望”，为了捍卫和发展中医事业奋起反抗，据理批驳诋毁中医的各种谬论，着有大量著作、文章，与余云岫之中医不科学观点论战达两年之久。恽氏立足于保持和发扬中医的优良传统，提出了不少深刻的有关方法论的问题，对我们有一定的启迪。

三、实践创新

恽铁樵在医学学习中敢于创新，对多种中医疫病中西医汇通治疗都有独到的见解。创立了有效的新方，提供新治法，对中医临床有重要的指导价值。

（一）批驳温病学派用药

恽铁樵在《温病明理》一书中提出温病学派所创立的方剂“无有是处”，所谓“清宫、增液、一甲、二甲、大小定风珠，一派滋腻之药”。其引用伤寒派陆懋修驳斥温病医家临证医案中用药弊端的观点，对叶天士在热病中使用石斛一例大加批判，认为此物最为热病所忌。认为正确的用药当是用生地黄，其解释道：“生地黄之功专能凉血，血之就干者，得此可以转润，故暑温证之汗多舌绛者最宜。石斛则非血分药，《本经》言其能厚肠胃，实与血分无与，且此物之功效专能生津。暑温无不兼湿，生津则助湿，胸痞乃益甚，所以不可用”。并痛斥“今之时医，乃以羚羊、犀角为惯用品，以石斛为藏身之窟，不问伤寒温病。甘凉之剂，一例混施。最可恶者，以石斛施之风温、痧疹，致咳嗽、发热之病，十九成急性肺炎；当出痧子者，痧不得出，终成内陷。病家不知其故，医家不知其故，覆辙相寻，滔滔皆是，皆鞠通、王孟英所造孽也”。

事实上，任何一种治疗性用药均可以说是双刃剑。用之得当则治病，用之不当则增病。石斛如此，生地黄亦如此。恽铁樵所指“清宫、增液、一甲、二甲”的确都是滋腻之品，但用之得当不失为治病之剂。用药过于清灵，但以花果类入药，不求有功，但求无过，的确是有些温病医家临床用药时存在的问题。但若以此一概否定温病学说的理论，却有失公允。

（二）对麻疹治则及逆证有独特见解

恽铁樵对麻疹的治疗有独特的临床经验，以宣肺、发表、解肌、透疹为根本原则。其治疗法则概括为三个步骤两个反对。三个步骤即初期宜宣肺疏表，中期应解肌透疹，后期则要养阴清化。恽铁樵强调治疗必须顺应机体抗病的本能，因势利导。麻疹透发以疹点稠密于面部，尤其以两颊及人王部（面部中央，鼻准两旁）畅透红润为顺利，此为邪毒出于阳分、表分，为顺证、轻证；如果面部疹点不显，甚至色白，为邪分内陷，将引起肺炎等并发症，为重证、逆证。两个反对即一反对用保赤散类泻药，二反对用石斛养阴，其在所著的《保赤新书》中提到，许多医者认为小儿不外风寒食积，妄用保赤散等一类泻药，实则犯了《伤寒论》太阳病误下之禁。另外如过早用石斛等甘凉类药抑遏邪机，则疹不得透发，就会发生种种恶候。

恽铁樵认为麻疹逆证有三："一为气急鼻煽，是气管、支气管等呼吸系统的炎症，治疗当驱逐风寒，二为高热无汗，鼻旁口唇发青，手足冷，为表闭，正气不能胜邪，病毒内攻；三为热毒内陷，大便泄泻。"对于前两点麻疹之逆证，历代医家并无争议，可对于麻疹并发泄泻，危险与否，为顺为逆，一向是中医界古今辩论之焦点，如夏禹铸、翁仲仁、陈飞霞等辈，均视麻疹见泄泻为病情发展的顺症，民国时期的吴克潜亦持相同观点："痧疹不忌泻，泄泻为邪有出路，惟二便不利，颇多凶症，故治法大忌止泻，然不泻者，必故意使泻，以免累及无辜也。"然而恽铁樵则提出不同的观点，认为泄泻是痧子最危险的症候，其理由为"痧子见点的时候，讲究很多……这传变期内，最要紧的是大便不可泄泻，泻则下陷，痧子不得出，以后就步步棘手，这个病有一个奇处，病毒一定要从皮肤里出来，所谓出来，就是见红点，红点见得越多，病势越见得减轻，若是红点见之无可再见，就是病毒净尽，病就好了，若是泄泻，红点就不见了，或见得很少，若是泻的厉害，红点已经见的，就会忽然没有，病必增剧，那病毒断断不从大便里出去的，所以泄泻是痧子最危险的症候。"在《沙麻下利》一文中恽铁樵采用清热止利，清宣上中之法使痧麻畅透，转危为安。阮其煜认为麻疹合并泄泻宜"辨寒热，热以葛根为主，寒以炮姜为主，取其辛凉透达，又能升举下陷。"尤学周指出"泄泻而早收者，补中为要，方用白术二钱五分，葛根二钱，防风一钱，炒荆芥钱半，木香七分，砂仁五分"间从上述医家的治疗经验中均验证了恽铁樵提出的麻疹病毒不会从大便里出去，只能从皮肤中宣透而出，如大忌止泻，则会加重病情，邪陷更深。

（三）辨舌经验总结的新经验

恽氏深谙解剖学，每诊舌必看舌面组织之变化。他指出，舌面无皮，仅有膜，此膜却与其他黏膜不同。

中医学认为，舌苔禀脾胃之气而生，脾主运化，胃为水谷之海，胃在五行属土，舌苔之与胃，辟若草之与土地；舌苔之与胃气，辟若草之与阳光；舌苔之与胃阴，辟若草之与水分；而舌苔之与浊气，则辟若草之与肥料。恽铁樵非常重视舌苔的观察，他指出："舌面粒粒耸起者为味蕾。味蕾之下蒙有一层甚薄之白色垢腻物，其厚度刚能填满味蕾相接处之微凹，使舌面显平滑状。此一层薄垢，即通常所谓舌苔。"他认为"无病之人，必有薄苔一层者，示胃肠间新陈代谢之过程也。"由此可见，舌苔与胃肠具有密切的联系。为了进一步论述舌苔与胃气的关系，恽氏采用西学知识进行解释。他说："胃有消化能力，肠有吸收力，则有苔，若胃肠完全不能工作，则无苔。胃之纳食，其容量有一定程限，在其程限制之内，当然为正当之消化，若过其适当之程度，则必影响其消化与吸收，而此时舌面则无苔，并平日应有一层薄垢亦无之，第见味蕾粒粒耸起，而舌面则润，以意测之，当时大本营受病，不复能与前线相呼应之故。"所以说，舌苔是胃气的体现。

平常人舌面上布有较密的味蕾，味蕾内有味觉神经，所以饮食入口能辨其味。味蕾似专为胃而设，可充当胃的第一道防线。凡是食物与胃相得者味蕾则接受，与胃不相得者则拒之，因此食物入口即呕吐多缘于味蕾与胃的联动效应，恽氏通过观察，结合现代医学知识，形象地描述所吃食物如不和胃，则味蕾先知，后引起胃的排斥反应，将不适合于人体的食物拒之于外，由此可保护胃气不受外来不当饮食之侵害。恽氏将味蕾作为胃的首道防线的提法别出心裁，得益于其西医学知识的广博，在当时的中医界能有如此细心的观察和推理实属难得。在细观味蕾的基础上，恽氏提出味蕾可察人之胃气，舌面上味蕾的多少可反映胃病的浅深。他举例小儿多食症和因吸食鸦片而致多食者的舌象以验证其说。前者是由于父母溺爱，嗜食不节，渐至胃液伤。后者则因烟之刺激，逐渐出现善饥嗜杂食的症状，这一人群多患胃病。上述两类患者都出现舌剥之象，即舌面一部分去皮一层，无味蕾。于是恽氏推断，味蕾与胃消化力存在某种联系。味蕾丰富则消化力强，味蕾减少则舌的感觉能力减弱，总欲进食，但食后仍有不饱之感，遂嗜食更加严重，没有节制，终致消化力不胜食物，导致胃病愈重。舌苔光剥多为胃阴亏虚之证，胃病明矣。恽氏将古人之说发扬光大，用现代医学知识加以阐释，指出光剥之舌的本质是味蕾的缺失，而味蕾又与胃密切相关，所以光剥舌和味蕾的多少皆可反映胃病的浅深。这一提法对于后世舌诊的现代研究起到了抛砖引玉的作用。

恽氏认为，阳明腑证之舌苔重在厚腻，同时伴以腹痛、拒按、矢气、潮热等症，两者治法截然不同。若劫津舌误用承气汤攻下，必至息高不救。小儿食积所致的发热有时舌苔未必见黄，但这并不代表胃中没有食积，多数情况下在用辛凉解表剂之后热暂退，黄苔始现，此时则需攻下食积。若伤寒温病等外感病，出现舌体前半部分苔薄，而舌根苔厚而白，是为柴胡证。外感病中出现舌中部有苔，但边际无苔，垢净之界非常分明者，则是表证不解，反而误服石斛等滋阴之剂使然。恽氏指出，此时仍应解表为主，若被边际无苔之象所惑，认为阴虚而多服石斛等滋阴之剂，则舌苔反会渐至消退。产后劳伤，舌上可出现直纹如剥皮的萝卜，此为虚证，当与补益剂治疗。此时若舌苔黄而干，虽紧砌但不甚厚，则不可攻，恽氏告诫“攻之必死，宜归芎地黄之类以养血，舌苔自化”。由上可见，恽氏对于厚腻之舌苔未必尽用攻下之法，必详加辨证，以免误下，其论治之缜密值得我们学习和借鉴。

（四）中西汇通辨治惊风、喉症、霍乱

恽铁樵认为小儿惊风，内因于食积，外因于风寒及惊恐。在惊风发作前期，从患儿唇舌、手指、眼睛、人王部的色候进行观察，对小儿惊风前兆症状，由浅入深，归纳为下列四种：①唇常动，舌尖常抵唇，面色青，手指冷，啼哭无泪，目光异常；②手握有力，作握拳状；③眼白发红，有红筋出现于巩膜；④人王部隐青色，且往往与指尖冷同时并见。恽铁樵认为在惊风前兆期，宜发汗解肌，清热凉血，用葛根芩连之属合薄荷、芦根、生地黄，无汗的，亦可用麻黄。若病情进一步加重，见面色青或赤、口唇干燥、指尖凉、手指瞤动、握拳有力、目光转动不灵活、多啼哭或迷睡、寐中惊跳、泻下青粪，为惊风将作之候，可以在上述方中，加酒炒龙胆三分以泻肝胆之热，与当归、生地黄等养血药同用，无汗者亦不忌麻黄。若惊风已成，则以熄风定惊之虫类药如僵蚕、蕲蛇、全蝎、蜈蚣等为主药。恽铁樵认为惊风抽搐是神经反射挛急所引起的，虫类药可以弛缓神经挛急，能制止抽搐、痉挛、撮口、直视等惊风症状，并且提出“虫类入药，其来已久，《千金方》中，芫青、斑蝥、蜣蛣、蜘蛛、蜥蜴，乃习见不鲜之药，惊风家所常用者，不过前列数种而已”。其多年的临床经验总结出虫类药中以蜈蚣性最猛悍，全蝎次之。用全蝎不能制止之惊风，用蜈蚣则多可制止。

恽铁樵在《伤寒论研究》中指出：“急性粟粒性结核固与痉病有相似之处。然急性粟粒性结核实非痉病，流行性脊髓炎乃真痉病。”他对西医流行性脊髓炎的病程、临床表现及致病原因进行了详细分析。并将其与《千金方》“痉病”的叙述进行了对比后得出该结论。此外，他还辅以案例进行论证。恽氏

在《惊风经验谈》及《脑炎救治法》中对惊风、脑脊髓膜炎的症状、发病特点等方面做了详细的鉴别诊断。他说："脊髓炎与惊风不同之处，惊风抽搐神昏，脊髓炎亦抽搐神昏；惊风阵发，脊髓炎初起亦阵发；惊风变证有项反折，脊髓炎亦项反折，此皆相同点。其不同之点，脊髓炎为流行性，同时同病者可数十人，惊风则非流行性；惊风限于婴儿，三岁以前最多，三岁以后较少，八岁以后更少，脊髓炎则无论童稚、成人或老人，皆能患之。""脊髓炎之症状，大段与惊风同，其不同者，在初期目赤、头痛、后脑酸痛，其发热甚者，浑身振振动摇，此皆非惊风所有。就中发热一项，惊风虽有之，非必具条件，脑炎则无不发热者。其在中期，惊风阵发，当其定时，神色甚安详，脑炎则躁烦、骨楚、头痛、脘闷、泛恶等症，错杂而见，病情与伤寒相似，故仲景《伤寒论》谓痉、湿、暍与伤寒相滥。其在末期，不但项反折，脚亦蜷，谵语奇多，不但谵语，且叫号，凡此皆为惊风所无，此其大较也。"恽氏首次详细论述了中医惊风与西医脑脊髓炎证候的鉴别，是中西医较高层次上的汇通，为疾病的临床鉴别、治疗提供了参考。

恽铁樵在《生理新语》中为了说明中西医治疗疾病上的不同，尝试用西医学术语来沟通中西医治疗疾病之思路，他说："其沟通之理奈何？曰：是抗生素之故。凡喉症一次撄疾而愈，则终身免疫，虽终日周旋患者病榻间，亦不传染，问何以能不传染？曰：以抗生素强盛之故。抗生素为内分泌关系，乃无管腺之所制造。喉症之初步汗腺闭，故无汗；喉头扁桃体肿胀，故喉痛。得麻杏石甘汤则汗出，汗腺得疏通，扁桃体之肿胀者遂快然而衰，是腺体不病。腺体不病，抗毒之力强盛，故虽有微菌，不能为害。其效捷于影响，此为事实，非可以口舌争者。是故以血清治喉症是增加抗毒之力，以制微菌；以麻杏石甘治喉症，是保护腺体，使制造抗毒素之能力不稍减杀，以制微菌，其理同也。增加抗毒力，菌虽受制，腺体之病须缓缓恢复，故愈期须六日。保护腺体，使其不病，是直接治腺，故愈期仅六钟。是故西人以血清治喉菌，自谓探源根治，不知麻杏石甘乃真探源、真根治。"恽氏采用西学知识，用通俗的语言说明喉症中西医治疗的思路、方法，由此可见，恽氏在此方面进行中西医沟通所做的努力。

恽氏在治疗霍乱时，提出了中西医术是同出一辙的。他在《霍乱新论》中说："真霍乱之涣汗，其症结在心房弱，故西法用强心针有效，中法用四逆汤亦效。其所出之汗，是血中之水分，止水莫妙于盐，故西法用盐水针有效，中法《圣济方》中有用盐与生姜两味者，此方余未尝试验，然以理揆之，可以知其必效，因盐能止水，姜能回阳，真霍乱之呕，因吸酸除炭之作用败坏而呕，故西法十滴水中有樟脑，此与中药痧药红灵丹、辟瘟丹等之有麝香同一理由，比类而观，可谓中西医术同出一轨。”对于真霍乱，除了使用辟瘟丹外，还需要服用西药十滴水，由此提出了中西医药物的结合使用。他说：“若真霍乱则必须二分，且必须辟瘟丹之外，再服十滴水，其重者，必须再服四逆汤。十滴水的药方组成为：印度麻酒六钱四十滴、樟脑杂酒八两四钱、姜酒四两二钱、淡氢盐酸一两五钱廿滴、薄荷酒一两五钱廿滴、辣椒酒六两五钱廿滴、白兰地二两四钱、淡硫酸二钱。该方“是从美国西医处抄来，最是平正有效之药方，但得病机不误，标准不误，可以应手取效。虽名为十滴水，最少当服半瓶，病重者酌量多服。”

四、后世影响

恽铁樵医学上卓有建树，其在儿科的诊治与治疗方面都值得我们进一步借鉴和研究，对当今中医儿科诊治具有积极的现实意义。首创中医函授教育，培养大量中医学界的骨干力量，其创办的铁樵函授中医学校成为近代中医教育史上以函授形式办学影响最大的中医学校。为中医药事业的复兴作出了重要贡献。其对中西医学都有较为客观地认识，在进行中西医汇通时，从近代科学的角度，提出了一些独创性的见解。在当时的年代，恽氏就认识到中西医在文化背景、思维模式、理论体系、逻辑方法、诊断方法及治疗思路方面的差异。强调中西医汇通要以中医学说为主体，从临床实践上进行汇通，吸收近代西医学之特长，产生新中医。其中西汇通思想近代中医学发展史上产生了深远的影响。

五、结语

恽铁樵一生自强不息，在教育、文学、医学领域声名卓越。在医学上，刻苦钻研，博览群书，学贯中西，一生撰写了大量的医学著作，是汇通派最杰出的代表，其以中医为主体、创新中医的思想直至今日仍值得我们继承发扬。

郜文辉

参考文献

[1] 蔡定芳.恽铁樵中西医汇通流派代表人物萃谈——恽铁樵（下）[J].上海中医药杂志，

2019，53（04）：5–10.
[2] 蔡定芳 . 恽铁樵中西医汇通流派代表人物萃谈——恽铁樵（上）[J]. 上海中医药杂志，2019，53（03）：5–8.
[3] 章时年 . 清代名医——恽铁樵 [J]. 益寿宝典，2018（06）：59.
[4] 王慧，李鹏英 . 关于恽铁樵对《伤寒论》六经认识的探讨 [J]. 环球中医药，2017，10（11）：1396–1398.
[5] 章巨膺 . 恽铁樵先生的学术经验介绍（摘要）[J]. 中医杂志，1961（04）：6–8.
[6] 杨志华，胡菲，袁久林，等 . 从民国期刊看恽铁樵儿科诊治特色 [J]. 中医学报，2016，31（11）：1720–1722.
[7] 张海芳，于志峰 . 恽铁樵诊舌特色探析 [J]. 国医论坛，2016，31（04）：16–17.
[8] 李家振 . 恽铁樵学术思想 [J]. 重庆医药，1983（02）：55–57.
[9] 李家振 . 恽铁樵学术思想探讨 [J]. 四川中医，1983（04）：53–55.
[10] 孙汉庭 . 记恽铁樵先生辨舌的经验 [J]. 上海中医药杂志，1962（04）：28.
[11] 熊俊，张玉萍 . 恽铁樵儿科治疗经验探析 [J]. 中国中医药信息杂志，2011，18（11）：89–90.
[12] 陈清光，邢斌，韩栋，等 . 儒医恽铁樵启示录 [J]. 辽宁中医杂志，2011，38（07）：1350–1351.
[13] 陆翔 . 恽铁樵温病观评析 [J]. 中医杂志，2011，52（11）：907–909.
[14] 蒋炳昌 . 伯乐文坛荐英才，杏林大家倡汇通，海上儒医恽铁樵 [J]. 收藏家，2011（02）：60–64.
[15] 杨枝青，毕丽娟，杨杏林 . 恽铁樵与陆渊雷学术观点比较 [J]. 中华医史杂志，2010（04）：206–209.
[16] 熊俊，张玉萍 . 恽铁樵中医教育思想初探 [J]. 中国中医药信息杂志，2010，17（07）：99–100.
[17] 陆翔，戴慎 . 恽铁樵《内经》观初探 [J]. 南京中医药大学学报，2009，25（02）：90–92.
[18] 张文，赵石麟 . 恽铁樵的中西汇通思想探讨 [J]. 陕西中医，1985（09）：427–429.
[19] 肖阳 . 弃文从医恽铁樵 [J]. 科学与文化，2008（05）：50–51.
[20] 狄忍安 . 文坛伯乐，中医大家——恽铁樵先生传略 [J]. 医古文知识，2004（04）：14–15.
[21] 吴中云 . 恽铁樵与中西医汇通派 [J]. 科技潮，1998（09）：100.
[22] 许天德 . 恽铁樵运用附子的经验 [J]. 辽宁中医杂志，1990（10）：7–9.
[23] 董其圣 . 恽铁樵论七损八益 [J]. 江苏中医，1990（01）：33.
[24] 施毅 . 恽铁樵妙着用附子 [J]. 上海中医药杂志，1989（08）：18.
[25] 张文，韩中平 . 试评恽铁樵中西汇通思想中的方法论 [J]. 中西医结合杂志，1986（08）：507–509.
[26] 柴中元 . 恽铁樵及其《温病明理》[J]. 湖南中医学院学报，1986（01）：4–6.

融会贯通，严谨务实
——蒲辅周疫病理论与实践创新

蒲辅周是我国杰出的中医学家和中医临床家。长期从事中医临床、教学和科研工作，精于内、妇、儿科，尤擅治热病。他将伤寒、温病学说熔于一炉，经方、时方合宜而施。运用中医伤寒温病理论，治疗霍乱、流行性乙型脑炎（乙脑）、麻疹、肺炎等外感热病，奇效如神。在新中国成立后，几次传染病流行时，他辨证论治、独辟蹊径，救治了大量危重病人，名震全国，为丰富、发展中医临床医学做出了宝贵的贡献。周恩来总理称赞他为“高明的医生，又懂辩证法”。

一、创新背景

蒲辅周（1888—1975），原名启宇，四川梓潼人。其祖父蒲国祯和父亲蒲显聪都是当地名医，蒲家在梓潼县东街开办了“杏林堂”。受家庭熏陶，蒲氏11岁后便边上学边由祖父讲授医书，15岁开始刻苦攻读中医。18岁时，蒲氏便独立开业，对就诊的患者一丝不苟，20余岁便名震川北。1955年，国务院在北京成立中国中医研究院，蒲辅周以四川省中医妇科专家的身份，第一批调到中国中医研究院（现名中国中医科学院）工作。新中国成立之初，经济落后，百姓生活艰难，公共卫生体系尚未健全，瘟疫常有散在发生。1956年，北京地区乙脑流行，北京方面的医生按照1954年石家庄海里治疗乙脑的经验，用清热解毒养阴中药如白虎汤、犀角、羚羊角粉，配合西医注射青霉素、输氧等治疗，均不奏效，疫情大有蔓延之势，严重危及人民，特别是儿童的生命安全。在此紧要关头，蒲辅周作为专家组成员，提出了独特的见解。他认为，此次北京地区的乙脑与石家庄的情况有所不同，关键在于具体问题具体分析，要辨证施治，中医历来讲究“必先岁气，毋犯天和”，治疗外感热病必须掌握季节气候的特点。石家庄与北京的乙脑虽同发生在暑季，但石家庄久晴无雨，乙脑患者偏热，属暑温，用白虎汤清热润燥，故见奏捷；而北京雨水较多，天气湿热，患者偏湿，属湿温兼伏暑，若沿用清凉苦寒药物，就会出现湿遏热伏，不仅高热不退，反会加重病情。正确的办法是采用宣解湿热和芳香透窍的药物，湿去自然热退，故主要应用白虎汤加苍术或者是三仁汤，主要药物是鲜藿香、广郁金、佩兰、香薷、川黄连、荷叶等。为中医治疗流行病留下了浓墨重彩的一笔，传为佳话。1958 年，蒲辅周对乙脑、腺病毒肺炎、冠心病和肿瘤等疾病进行重点观察，独辟蹊径，辨证论治，总结出了治疗的规律，显示了其深厚的医学功底。蒲辅周一生忙于诊务，无暇从事著作，晚年由学生根据平日诊疗经验整理了《蒲辅周医案》《蒲辅周医疗经验》《中医对几种急性传染病的辨证论治》《中医对几种妇女疾病的治疗方法》《温病述义》等书。

二、理论创新

蒲辅周擅长治疗温病、内科、妇科、儿科疾病，善于运用辨证论治的理论原则指导临床实践，形成了“辨证准、立法慎，选方精、用药稳”的独特风格。对于临床辨证，提出内伤杂病重在辨虚实寒热，外感时病重在辨表里寒热，使八纲之用，在辨外感病和内伤杂病时得以明晰化。蒲辅周在继承前人学术的基础上，结合临床实践，其主要创新点为：一是系统总结和阐述了乙脑的辨治理论，以清热养阴解毒为纲，制定了八法和六十六方；二是总结了腺病毒肺炎治疗八法；三是对于八法的运用，提出了“汗而勿伤，下而勿损，和而勿泛，吐而勿缓，温而勿燥，寒而勿凝，消而勿伐，补而勿滞”等重要治疗准则；且重视正气、保胃存津是他阐发最精蕴处。

（一）治疗乙型脑炎八法和六十六方

1956 年，北京地区乙脑流行，儿童医院、传染病医院住满了病人，瘟病严重地威胁着人们的生命。大家苦于乏术，蒲老提出运用辨证论治法则，遣用杏仁滑石汤、三仁汤等芳香化湿、通阳利湿之方剂获效，挽救了大量患者的生命，显示了蒲老医术弘深的功底，和勇于创新的精神。1957 年，蒲老根据河北省石家庄治疗乙脑的经验上，结合先贤的法与方，以清热养阴解毒为纲，确立了治疗乙脑的八法：

辛凉透邪，逐秽通里。
清热解毒，开窍豁痰。
通阳利湿，镇肝熄风。
生津益胃，养阴清燥。

选方六十有六以作临床的应用：

1. 辛凉透邪

辛凉透邪是治疗乙脑早期的主要方法之一。前人经验有风淫于内，治以辛凉，在卫汗之可也。温热病初起，邪未深入，总宜辛凉透发，使其热邪外达而愈。否则，滥用苦寒或香窜之品，必致邪遏郁不解，或引邪深入，贻误病情。

（1）邪在卫分：临床症状可见头痛，微恶寒，发热无汗，或有汗不透，口渴，呕吐，脉浮数或滑数，舌质正常苔薄白。

治宜辛凉平剂银翘散或银翘散合葱豉汤；若头痛，身微热，口微渴，但咳，则选用辛凉轻剂桑菊饮加减。咳与头痛重者多用桑菊饮加减，身热重者多用银翘散加减。

（2）邪在气分：临床症状可见发热不恶寒、反恶热，大汗出，大烦渴，面赤头痛呕吐。脉浮洪数，舌质红苔黄。

治宜辛凉重剂白虎汤加减，脉芤甚者加参。若夹湿身重者，用白虎加苍术汤；若表实无汗，面赤口渴，右脉洪大，左脉反小，则用新加香薷饮或黄连香薷饮加减，或二香饮加减。此外，还有凉膈散、六一散、辰砂益元散（六一散加辰砂）、碧玉散（六一散加青黛）、芦根竹叶汤（芦根、竹叶）等方随证选用。

2. 逐秽通里

临床治疗乙脑，若邪尚在卫在气，应以宣透达邪而从表解为原则。若暑秽内阻，热结阳明，治宜芳香以逐秽，清下以通里，里通表自和也。否则，热毒内陷，升降失司，三焦不利，诸窍闭滞。温病最怕表气郁闭，热不得越；更怕里气郁结，秽浊阻塞。就是说，当下则下，当通即通，随证施治，不可拘泥。

逐秽：暑秽弥漫三焦，逆传心包，诸窍闭阻，症见神志不清、昏迷谵语、烦躁不安、舌绛苔少、脉细数，急宜逐秽开窍，清热解毒，用安宫牛黄丸或紫雪丹。若三焦俱急，痰涎壅盛，酌用陷胸承气汤。

通里：症见面目俱赤，气粗声重，潮热谵语，舌苔老黄或者起刺，腹满便闭，脉沉数或沉实，治以峻下热结，常选用大、小承气汤或三一承气汤（即大承气汤加甘草）之类加减。若热结旁流，则选调胃承气汤加减。下后数日，热不退，口燥咽干，舌苔干黑，脉沉数有力，又以护胃承气汤（大黄、玄参、细生地、丹皮、知母、麦冬）加减。若喘促，痰涎壅滞，脉右寸实大，肺气不降者，则以宣白承气汤加减。若小便赤痛，口渴，时烦，脉左牢坚，选导赤承气汤（赤芍、细生地、生大黄、黄连、黄柏、芒硝）加减。若邪闭心包，内窍不通，神昏舌短，饮不解渴，选牛黄承气汤（即安宫牛黄丸加大黄）加减。若津液不足，大便干燥，选增液汤加减，仍不下者，选增液承气汤加减下之。若不通，邪实正虚，不能受药者，治宜攻补兼施，选新加黄龙汤加减。

逐秽通里，本为一法，临床互参，有机结合，灵活运用。若暑秽重而热结轻，可服安宫牛黄丸或紫雪丹，加服少量大黄汁；若热结重而暑秽轻，可在诸承气汤中加少量安宫牛黄丸或紫雪丹。同时，要脉证互参，抓主要矛盾，例如阳明温病，下利、谵语、右脉实或滑疾者，治宜通里清热为主，可选用小承气汤加减；若脉不实者，治宜开窍逐秽为主，可选用安宫牛黄丸或紫雪丹。

3. 清热解毒

暑邪，六淫之一。暑热伤人，其性最烈，热甚化火，火极而为毒，乃暑温发展所致，治宜采用清热解毒一法，急清其热，直泻其毒。临床应视热邪深浅，辨在营在血等，随证施治。

若表里俱热，气血两燔，发热恶寒，头痛剧烈，狂躁心烦，谵语不寐，或吐血衄血，脉浮洪数，或沉细数，治宜清热解毒。常用清瘟败毒饮加减，若表里三焦大热则喜用升降散加减。若热邪伤厥阴，目常开不闭或喜闭不开，时有谵语烦渴舌赤，夜眠不安，脉虚者，或邪在血分，舌质绛，苔黄燥不渴者，用清营汤加减。若热搏血分，并兼秽浊，神昏谵语，或其人表疏，发汗而汗出不止，神昏谵语者，选清宫汤加减。若热羁血分，舌绛，烦热，八九日不解者，选犀角地黄汤加减。若温邪郁于肌表血分，热甚血燥，不能蒸汗，发斑者，选化斑汤加减。若热邪深伏阴分，热自阴来，夜热昼凉，热退无汗者，治宜搜邪透络，选青蒿鳖甲汤加减。真阴绝，壮火复炽而心中烦，不得卧者，治宜清热养阴，选黄连阿胶汤加减。

4. 开窍豁痰

暑邪攻心，痰涎蒙蔽心包，三焦受阻，内外不通，神志昏迷，卒倒不省人事。必须遵循“急则治其标，缓则治其本”的原则，先开窍豁痰，后以清热祛暑之法进行治疗。若因热闭内窍，神志昏迷，谵语烦躁，治宜芳香开窍、以使深入的热邪，从而透出，可选安宫牛黄丸或紫雪丹之类芳香开窍、清热解毒之品。若因浊痰闭塞，神志昏迷，手足抽搐，口流涎沫等症，治宜开窍豁痰，清热安神并用，可选牛黄抱龙丸加减。若因痰厥气闭，牙关紧闭不开，神志昏迷，手足抽搐，或吐泻者，治宜辛温开达，可选苏合香丸或玉枢丹之类，于芳香开窍之中兼有祛寒逐秽之意。

5. 镇肝熄风

痉厥、抽风，是乙脑的主要症状。临床凡因壮热不解，邪窜心包，神昏谵语，手足抽搐，角弓反张，舌苔黄焦，或兼痰热壅闭、脉络不通而抽风者，治以清热化痰，常选用《局方》至宝丹或钩藤息风散之类，热退痰清而风自熄。若热邪深入，津液被劫，或在少阴，或在厥阴，风动作搐者，则选加减复脉汤或加生牡蛎、生鳖甲、生龟甲之类阴复而风自平。若邪踞下焦，消灼真阴而为厥者，治以柔肝息风，选用小定风珠加减。若邪去八九，真阴仅存一二，或因误表，或因妄攻，神倦瘈疭，脉虚气弱，舌绛苔少，时时欲脱者，治以育阴潜阳，选用大定风珠之类加减。

6. 通阳利湿

通阳利湿一法，是治疗乙脑的重要一环。一般说来，秋前发病热多湿少，秋后发病湿多热少，这是言其常。若秋后天气炎热，则应以燥治之，这是言其变。暑必夹湿，治宜清暑利湿，必须注意临床上有湿热并盛、有热胜于湿、有湿胜于热等不同类型。治湿之法，宜用淡渗以通其阳，通阳不在温，而在利小便，即通阳利湿也。

（1）湿热并盛：若暑温伏暑，三焦均受，舌灰白，胸满闷，潮热呕恶，烦渴自利，汗出溲短者，选用杏仁滑石汤加减。若脉缓身痛，舌淡黄而滑，渴不多饮或竟不渴，汗出而解，继而复热，徒利湿则湿不退，徒清热则热愈炽，治宜清热利湿并进，可选用黄芩滑石汤加减。若阳明湿温，气壅为哕者，则选用新制橘皮竹茹汤加减。若湿聚热蒸，蕴于经络，寒战热炽，骨节烦疼，舌色灰滞，面色萎黄，病名湿痹，则用宣痹汤加减。若三焦湿郁，升降失司，脘连腹胀，大便不爽，则以一加减正气散加减。若湿郁三焦，脘闷便溏，身痛舌白，脉象模糊，又需以二加减正气散加减。若秽湿着里，苔黄脘闷，气机不宣，久则酿热，则选用三加减正气散加减。若秽湿着里，邪阻气分，舌白滑，脉右缓，则选用四加减正气散加减。若秽湿着里，脘闷便泄，选用五加减正气散加减。

（2）热胜于湿：若暑湿蔓延三焦，苔滑微黄，邪在气分，选用三石汤。

（3）湿胜于热：若头痛恶寒，身重疼痛，舌白不渴，面色淡黄，胸闷不饥，午后身热，状若阴虚，选用三仁汤加减。若太阴湿温，喘促者，选用《备急千金方》苇茎汤合杏仁滑石汤加减。若湿郁经脉，身热身痛，汗多自利，胸腹白痦，选用薏苡竹叶散加减。

7. 生津益胃

热性病未有不灼伤津液者，治疗当以存津液为要。前人有“撤热以保津液”的经验，就是这个原因。但是热性病末期，胃阴消烁，津液愈亏，治以生津益胃，可收到泽枯润槁之效，临床选方用药，当视病情而定。

若暑热伤气，汗多，脉散大，喘喝欲脱者，治宜酸甘化阴法，益气育阴固脱，选用生脉散加味。若热伤胃阴，但热不寒，舌干口渴，或温病愈后，面微热，脉数，暮热，常思饮不欲食者，治宜甘寒救液法，选用五汁饮加减。若体质素虚，或误伤津液，不大便，偏于液涸多而热结少者，治宜养阴增液，选用增液汤加减。若阳明温病，下后汗出，或下后脉静，身不热，舌上津回，十数日不大便，选用益胃汤或增液辈。

8. 清燥养阴

热性病初中期，一般则撤热以救阴，急下以存阴，选用白虎汤、承气汤之类。若津伤液耗，而致内燥，宜清凉甘寒之剂，才能收到养阴清燥之效。前人有“首用辛凉，继用甘寒”之法，即此意也。

若手太阴暑温，发汗后，暑证悉减，但头微胀，目不了了，余邪不清者，用清络饮加减。若阳明温病，脉浮而促者，选用竹叶石膏汤加减。若暑邪久热，睡不安，食不香，神昏不清，阴液元气两伤者，选用三才汤加减。

（二）腺病毒肺炎治疗八法

根据蒲老的临证体会，创造性总结出治疗腺病毒肺炎八法。他认为，腺病毒肺炎，大凡初期多属实，乃气实、邪实也。一般来说，7日以前多正旺邪实，其治以逐邪为主，邪在表者，或辛散温开，或辛凉透邪，重在开闭，寒凉过之影响宣闭。肺炎初期用药，最怕凉血，引邪内陷，亦忌滋润而助邪。7日后正气渐虚，或正虚邪实，或正虚邪衰，总以虚实互见为多，其治宜扶正逐邪，或攻补兼施。肺炎后期，如血分有热，才能用凉血药。末期阴伤则宜润，可重用沙参、玉竹、百合、二冬一类润肺养阴之药。和胃宜酌加大枣、谷麦芽、荷叶之类。同时，临证要多思考，既要有7日说，又不能拘泥于7日之说，要四诊八纲全面分析，不能草率处理。处常谓之正治法，治变谓之救逆法，处常容易，治变难。处常应变务须视病情而异，不可拘泥。

1. 解表法

在初期，可因风热上受，见发热口渴面赤，咳嗽微烦，舌红苔白，脉浮数，无汗或汗出不彻，治宜疏风清热，通阳宣肺。宜桑菊饮合葱豉汤加减，或风寒袭肺，见发热无汗，咳嗽微喘，痰涎壅盛，舌淡红，苔白或微腻，治宜温散风寒，宣肺化痰，以杏苏散合葱豉汤加减。或暑风伤肺，见发热，脘闷，口渴，咳嗽，无汗或有汗不畅，舌微红，苔白滑，脉浮数，治宜祛暑解表，宣肺祛风，以香薷饮加减。

2. 表里双解法

随邪气深入，可见表寒里热证，症见发热喘憋，口渴或不渴，烦躁，无汗或微汗，舌红，苔微黄或白而微干，脉浮数有力或滑数。治宜辛凉宣泄，清肺平喘，表里两解，以麻杏石甘汤加味。或外寒内饮，见喉间有痰作水鸣声，面青白，舌淡或微红，白苔，不口渴，无里热证，脉浮数，治宜宣肺散寒，化饮解表，以射干麻黄汤加减。或因表虚而喘，见发热微汗，微喘，胸满，下利便稀，舌质淡苔白，脉浮缓，治宜辛温解表，调和荣卫，以桂枝加厚朴杏子汤加减。或表陷结胸发热，上腹满，按之疼，大便干，舌红苔黄腻，脉浮滑或沉数，表邪内陷，痰热互结胸中。治宜辛开苦降，清热涤痰，用小陷胸汤合瓜蒌薤白汤加减。

3. 通阳利湿法

因湿邪肺闭，见发热，咳而胸满，微喘，多痰稠浊或腥臭，舌淡，苔腻，脉沉数或濡。治宜清肺化痰，宁嗽定喘，以千金苇茎汤加味。

4. 清热养阴法

若正虚热闭，见身热无汗，咳嗽喘憋，昏迷，面青白，唇焦齿裂，舌干苔老黄无津，脉沉数无力，以西洋参 6g 扶正，用牛黄散 3g，匀 5 次服，开胸中之热；若正虚人营，则宜清营解毒之剂，佐以宣闭治之。

若余热未尽，见汗后身热不退，喘憋不著，少气欲呕，咽燥口渴，津液不足，舌红，苔少或黄燥，脉虚数。治宜清热生津，益气和胃。以竹叶石膏汤加减。

若暑伤肺气，见发热微喘，神昏，面黄，舌红，少津，胸腹满，脉沉数。治宜消暑益气，王氏清暑益气法加减治疗。

5. 降气豁痰法

若气逆而喘，发热或无热而喘，胸腹胀满，痰多，苔白滑初无苔，脉沉滑。治宜降逆平喘，温化痰湿。宜苏子降气汤加减。若肝气上逆，噫气不除，心下痞硬。治宜镇肝降逆，益胃化痰。以旋覆代赭石汤加减。

6. 益阴生津法

若气逆而咳，见咳逆上气，面赤，舌红无苔，脉细数无力。治宜生津益胃，降逆下气。以麦门冬汤加减。

7. 滋阴复脉法

若阴液枯竭，病久而热不退，以致肌消肉削，形槁神呆，舌无苔，脉细数无力。因阴液枯竭，治宜滋阴复脉。以三甲复脉汤加减。若肝风内动，宜育阴潜阳，镇肝熄风。以大小定风珠加减。

8. 回阳固脱法

本法以参附汤与四逆汤为主，肺炎末期亦有个别阳虚四肢厥逆者，虽不常用，但对于危重者可转危为安，故不可不备。

（三）八法应用，自有创见

蒲老提出："以法治病，不以方求病。随证论治，法随证异，知常达变，法中求法，活法圆融，若固执一病一方，则失辨证论治精神。八法是治疗大法，必须周密思考而运用。当用而用，并得其法，自然应手取效。若当用不用则为失治；不当用而用之，则为误治，尚较易觉察；惟当用而用之，但不得其法，病情不见改善，往往因用法无误，终不解其何故。"从《伤寒论》桂枝汤条下载："温覆令一时许，遍身漐漐，微似有汗者益佳，不可令如水流漓，病必不除。"寥寥数语，已道出汗法效与不效的机理。微似有汗为用法得当，邪却正安；如水流漓为用法不当，伤正而病不除。蒲老由此悟出一个很重要的问题，即矛盾对立统一的法则。他明确提出，善用八法者，必须达到"汗而勿伤、下而勿损、温而勿燥、寒而勿凝、消而勿伐、补而勿滞、和而勿泛、吐而勿缓"的境界。如汗法用于外感表证，能解表透邪外出，使病早期而愈。伤寒宜辛温发汗；中风宜解肌和营；温病虽喜汗解，当辛凉透邪；湿温虽禁汗，但亦要芳香宣透，故有不得微汗，病必难除之论；伏邪拂热自内达外，首贵透达。病因不同，汗法有异，混淆不明，必汗而有伤。汗法尚要因人而异，汗之不及固无功，汗之太过亦伤表。大汗必伤阳，过汗亦耗液。汗而有伤，变证蜂起。再如补法用于虚证，能补其不足，促使患者康复，但必须明白，虚有因虚而病、因病而虚之别，并有渐虚、顿虚之分。虚的范围很宽，有先天、后天之别，有阴阳、气血、津液之分，五脏各有虚证。虚证多样，补剂亦有多种，必须针对使用。漫补往往增其失衡益疾，必有补滞之弊。他指出："补药的堆积，难达到补的效果，甚至引起胸腹、胀满、衄血、便燥等不良反应。张子和云，'《内经》一书，惟以气血流通为贵'，《金匮要略》载，'若五脏元真通畅，人即安和'。"他积数十年临床经验总结出"气以通为补，血以和为补"的体会。既善于运用以通为补之法，又善于掌握补剂的配伍，而达到补而勿滞，八法之蕴，至此大备。他承前启后，发前人所未发。

三、对后世的影响

蒲辅周从事医学事业 70 余年，勤于实践，勇于创新，其精深渊博的学术经验，为中医临床和中医疫病学的发展作出了贡献，为新中国成立后的人民健康事业立下了功劳。1989 年 2 月，原中国中医研究院委员会作出《关于开展向蒲辅周同志学习的决定》，号召该院全体人员："通过学习，要发扬蒲老的治学精神和对中医事业的献身精神，进一步提高中医药的学术水平，激励我们的社会责任感、职业荣誉感和全心全意为人民服务的态度，为振兴中医、发展中医作出贡献！"

蒲辅周培养了许多门人弟子，各有建树和发展。在蒲辅周逝世后，他们仍然在整理、研究和介绍他的学术渊源、治学态度、学术思想和临床经验，为后世中医学者提供了学习的资料。已出版的著作有《中医对几种急性传染病的辨证论治》《中医对几种妇女病的治疗方法》《蒲辅周医案》《蒲辅周医疗经验》《温病述义》等。

吴若霞

融会贯通，严谨务实

参考文献

[1] 张丽娜，李垠含 . 蒲辅周治疗小儿腺病毒肺炎中药频数分析和聚类分析 [J]. 中医学报，2017，32（02）：206–208.

[2] 滑宬，屈毓敏 . 蒲辅周治疗外感温病经验初探 [J]. 北京中医药，2013，32（07）：520–521.

[3] 陈锐 . 蒲辅周乙脑治疗八法 [J]. 中国社区医师，2012，28（29）：20+11.

[4] 王浩 . 蒲辅周治疗腺病毒肺炎经验总结 [J]. 中国中医药信息杂志，2010，17（12）：89–90.

[5] 梁永忠 . 蒲辅周温热病辨治经验探微 [J]. 甘肃中医，2008（04）：14–15.

[6] 唐彦，何平 . 蒲辅周辨治小儿腺病毒肺炎经验撷要 [J]. 江苏中医药，2005（02）：13–14.

[7] 李德珍，杨铭 . 蒲辅周治疗小儿腺病毒肺炎法则析义 [J]. 中医药学刊，2003（10）：1625–1664.

[8] 赵苍 . 蒲辅周先生的学术思想及其成就 [J]. 河西学院学报（自然科学与技术版），2002（02）：122–125.

[9] 薛燕星 . 基于信息挖掘技术的蒲辅周外感热病辨治规律及传承研究 [D]. 中国中医科学院，2012.

[10] 刘建，蒲志孝 . 蒲辅周 [M]. 北京：中国中医药出版社，2018.10.

[11] 中国中医研究院 . 蒲辅周医案 [M]. 北京：人民卫生出版社，1972.12.

[12] 卢祥之 . 国医圣手蒲辅周经验良方赏析 [M]. 北京：人民军医出版社，2012.09.

[13] 李兴培 . 蒲辅周研究 [M]. 乌鲁木齐：新疆人民出版社，1990.02.

[14] 薛伯寿 . 继承心悟蒲辅周学术医疗经验 [M]. 北京：人民卫生出版社，2000.01.

[15] 蒲辅周 . 蒲辅周论温病 [M]. 上海：上海中医药大学出版社，2009.01.

[16] 薛伯寿 . 蒲辅周医学真传外感热病传承心悟 [M]. 北京：人民卫生出版社，2015.12.

[17] 蒲辅周 . 中医对几种急性传染病的辨证论治 [M]. 北京：人民卫生出版社，1960.10.

不慕浮华，潜心青蒿
——屠呦呦与青蒿素

青蒿素的研制成功体现了屠呦呦团队对科学的执着和决心。成功属于有准备的人，屠呦呦用踏实与勤奋赢得成功。数学家华罗庚曾认为：“科学是老老实实的学问，搞科学研究工作就要采取老老实实、实事求是的态度，不能有半点虚假浮夸。”用一株小草夺得诺奖的屠呦呦，是对这句话最好的印证。

一、创新背景

屠呦呦，1930 年 12 月 30 日生于浙江省宁波市一个书香之家。“呦呦”源自《诗经・小雅・鹿鸣》中的一句，寄托了父母对家中唯一女孩儿的美好期待。呦呦成长中，像一棵鹿儿喜爱的青蒿草，挺直的茎上长着许多细细密密的枝叶，每个枝叶都用大自然的养分滋养着自己。母亲是一位大家闺秀，知书达理；父亲屠濂规是一位酷爱读书且通晓医德医术的人士。父亲的书房小阁楼上，有许多医药藏书，中药书上画着草药的插图，这些小草使她着迷。书房成了呦呦童年的乐园，她经常好奇地向大人问这问那。那时人们有病多爱找开堂坐诊的中医。医生为病人把脉、问诊、开方、抓药，病人熬药、喝药、病愈，屠呦呦自幼耳闻目睹中药治病的奇特效果，对中医中药有了深刻印象。一次，医生为治愈一个病人，反复查阅医书，病人愈后送给医生一面鲜红的锦旗，这使她终生难忘。也就是从这时起，屠呦呦爱上了医学，长大了也想当一名医生。她对什么都用心，因此，用心成了她的习惯，也成为她后来探索中草药奥秘的利器。一次，屠呦呦因吃东西不慎患病多日，病愈后她深深感到病痛给人带来的折磨以及药物对治病的重要作用，也坚定了将来学医的志向。中学时，屠呦呦的生物课一直保持甲等水平，对自己感兴趣的事情，她会表现出异于常人的坚毅。

"呦呦鹿鸣，食野之蒿"，似乎早在父亲给屠呦呦取名字时，就注定了她与青蒿的不解之缘。在屠呦呦的手里，这株小草改变并走向了世界！

（一）疟疾与青蒿素

疟疾是经蚊虫叮咬或输入带疟原虫者的血液而感染疟原虫所引起的虫媒传染病。疟原虫在红细胞中增殖成裂殖子，裂殖子胀破红细胞，这样，裂殖子与疟原虫的代谢产物、残余和变性的血红蛋白及红细胞碎片等一并进入血流，部分被多形核白细胞及单核吞噬细胞系统的细胞吞食，刺激这些细胞产生内热原，它们与疟原虫代谢产物共同作用于下丘脑体温调节中枢而引起发热。疟疾主要临床表现为周期性规律发作，全身发冷、发热、多汗，长期多次发作后可引起贫血和脾肿大、致死。

在人类的历史长河中，疟疾一直是一种危及生命具有毁灭性的全球性传染病。它是一种虫媒传染病，疟原虫通过按蚊叮咬或输血传播，从而引发疟疾。据统计，2016 年全球仍有约 2.16 亿疟疾病例，70% ~ 80% 的患者是 5 岁以下的儿童。非洲是疟疾重灾区，在 44.5 万死亡病例中，90% 来自非洲。

在疟疾抗药菌株肆虐的情况下中国政府启动了名为"523"（以其 1967 年 5 月 23 日启用之日命名）的国家项目，以便在国家水平上加大研发新型抗疟药物的力度。1969 年，中国中医研究院中药研究所（现中国中医科学院中药研究所）参加全国"523"抗击疟疾研究项目。在这项任务中，屠呦呦被中医研究院委以组建"523"项目课题组的重任，并承担抗疟中药的研发工作。通过查阅中医药典籍，收集用于防治疟疾的方剂和中药，屠呦呦选择了 640 种可能有效的中草药进行研究，并对包括青蒿提取物在内的 380 多种提取物进行测试。然而初期的结果并不令人满意，但屠呦呦面临研究瓶颈时并没有选择放弃，而是深入研究中医古籍和中药方剂。东晋（公元 3 ~ 4 世纪）葛洪《肘后备急方》中记载的"青蒿一握，以水二升渍，绞取汁，尽服之"对于青蒿素的发现起到了关键性的启发作用，提取青蒿素的过程中可能需要避免高温。

1972 年 3 月，屠呦呦代表中药研究所在南京召开的全国"523"抗疟药物会议上报告了青蒿提取物对鼠疟和猴疟的结果，受到全国同行的极大关注。同年 8 ~ 10 月，青蒿乙醚提取物的临床研究得以开展，其结果表明青蒿素乙醚提取物对 30 例恶性疟和间日疟患者全部有效。这一振奋人心的结果在 1972 年 11 月北京召开的全国会议公布，并由此拉开了青蒿抗疟研究全国大协作的序幕。在随后的十几年里，屠呦呦和国内其他研究团队共同努力，开展了一系列相关工作，包括确定青蒿素的分子式、立体结构和开发更多的青蒿素衍生物等。

至20世纪80年代，青蒿素及其衍生物已成功地治愈了成千上万的中国疟疾患者。随后，青蒿素也传播到了其他亚洲疟疾流行地区和疟疾重灾区非洲。临床数据表明，青蒿素与作用较慢的甲氟喹或哌喹联合使用，可迅速改善恶性疟原虫感染症状并促进寄生虫的清除。与此同时，青蒿素对于之前出现的耐药虫株的治疗效果也十分显著，且毒性和安全问题也鲜有报道。数十年的临床结果和数据统计都证明了青蒿素的疗效和安全性。2005年世界卫生组织正式推荐三天的青蒿素联合疗法（Artemisinin-based Combination Therapies，ACTs）作为抗击疟疾的一线疗法。截至目前，青蒿素联合疗法仍是最有效的抗疟疗法。

（二）抗美援越与疟疾

1965年中国派部队"抗美援越"，战争爆发后，热带丛林耐药性疟疾肆虐，官兵被蚊子叮咬，急发疟疾，高烧不退，大批士兵不是遭受炮火，而是被疟原虫折磨身亡，疟疾造成的非战斗性减员是战斗性减员人数的4～5倍。此时，当地的疟原虫已经对治疗疟疾的首选药物氯喹产生抗药性。美国陆军医学研究所组织研制新一代抗疟药，之后有十四个国家的科研人员筛选了近30万个化合物，以期找到理想药物，结果以失败告终。耐药寄生虫的大规模出现对疟疾的防疫和治疗形成了严峻挑战。而当时的情况以东南亚和撒哈拉以南非洲地区尤为严重。因此，开发新型抗疟药物在当时迫在眉睫，全世界范围的科学家都在为寻求新型抗疟药而努力，中国也不例外。越南无法获得被西方国家全面封锁的药品，更无研发新药，向苏联求助无果，求助中国政府。

（三）"523"办公室与抗疟研究

因为引发疟疾的疟原虫出现强大的抗药性，原有治疗药物失效，全世界都在受疟疾之苦。越南战场上，疟疾愈演愈烈，越南政府向我国请求支援；在国内，疟疾也多次大范围爆发，平均发病率居高不下。1967年5月23日，我国启动"523"项目，全国60多个单位的500余名科研人员投入到抗疟新药的研发中。年仅39岁，却已在中医药研究领域打下了坚实基础的屠呦呦临危受命，成为课题攻关的组长。简陋的设备、匮乏的资源、稀缺的人手，摆在屠呦呦面前的，是一个堪比攀登珠峰的艰难挑战。抗疟药的研发就是在和疟原虫夺命的速度赛跑。在当时的历史背景下，支撑屠呦呦和她的团队坚持下来的是"责任"和"担当"。屠呦呦团队传承了"两弹一星"团队对国家使命的高度责任感与担当。正是有了这种爱国精神，才有了奋斗与奉献，才有了团结与协作，才有了创新与发展，才使得青蒿素联合疗法挽救了众多疟疾患者的生命。

接手任务后，屠呦呦翻阅古籍，寻找方药，拜访老中医，对能获得的中药信息逐字逐句地抄录，实验过程繁复而冗长。虽然最初的研究表明，中药青蒿和胡椒对疟疾抑制率分别在 10% ~ 40% 和 90%，多个团队因青蒿素作用不明显而放弃。而屠呦呦带领组员在 3 个月的时间里，翻阅上百份中国古代医学典籍，从 2000 多个抗疟药方中精选了 640 个方药，开始逐一排查实验。在经历了 190 次失败，筛选了 300 余种中草药后，受东晋葛洪《肘后备急方》中一段关于青蒿描述的启发，屠呦呦考虑提取过程中的温度可能是限制因子，终于在第 191 次实验中取得了成功，屠呦呦终于在 1971 年 10 月 4 日，发现 191 号青蒿乙醚中性提取物样品对疟原虫的抑制率达到 100%。

临床阶段，屠呦呦又以身试药，亲自证实了青蒿素抗疟疗效的安全可靠。如今，以青蒿素为基础的联合疗法，已经成为世界卫生组织推荐的抗疟疾标准疗法。作为青蒿素的重要发现者之一，屠呦呦的这一成果挽救了数百万人的生命。

二、理论创新

青蒿素抗疟疾突破了传统观念和传统理论，这一成果打破了既往认为抗疟药物必须具有含氮杂环的传统观念。青蒿素的化学结构与作用方式与以往的抗疟药物完全不同，是一种新型的倍半萜内酯，只含碳、氢、氧三种元素。而抗疟活性又与倍半萜内酯中的过氧基团密切相关。它的发现被认为是抗疟史上继喹啉类药物之后的一个新发现和重大突破。青蒿素这一全新化学结构，对疟原虫抑制率达 100%，而对哺乳细胞几乎没有副作用的一线抗疟药，其结构特点是学者关注的重点，有抗疟活性的青蒿素衍生物均含过氧键，无过氧键的青蒿素类似物没有显著生物活性，双氧桥化学性质活泼，可与铁发生 Fenton 反应生成羟自由基，对细胞产生强烈毒性。与以往的抗疟药物不同，青蒿素的双氧桥通过类似反应，生成相应的活性氧自由基（Reactive Oxygen Species，ROS）。部分研究认为特异性主要来源于特异激活，如疟原虫里的血红素、二价铁离子能更多地激活青蒿素，或疟原虫线粒体某一物质能特异激活青蒿素，另一类解释认为青蒿素能特异作用于疟原虫的血红素、蛋白质或线粒体。青蒿素作用复杂，可能有多种不同的作用方式，对于不同类型细胞可能采用不同的作用方式，虽然青蒿素在分子细胞水平作用特性上有待进一步研究，而这确实是打破传统抗疟机制的一大创新。

屠呦呦团队将青蒿提取物分离成中性和酸性两部分。研究发现，后者毒性大，且无抗疟作用，去除后者，解决了青蒿素的毒副作用。猴抗疟疾实验也证实中性部分是青蒿抗疟的有效成分。这一发现解决了毒副作用问题。

三、实践创新

（一）青蒿素提取方法创新

屠呦呦课题组筛选出包括青蒿在内的640种中草药抗疟方剂，在初次药物筛选和实验中，青蒿提取物对疟疾的抑制率不高。受东晋名医葛洪《肘后备急方》“青蒿一握，以水二升，渍绞取汁，尽服之”可治“久疟”的启发，屠呦呦最终将焦点锁定在青蒿，她推测植物青蒿中可能有“抗疟”的化学成分。文献提到青蒿抗疟是“绞汁”，而不是传统中药的“水煎”，屠呦呦猜测可能是“高温”破坏了其中的有效成分，于是她改用低沸点乙醚提取青蒿，结果表明，青蒿的乙醚提取浓缩物确实对鼠疟效价显著提高。经反复实验，最终分离的第191号样品对鼠疟原虫抑制率近100%。即低温提取是保障青蒿疗效的关键。这一研究成果在中国的《科学通报》与《化学学报》上发表，青蒿素的分子式被美国《化学文摘》收录。采用乙醚低温提取获得青蒿素是最根本的，这一方法创新不仅提高了青蒿素治疗疟疗效，也说明我国的传统中医药博大精深，中医药的精髓值得科研工作者去发现、探索和研究。

（二）开发开创新药

创新药是具有自主知识产权专利的药物，创新药物强调化学结构新颖或新的治疗用途，在以前的研究文献或专利中均未见报道。首先，创新药从实验室发现新的分子或化合物开始，经动物实验了解其安全性以及毒性反应，阐明其在动物体内的代谢过程、作用部位和作用效果，再经过首次人体试验，经历I期、II期、III期临床试验，证实安全有效及质量可控后，才可获得药物监管机构的批准。创新药物一般先后需经历10 ~ 15年的时间，耗资可达数十亿美元。毋庸置疑，青蒿素抗疟属于创新药物。

1974年，团队先后用黄蒿素治疗疟疾18例，初步结果表明，黄蒿素对疟原虫的毒杀作用比氯喹快，之后，经过两年三次的“大会战”，广东、江苏、四川等地用青蒿素和青蒿简易制剂治疗疟疾2000例，其中青蒿素治疗800例，有效率100%，青蒿素简易制剂治疗1200例，有效率在90%以上。一系列的实验证明了青蒿素抗疟疾的可行性。青蒿研究中心主任李国桥教授建议以最快的速度申报新药，新药于1975年研制成功，并于1979年通过全国鉴定。

1981—2005年，中国开始自行研发复方药物，开发出复方蒿甲醚等系列复方药。

2005年，医学刊物《柳叶刀》(The Lancet)发表文章，指出青蒿素出现抗药性，世卫组织开始全面禁止使用单方青蒿素，改用青蒿素的联合疗法，即每种方案包括青蒿素类化合物，配以另一种化学药物。青蒿素和双氢青蒿素获一类新药证书，屠呦呦因创制新型抗疟药——青蒿素和双氢青蒿素，与另外两位科学家获2015年度诺贝尔生理学或医学奖。

(三)开创了中药单体研究先河

1972年，在全国“523”办公室召开的中草药专业组会议上，屠呦呦作为中国中医研究院中药研究所的代表，报告青蒿对鼠疟原虫抑制率达100%，引起全体与会者的关注。北京中药所和上海有机所借助国内大型仪器确定了青蒿素的分子式，通过单晶X射线衍射分析确认其分子结构，1978年通过X射线衍射分析确定青蒿素的绝对构型。青蒿素是一种具有双氧键的倍半萜内酯化合物，分子式为$C_{15}H_{22}O_5$，无色针状晶体，可溶于乙醇、乙醚，几乎不溶于水。参与523项目的云南省药物研究所和山东省中医药研究所的工作人员开始利用当地植物资源，分别开展分离有效单体研究。

四、巨大影响

2015年10月5日，中国中医科学院终生研究员屠呦呦荣获诺贝尔生理学或医学奖，成为首位获得诺贝尔科学奖项的中国本土科学家。2015年12月10日，屠呦呦在瑞典斯德哥尔摩出席了诺贝尔奖颁奖仪式。2017年，屠呦呦获得国家最高科学技术奖，2018年，摘得改革先锋奖章，2019年6月，屠呦呦团队攻坚“青蒿素抗药性，提出新的治疗应对方案”。2019年，在庆祝新中国成立70周年之际，屠呦呦又被授予“共和国勋章”。面对纷至沓来的荣誉，这位年近九旬的老科学家，全部精力仍放在青蒿素的科研上。

近年来，青蒿素研究中心引进了新生研究力量，比如创建了青蒿素多靶点学说的王继刚研究员，继续以多靶点学说为框架探索着青蒿素的重要靶标和相关通路，有望揭示青蒿素抗疟的深层机理并促进更有效的临床用药。2019年4月25日是第12个世界疟疾日，中国中医科学院青蒿素研究中心和中药研究所的科学家在《新英格兰医学杂志》上提出了“青蒿素抗药性”的合理应对方案。由特聘专家王继刚研究员作为第一作者，屠呦呦研究员指导团队完成。

屠呦呦发现青蒿素抗疟是从无到有的突破，是质的变化。同样，自然界是否存在抗癌、抗艾滋病的特效药？现在无确切答案，可能有，但尚未被发现。是屠呦呦证明特效抗疟药的存在，才有其他人后续的努力，没有屠呦呦强调青蒿素的抗疟作用，没有屠呦呦对抗疟药认识的突破，就没有青蒿素一类新药的发现。原中医科学院院长张伯礼院士认为：虽然青蒿素是特殊时期团队协作的结果，但屠呦呦的贡献是非常关键的。真正的科学研究是不可预见的，在一片混沌中，指出答案的存在才是最根本、最重要的进步。在已知答案存在之后，一步步接近真理也很重要，需要很多创造，值得尊敬，但其重要性不能与原创、发现本身相提并论。从无到有是突破，是质的变化，从有到更好是量的变化。科研需要个人发挥创造力，任何科学创新，最初必然来自某个人的创新思维或发现，故屠呦呦的贡献是基石、是创新的源头、是从 0 到 1 的突破。

参与“523 项目”的云南省药物研究所和山东省中医药研究所的工作人员开始利用当地植物资源，分别开展分离有效单体研究。后续也有不少科技工作者开始研究中药单体的疗效及作用机制，可以说青蒿素的研究为中药成分新药开发以及中医药与科技结合研究开辟了新的方向。

“屠呦呦的获奖为中医药研究打开了一扇大门，为中医药发展带来了希望，更成为中医药的骄傲。”更为中医药走向世界起到了巨大的推动作用。“屠呦呦获得诺贝尔奖”虽然已过去多年，但依然引发了社会的高度关注和热议。成名之后，屠呦呦有了前所未有的声望、荣誉、影响力。但她依然坚守着内心的宁静、淡泊，不丢追求真理的勇气、毅力，胸怀家国和大爱……这就是 70 年来以屠呦呦为代表的我国众多科学家的“品格配方”，更是新中国一路走来、继往开来的“成功秘方”。屠呦呦的“品格配方”也将影响新生代的科技工作者们继续踏实前行。

五、结语

新中国成立以来，在党和国家的高度重视下，疟疾在我国由新中国成立初期的严重流行到现在已经基本被消灭了。这一巨大的改变既是由于青蒿素等一系列新药的发现，也得益于中央和地方各级政府对疟疾防控工作的重视。青蒿素的发现和发展凝聚了一大批中国科学家的智慧，是中国科学家共同努力的结果，是集体的力量，具有划时代的意义。

中国抗疫事业发展到今天，离不开千千万万的科学家们。他们一生致力于防疫事业，极大地推动了中国近代的防疫事业的发展。其间，广大医务工作者、防疫工作者始终冲锋在前，以科学和勇毅守护生命，与凶残的病魔展开艰苦卓绝的斗争。当下我们亦应该明白每次疫情过后的安稳是无数的屠呦呦们呕心沥血，无数的医务工作者冲锋在前为我们创造的，我们应当倍加珍惜，同时也应明白疫情面前，人人有责。

回顾过去的50年，青蒿素经历了从化学物质变成药物的过程，并作为抗疟首选药物在国内外抗疟临床得到广泛应用，为全世界人民带来健康福祉。我们中医药传承者和科技工作者应肩负振兴中华的时代使命，奉献于祖国的科技创新发展，努力发掘，加以提高。中医药是人类伟大的宝库，必将走出国门，造福全人类。当下，我们应当更加努力，传承并发展好中医药事业，促进中医药事业与现代医药技术的结合，从而使其更好地服务社会、造福人民。

邓　娜

参考文献

[1] 沈芬. 呦呦鹿鸣，破壁出飞龙——诺贝尔奖获得者医药学家屠呦呦的故事 [J]. 快乐作文，2020，(Z6)：85-86.

[2] 吴映协. 与青蒿结缘为人类造福 [J]. 新世纪智能，2020，(35)：11-12.

[3] 王继刚，朱永平，徐承超，等. 青蒿素的研究历程与价值 [J]. 新发传染病电子志，2019，4(04)：193-195.

[4] 葛喜珍，李映，韩永萍，等. 科学与思政视角的屠呦呦与青蒿素 [J]. 教育教学论坛，2020，(16)：59-62.

[5] 健康报. 不慕浮华，醉心青蒿：不变的屠呦呦 [J]. 健康中国观察，2019，(10)：38-40.

[6] 侠克. "共和国勋章"获得者屠呦呦——与青蒿结缘用中医药造福世界 [J]. 人民周刊，2019，(18)：33.

[7] Tu Y. The discovery of artemisinin (qinghaosu) and gifts from Chinese medicinc[J]. Nat Med, 2011, 17(10):1217-1220.

再担重任，重振信心
——中医应对严重急性呼吸综合征

一、概述

SARS即严重急性呼吸综合征，亦称传染性非典型肺炎，是一种新出现的急性呼吸道传染病。2002—2003年冬春之交，SARS肆虐全球，这种由前所未知的冠状病毒，一传染导致的全新病种，自2002年底我国广东报道首例患者以来，不到半年时间已在全球范围内造成8000余人感染，700余人死亡，致死率约10%。SARS在很短的时间内在全球多个地区引发了大流行，共波及了世界30个国家和地区，给人类的生命健康带来了严重的威胁与危害，也对全球的社会经济生活产生了巨大的冲击。2003年4月16日，世界卫生组织（WHO）正式宣布这种以前未曾报道过的新的冠状病毒为导致SARS的病原体，并命名为SARS冠状病毒（SARS Coronavirus，SARS-CoV）。

SARS临床特征为发热、乏力、头痛、肌肉关节酸痛、干咳、胸闷、呼吸困难等，部分病例可有腹泻等消化道症状，胸部检查可见肺部炎性浸润阴影，实验室检查外周血白细胞计数正常或降低，抗菌药物治疗无效是其重要特征。重症病例表现为明显的呼吸困难，并可迅速发展为急性呼吸窘迫综合征。

正因为过去并没有SARS相关的文献记载，人们对其病变本质的认识非常有限，因此普遍"闻SARS色变"，对它有莫名的惊恐与害怕，也为本病的防治带来相当大的困扰。诚然，中医学中也没有确切记载，但能从过去的经典文献中以及几千年来与温病斗争的经验中找到防治SARS的方法与对策。

二、中医对SARS的认识

2002年冬至2003年春，SARS在中国及世界各地流行，对医疗预防科学是一次严峻的考验，中医也不例外。对于“非典”这种以发热、咳嗽为主的呼吸道感染疫病，中医并不因其病原未知而觉得陌生。中医界相信早期应用中医治疗可以控制该病。许多中医界的专家都提出了许多宝贵的意见，从SARS的发病和病变特点来分析，SARS的病邪致病力强，发病迅速，具有强烈的传染性和大范围的流行性，正如《黄帝内经·素问·遗篇刺法论》所记“五疫之至，皆相染易，无问大小，病状相似”，故本病当属于温疫。

（一）病名

关于本病的归属范畴，各地根据流行特点、发病过程、临床表现进行分类。大多文献资料认为该病属于“温病”范畴，但在具体分型上有所不同，如“风温”“伏暑”“春温”。辨为“风温”者，认为该病属于中医学的“温病——风温（风热犯肺）”范畴，因其发病在冬春之际，与温病的发病季节相符，感受风热之邪所致。但其发病所出现的证候又与单纯的“风温”不完全相同，其包含有“燥热”之证候。辨为“伏暑”者，认为患者是在暑天感受暑气，藏伏在体内不发，至冬春为时令之邪所感而发。因而初起发病即无明显的表证而见里证或表里证并见，来势迅猛，病情深重，辨为春温，因为该病发于春季，以内热为主要证候，几乎不见表证，故与温病中之“春温”相近。此外，有根据临床表现多挟湿邪为病认为应按“湿温”辨证，另有以“瘟疫”“疫病”等命名的。

（二）病因病机

多数文献认为SARS的致病因素主要有风、热、火、疫病、疫毒、湿邪等。有观点认为是偏于湿热性质的温疫之邪致病。综合各家观点，SARS的主要病机有热、毒、湿、虚等几个方面。其中热包括外来热毒疫邪以及内火虚包括阴虚、气虚、他脏受损。本病发病机制为内火偏盛，加之外感时邪疫毒从口鼻或皮毛直犯入里，外来疫毒引发内在伏邪，侵袭肺脏、热毒湿毒疲肺络，肺气宣降不利，热盛邪实，其病位在肺，同时累及肝、心、脾、胃、肾等他脏，后期耗气伤阴，是以肺脏病变为主的多脏腑损伤。

2003年SARS流行，大多兼湿，一般认为SARS的病因为感受疫病毒邪，或感受雾露污浊之邪。例如，疫情出现之后，无论广州还是北京，均气温偏低，阴雨连绵，自然界形成湿淫之邪，此非时之气为疫毒提供了滋生、繁殖、传播的外部环境，联系西医病理，肺组织表面间质水肿、充血、肺切面可挤出大量水肿液体，应属中医“湿毒”范畴。而广东、北京以及上海诊治的8例资料均可证实。

（三）传播途径及方式

SARS经密切接触、近距离接触及飞沫传播，主要经呼吸道传播，以飞沫传播为主的一种烈性传染病，正如《瘟疫论》提出病自“口鼻而入”，其他传播方式是因接触患者的呼吸道分泌物，经口腔、鼻黏膜、眼结膜等感染。患者常有近期到过病区史，或有接触史，常造成家庭、医院、单位的聚集性发病。

（四）证候分类及类型

关于SARS的证候类型的分类比较混乱，各地命名不统一。但是还是有共同规律可循的，分证方法多采取以期分证的方法。在涉及证候类型的文献中，应用的原始证候名称达多个。总的来说以卫气营血辨证分证的较为多见，也有采用三焦辨证分证的。

（五）治法方药

一般认为，SARS属中医温病范畴，与中医温病辨证论治相一致。理由是温病是具有特异的致病因素即温邪，有一定的传染性、流行性、季节性和地域性。发病变化有不同的阶段性，即卫气营血所属脏腑的功能失调和病理损害。发病到一定阶段出现险恶症状，可见喘促、痉厥、斑疹、出血等。故对SARS的防治可在温病理论指导下进行辨证论治。

病程早期即见发热、微恶寒、胸闷、咳嗽、痰白黏、纳呆、大便黏滞不爽，舌白腻，脉弦滑带数，两肺炎症呈进展趋势。可选用银翘散合藿朴夏苓汤，服药次日热渐退，邪散湿化。邪入气分，湿热留恋，滞而不去，常见发热或寒热起伏、口渴、胸痞腹胀、脘痞呕恶、气促憋闷、舌腻苔白或黄，脉濡或弦滑。SARS常见湿热证型为：湿蕴生热，郁通气机，湿留三焦。痰热阻遏，邪郁少阳，痰阻肺胃，邪伏募原，秽浊郁闭，湿热熏蒸，热毒蕴盛等，临床常选二仁汤。温胆汤，蒿芩清胆汤，达原饮，甘露消毒丹等方剂加减施治。

SARS患者80%均存湿热为患之证型，治疗中重用苍术、白豆蔻、草果之类，使湿化热去。则患者可渡过难关，进入平安之门，肺部炎症也逐渐吸收；若把握不当，湿热蕴结，灼阴伤血，入营血，出现瘀血证治，救治增加许多困难。

中医以湿温病理论面对，世界卫生组织官员马奎尔博士在《直面SARS，中医药防治非典策略》封面引语说的那样：“中医药治疗SARS效果非常神奇。”使中医温病理论在世人面前璀璨夺目。

三、中医药在防治SARS中有明显优势

中医有深厚的群众基础。SARS发病之初，2003年2月在广州曾出现抢购

中药板蓝根和食醋的风潮，后来波及多个地区。当然这种抢购有非理性成分，有必要加以引导，但也反映了人们对中药的信赖。4月8日，有关中医专家公布由8味中药组成的预防药方后，购者众多，也一度令全国各大中药市场药价高涨。

中医积极参与了对SARS的防治，中医认为SARS属温疫，属于温病范畴，所用方法属于温病学方法为主。中医药在对SARS的防治中发挥了积极的作用，其良好的效果是肯定的，成绩不小。现在这方面已经有初步结论。

国家中医药管理局在2003年4月就组织有关专家制定了《非典型肺炎中医药防治技术方案（试行）》。方案主要采用了广东省中医院的治疗经验。5月11日重新修订为《传染性非典型肺炎推荐中医药治疗方案》，作为中华人民共和国卫生部《传染性非典型肺炎推荐治疗方案》的补充。6月11日，国家中医药管理局根据对传染性非典型脑炎恢复期病例临床证候的观察及运用中医药治疗的经验，又组织直接参加传染性非典型肺炎临床一线治疗工作的中医专家对《传染性非典型肺炎推荐中医药治疗方案》中的恢复期治疗方案进行了修订和补充，并增加了针灸治疗的内容，形成了《传染性非典型肺炎恢复期推荐中医药治疗方案》。

中医的科研队伍也投入中医药抗击SARS的研究之中，并已取得初步成果。2003年5月22日，全国防治“非典型肺炎”指挥部科技攻关组宣布：清开灵注射液、鱼腥草注射液、板蓝根冲剂、新雪颗粒、金莲清热颗粒、灯盏细辛注射液、复方苦参注射液和香丹注射液等8种成药对于SARS的不同病理环节能够明显改善症状，这一消息引起世界关注。

中医药防治SARS的结果显示，中医药有六方面显著疗效。首先，中医药理论与实践在预防SARS中发挥了作用。第二，中医药早期干预，可阻断病情进一步发展。第三，中医药可明显减轻患者中毒等临床症状。第四，能缩短发热时间和病程，提高临床疗效。第五，促进炎症吸收，减少后遗症。第六，减少激素使用量及西药的毒副作用，减少全身并发症。

四、后世影响

（一）中医摘掉“不科学”帽子

1949年之后，受科学主义的影响，中医一直受到歧视，其被禁止参加瘟疫防控。此次，在西医束手之时，由于国务院领导的特批，中医药才得以介入SARS防控。最终，中医不负众望，化险为夷。

中医治疗SARS取得显著成就并非偶然，是由中医的科学性决定的。长期以来，这种科学性一直被漠视。1949年以来，国家和社会形成偏见，把西医作为唯一的科学形态，否定中医的科学性。其实，中医独特的、自成体系的原创思维是中国最具原始创新潜力的学科领域之一，蕴含巨大的科学价值。2003年，中医成功防控SARS，终于有机会展示自身的科学性。2005年11月，经国家批准，中国中医研究院正式更名为中国中医科学院，摘掉百年以来“不科学”的帽子，这是中医发展史上的里程碑事件。

在中医摘掉“不科学”的帽子后，中医得到了更高的评价。从科技创新的全新视野看，中医独特的原创思维是中国最具原始创新潜力的学科领域之一，蕴含巨大的科学价值。

（二）《突发公共卫生事件应急条例》启动

在抗击“非典”期间，国务院总理温家宝2003年5月9日签署国务院第376号令，公布实行《突发公共卫生事件应急条例》。这标志着我国突发公共卫生事件应急处理工作被纳入法制化轨道，突发公共卫生事件应急处理机制进一步完善。

《突发公共卫生事件应急条例》规定，“突发公共卫生事件”是指“突然发生，造成或者可能造成社会公众健康严重损害的重大传染病疫情、群体性不明原因疾病、重大食物和职业中毒以及其他严重影响公众健康的事件”；在事件发生后，国务院设立全国突发事件应急处理指挥部，负责对全国突发事件应急处理的统一领导、统一指挥；各省、自治区、直辖市人民政府成立地方突发事件应急处理指挥部，负责领导、指挥本行政区域内突发事件应急处理工作。另外，也规定了有关医疗卫生机构不履行有关义务应当承担的责任、有关单位和个人不按照规定履行应急处理义务应当承担的责任等。

《突发公共卫生事件应急条例》的出台，标志着我国进一步将突发公共卫生事件应急处理工作纳入了法制化轨道，为今后及时、有效地处理突发事件建立起“信息畅通、反应快捷、指挥有力、责任明确”的法律制度确定了基础。

（三）全民性卫生文明的改进

SARS的发生，在媒体上也引发了有关卫生文明的讨论。人们反思了卫生预防疾病的作用，许多省、市出台了有关卫生文明的规定。

例如广州市从2003年5月8日起，全市集中开展为期1个月的爱国卫生运动。广州市爱卫办4月25日协调市法制局、文明办、环卫局、城管支队，草拟《广州市从重处罚随地吐乱丢废弃物通告》，据不完全统计，全市各区及各单位共出动机关干部111932人次，其中厅局级以上领导干部1000多人次。

至 5 月 22 日统计，清理较大宗卫生死角 2246 处，清理垃圾 1 万多吨。

在防治 SARS 期间，经常洗手、吃饭分餐制、加强锻炼等都成为众多中国人生活中的重要关键词。

（四）"非典"元凶与禁食野生动物之争

在防疫工作铺开之时，科研人员对 SARS 源头的研究也在加紧进行。广东最初发现的几例"非典"患者都有过野生动物接触史。科研人员通过对从果子狸标本中分离出来的其中 1 株进行基因测序，显示其与人类 SARS 病毒有 99% 以上的同源性。

在果子狸突然被宣布可能是 SARS 疑凶之后，国家林业局紧急要求全面隔离果子狸。2003 年 5 月 26 日，"不吃野生动物"写入了《广东省爱国卫生工作条例（草案）》。同时，广东省林业局也发出紧急通知，对养殖场现有的果子狸、猴子、蛇、蝠等野生动物，立即在原地隔离封存。

但是广东省林业局召集有关专家开了一个题为"野生动物与人类的关系"的座谈会结果，大部分专家对"禁止吃野生动物"之说表示质疑。一方面，"野生动物"没有明确的概念；另一方面，动物传播疾病不仅仅限于野生者，禽流感、疯牛病均是例子。可以从环保、社会文明等角度提倡少食野生动物，但不必立法强制禁食。就 SARS 而言，研究发现何种动物有传染可能，则针对其采取施，不必一刀切加以全面禁止。

在关于人与果子狸 SARS 病毒高度同源的结论公布之后不久，中国农业大学的研究者得出了不同的研究结果。研究人员在广东等 7 省市采集的 76 份果子狸样本及其他野生动物和家养动物样本中，均未检测到 SARS 样病毒。在没有明确证据的情况下，国家林业局在 2003 年 8 月 15 日发布的《商业性经营利用驯养繁殖技术成熟的陆生野生动物名单》中，果子狸仍被列入其中。市场上也恢复了果子狸供应。

但是，2004 年 1 月 5 日，香港大学以及广东省、深圳市、广州市疾病预防控制中心专家公布最新的检测结果，显示广东市场上的果子狸 SARS 冠状病毒基因结构与最近的疑似病例基因片断相似，进一步提示人类的 SARS 冠状病毒可能来源于果子狸。专家建议广东省把果子狸等野生动物作为 SARS 病毒传染源进行严格控制。但在学术上，这仍然是一个需要进一步研究的课题。世界卫生组织部分专家认为，目前还没有证据证实果子狸与"非典"有传播关系，还需要更多的调查和科研工作才能最终确定病毒与动物宿主的联系。广东省 SARS 科技攻关流行病学组的报告中显示，在对广东 16 个市不同人群 SARS 抗体血清学调查中，发现 994 名野生动物市场销售人员的抗体阳性率为 10.6%；123 名果子狸饲养场人员的抗体阳性率仅为 3.25%，这说明人类 SARS 冠状病毒也可能来自其他野生动物。

五、结语

也许世人很难理解，没有微生物学的中医为什么能治疗传染病？几千年来，中国从未出现过像欧洲那样，一次疫病的流行，死亡人数达一两千万的情况。特别是防治病毒性传染病，中医的疗效远超过西医。

中医药在 2003 年抗击 SARS 的战斗中，充分发挥了这个“伟大宝库”的不可代替的作用，从而让世人重新认识中医药的科学价值，证明中医面对新疫症及其他新的疾病，凭着几千年的学术积淀，能战而胜之。其潜力之大，是出乎人们意料之外的。“振兴中医”不仅是中国卫生事业的大事，也是世界人民的希望。

我们坚信，21 世纪是中华文化的世纪，是中医药腾飞的世纪，只有东西方文化的融合，世界才能更好地前进。

杨艳红

参考文献

[1] 邓铁涛 . 中国防疫史 [M]. 广西：广西科学技术出版社，2006 年 .
[2] 胡芳 . 中医药在抗 SARS 地位的启示和思考 [C]// 中华中医药学会学术部，北京中医药学会 .2004 年全国中药研究暨中药房管理学术研讨会论文汇编 . 浙江省奉化市人民医院，2004：2.
[3] 曾丽梅 . 城市公共卫生突发事件应急处理的仿真研究 [D]. 同济大学，2007.
[4] 周耀庭 . 温病学在治疗 SARS 中的运用 [J]. 湖南中医药导报，2004（04）：5-7+20.
[5] 孙伯欣 . 疫病流行因素分析与中医疫病理论创新的研究 [D]. 湖北中医药大学，2010.
[6] 方泓，刘芳，吴银根 . 运用温病理论治疗 SARS 临床心得 [J]. 上海中医药大学学报，2003（04）：15-16.

应时而起，卓立宏效
——中医在新冠肺炎疫情中的创新

2019 年 12 月，湖北省武汉市发生了不明原因引起的病毒性肺炎，中国学者经研究鉴定认为本病是由一种新型冠状病毒引起。2020 年 1 月 13 日，WHO 将引发病症的冠状病毒暂称为“2019-nCoV”，同日，国家卫生健康委员会将此种病毒引发的病症称为“新型冠状病毒肺炎（Novel Coronavirus Pneumonia，NCP)”。2020 年 2 月 11 日，WHO 正式命名该病为“2019 冠状病毒疾病（Coronavirus Disease 2019，COVID-19)”，到 2020 年 3 月 11 日，世界卫生组织在正式宣布可以用“Pandemic”（全球大流行）形容新型冠状病毒的流行形势。这意味着，世界卫生组织正式承认，新型冠状病毒进入全球大流行状态。据 WHO 统计，截至 2020 年 1 月 8 日，全球已有累计确诊病例超 8849 万人，累计死亡人数 190 万人以上。

一、疫病突起，来势汹汹

2019 年 12 月 27 日，湖北省中西医结合医院向武汉市江汉区疾控中心报告不明原因肺炎病例。武汉市组织专家从病情、治疗转归、流行病学调查、实验室初步检测等方面情况分析，认为上述病例系病毒性肺炎。

2020 年 1 月 7 日，致病病原被鉴定为新型冠状病毒（2019-nCoV)，随后进行了基因序列分析，开发了检测方法。研究表明“2019-nCoV”病毒与 SARS-CoV［严重急性呼吸系统综合征（Severe Acute Respiratory Syndrome）冠状病毒］和 MERS-CoV［中东呼吸综合征（Middle East Respiratory Syndrome）冠状病毒］，虽然有相似性，但截然不同，虽然病人早期表现可能不如 SARS-CoV 和 MERS-CoV 严重。但是，发病数迅速增加，人际传播迅速，均表明该病毒比 SARS-CoV 和 MERS-CoV 更具传染性。

2020年1月20日，经国务院批准同意，国家卫健委决定将新型冠状病毒肺炎纳入法定传染病乙类管理，但采取甲类传染病的预防、控制措施，同时将该病纳入国境卫生检疫法规定的检疫传染病管理。2020年1月23日，武汉市疫情防控指挥部宣布全市城市公交、地铁、轮渡、长途客运暂停运营，机场、火车站离汉通道暂时关闭。两天后，中国政府做出了最高级别的承诺，动员一切力量遏止这一传染病的流行。经过坚苦卓绝的抗疫行动，我国从2020年2月每日新增2000余例到2020年3月18日，湖北新增确诊病例0例（武汉0例），全国无新增本土确诊病例，新冠疫情在中国本土得到基本控制，据中华人民共和国国务院新闻办公室发布的《抗击新冠肺炎疫情的中国行动》白皮书，至2020年5月31日24时，中国31个省、自治区、直辖市和新疆生产建设兵团累计报告确诊病例83017例，累计治愈出院病例78307例，累计死亡病例4634例，治愈率94.3%，病亡率5.6%。

二、应对新冠疫情的中医药参与机制创新

在本次疫情中，中医药有非常高的参与度，中医药的充分参与，全程参与是应对本次疫情的一个明显的机制创新。政府防控疫情坚持中西医结合、中西药并用，发挥中医药治未病、辨证施治、多靶点干预的独特优势，全程参与深度介入疫情防控，中医学者、专家从中医角度研究确定病因病基、治则治法，形成了覆盖医学观察期、轻型、普通型、重型、危重型、恢复期发病全过程的中医诊疗规范和技术方案，在全国范围内全面推广使用。中医医院、中医团队参与救治，中医医疗队整建制接管定点医院若干重症病区和方舱医院，其他方舱医院派驻中医专家。中医药早期介入、全程参与、分类救治，对轻症患者实施中医药早介入早使用；对重症和危重症患者实行中西医结合；对医学观察发热病人和密切接触者服用中药提高免疫力；对出院患者实施中医康复方案，建立全国新冠肺炎康复协作网络，提供康复指导。中医药参与救治确诊病例的占比达到92%。湖北省确诊病例中医药使用率和总有效率超过90%。

（一）中医早期介入、全程参与

与近些年来，我国控制传染病主要以现代医学方法为主不同，在此次新型冠状病毒肺炎疫情治疗和防控中，中医药早期介入，且几乎全程参与其中，在防控过程中除了常规治疗方法外，中医药治疗起到了重要作用。由于在疫情初起阶段，全世界都对2019-nCoV知之甚少，其所致疾病的发病规律、疾病特点、治疗方法均处于摸索阶段，因此在重症病人、高龄病人和有基础疾病的

病人病死率较高。据已有临床数据和案例可以验证，中医药的早期、全程参与对于缓解患者症状、延缓或者减少轻症发展成为重症的过程中发挥了非常重要的作用。

2020 年 1 月 21 日，国家中医药管理局召开会议就指出，推动形成中西医协同的防控机制，研究提出中医药诊疗方案，纳入新一版新型冠状病毒肺炎诊疗方案并发布实施。中医药要及早介入，中西医结合救治重症和危重症患者，发挥中医药独特作用。2020 年 1 月 28 日，国家中医药管理局下发《关于进一步做好新型冠状病毒感染的肺炎中西医结合救治工作的通知》，明确坚持中西医结合，充分发挥中西医结合救治新型冠状病毒感染的肺炎的优势。通知中要求，应充分认识目前严峻的疫情防控形势，做好应对疫情可能进一步扩散的各项准备工作。充分发挥中西医结合治疗优势，要加强中医人员与西医人员的配合，加强中医医疗机构和其他医疗机构之间的协作。要充分发挥中医药专家的作用，加强辖区内医疗救治工作的技术指导和支持。要同步实施临床科研工作，因地制宜优化诊疗方案，针对有效治疗方案和有效药物开展临床研究。

在疫情防控工作中，各地卫生行政部门均积极行动，强调中医药在疫情防控中的重要作用，积极探索形成中医药参与防控疫情机制。如云南省成立了由国医大师、全国名中医及省级名中医在内的多部门、多学科专家参与的省级中医药防治专家组，参与省级中医药防治。建立完善中西医会诊制度，要求确保中医药在新型冠状病毒感染的肺炎防治工作中及早主动介入。且其结合国家第五版诊疗方案和云南实际情况，修订下发了《云南省新型冠状病毒感染的肺炎中医药防治方案（试行第二版）》，指导各地各单位全面落实中西医协同诊疗机制，充分发挥中西医结合救治新型冠状病毒感染的肺炎的优势，提高患者治愈率。

甘肃省卫生健康委员会提出六项举措，提升新型冠状病毒肺炎中医药救治能力。其中特别提出，要规范开展中西医结合救治工作，对疑似和确诊病例，中医药专家第一时间介入，和西医专家共同拟定中西医结合救治方案，确保所有病例尽早、及时、全程使用中医中药，努力做到“一患一方案”；没有中医专家资源或中医能力不强的医疗机构，第一时间向本级卫生健康行政部门申请调派中医药专家参与救治工作。

中国社会科学院研究员、中医药国情调研组负责人陈其广在接受《经济参考报》记者采访时表示，中西医并重是这次抗击新型冠状病毒肺炎疫情的一个显著特点，也是非常成功的一个制度举措。

陈其广说，此次新型冠状病毒肺炎疫情治疗吸取了 2003 年抗击非典的经验教训，从防治战役打响之初，中医药队伍便介入了临床一线的诊治工作，和西医药并肩、协同战斗。实践结果表明，在疫苗缺席又没有精准的特效靶向药物可用的情况下，灵活利用我国传承千百年的中药组方和中成药加减组合，辨证施治，在防治新型冠状病毒肺炎方面具有明确效果，个别组方的有效率甚至达到 90%。

（二）中医药科研攻关先行

2020 年 1 月 27 日，国家中医药管理局以临床急用实用效用为导向，紧急启动“防治新型冠状病毒肺炎中医药有效方剂筛选研究”专项，在山西、河北、黑龙江、陕西四省试点开展清肺排毒汤救治新型冠状病毒肺炎患者临床疗效观察。

2020 年 2 月 3 日，国家应急科技攻关项目——中西医结合防治新型冠状病毒肺炎的临床研究在武汉正式启动。首都医科大学附属北京中医医院院长刘清泉介绍，课题将重点研究国家应急科技攻关项目的中医证候特征和演变规律，中西医结合治疗对轻症的临床疗效优势、对重型和危重症的临床价值。

在该项目的启动仪式上，张伯礼表示，治疗新型冠状病毒肺炎，中医药可以全疗程、全方位发挥作用，中医西医各有所长，各有侧重，优势互补，协同取效。治疗此次肺炎目前尚无有效药物，中西医协同救治病患就显得尤为重要。

在应对疫情时，强调科学的重要性，国家通过组织科研攻关，发现和总结新冠肺炎疫情特点、中医治疗规律，积极进行中医药干预的临床试验，是本次中医应对疫情的新方式，对促进中医理论发展，更好地发挥中医药治疗作用有重要意义。

三、应对疫情的中医药理法创新

（一）参与治疗，有“三药三方”

2020 年 3 月 27 日，在全球疫情会诊室举行的第 3 场中医专场中，中方专家向外方推荐中医中药在抗击新冠肺炎中筛选出的具有疗效的“三药三方”，即金花清感颗粒、连花清瘟胶囊、血必净注射液及清肺排毒汤、化湿败毒方、宣肺败毒方。这“三药三方”是中医救治新冠肺炎患者时总结出来的有效方剂，针对新冠肺炎致病的总特点，所验证和总结的“三药三方”，其临床疗效确切，有效降低了发病率、转重率、病亡率，促进了核酸转阴，提高了治愈率，加快了恢复期康复。

1. 金花清感颗粒

金花清感颗粒是2009年甲型H1N1流感大流行期间研发的一个中成药。其主要功效为疏风宣肺，清热解毒。在治疗疫病患者中对治疗轻症、普通型患者中具有确切疗效。可缩短退热时间，淋巴细胞、白细胞复常率提高，转重症率明显下降。

2. 连花清瘟胶囊/颗粒

连花清瘟胶囊/颗粒来源于经典各方麻杏石甘汤和银翘散。主要功效可清瘟解毒、宣肺泄热，其对治疗轻型、普通型患者有疗效。发热、咳嗽、乏力等症状消失时间快，能够减少轻型、普通型转重症的发生，促进核酸转阴。

3. 血必净注射液

血必净注射液主要用于治疗脓毒症，在治疗重型、危重型患者，其是2003年非典期间研发上市的中成药，其主要起化瘀解毒作用，对感染诱发的全身炎症反应综合征有较好效果，也可配合治疗多器官功能失常综合征的脏器功能受损期。

4. 清肺排毒汤

在第七版诊疗方案中，清肺排毒汤方适用于新冠肺炎确诊患者的各阶段治疗。疫病救治过程中的临床观察发现，该方能有效阻止疾病进展，同时在抢救过程中也起到了非常好的作用。该方由21味中药组成，分别是麻黄、炙甘草、杏仁、生石膏、桂枝、泽泻、猪苓、白术、茯苓、柴胡、黄芩、姜半夏、生姜、紫苑、款冬花、射干、细辛、山药、枳实、陈皮、藿香。全方体现了《伤寒论》中四首经典方剂的加减。中医认为新冠肺炎疫病系自然界中“疫戾”邪气进入人体后首先犯肺，肺脏的宣发肃降失常，肺气上逆而出现咳喘，肺主水，通过宣发肃降功能推动和调节全身水液的运行，肺正常功能受损，既可以出现咳嗽、喘息等症状，又可因水液输布失常加重咳逆上气，同时出现小便不利。此方中选用的麻杏石甘汤，麻黄与石膏相伍可宣散肺中风热，同时清宣肺中郁热，有助肺脏宣发肃降功能恢复正常。组方应用射干、麻黄、姜半夏、紫苑、款冬花诸味药物，取射干麻黄汤之意，发挥下气平喘之效，与麻杏石甘汤同用可改善肺部咳嗽、气喘症状。另外此方中含小柴胡汤部分药物，小柴胡汤可和解半表半里之证，此意在防止病邪入里，同时调和胃气，保护患者的消化功能。“治湿治法，不利小便，非其治也”，此方中包含五苓散中的全部药物，取其通利小便祛湿之功，小便通利则邪有出路，既可以温阳化气以助利水，又

（三）湖南方案组方及思路

以湖南地区所公布的预防方为例，湖南中医药大学、湖南省中医药研究院通过专题研究，由国医大师刘祖贻挂帅，秦裕辉、戴爱国、葛金文、熊辉、陈新宇、李木清、苏新平、贺又舜、胡方林、左亚杰等专家共同讨论，制定出了两个预防方剂。

新冠1号（XG–1）

组成：黄芪15g，白术、连翘、山银花各9g，藿香、石菖蒲、防风、甘草各6g。

用法：一日一剂，水煎，分2次服用。此为成人一日剂量，如多人服用，可视人数加大服用剂量。功用：益气固表，健脾化湿，辟秽解毒。适用人群：成年人的预防用药，可连服35天。方解：方中黄芪甘温，大补脾肺之气，固表实卫，为君药。白术健脾益气，助君药益气固表，使气旺表实，腠理固密，为臣药。防风辛温，走表以祛风除湿且升脾中清阳，伍黄芪则益气御邪，固表不留邪，祛邪不伤正，伍白术则健脾和胃，且为脾经引经药，东垣日“若补脾胃非此引用不能行”；藿香、石菖蒲辛温芳香，既解在表之风寒湿邪，又化在里之湿浊，且可辟秽和中；连翘、山银花辛凉，既有辛凉透邪，清热解毒之效，又具芳香辟秽之功，共为佐药。甘草既可调和诸药，护胃安中，又可合黄芪、白术益气实卫固表，是为佐使。诸药配伍，固肺卫，实肌腠，健脾胃，化湿浊，辟秽气，解热毒。重在健脾益气，俾脾气旺则肺气足，亦“培土生金”之意。全方补中寓散，散不伤正补不留邪；温中有清，温不助热，清不伤阳。共奏益气固表、健脾化湿、辟秽解毒之功。

新冠2号（XG–2）

组成：黄芪30g，山银花15g，陈皮9g，大枣5枚，甘草7g。用法：一日一剂，水煎，分2次服用。此为成人一日剂量，如多人服用，可视人数加大服用剂量。儿童服用量视年龄酌减。功用：益气固表，健脾和胃，清热解毒。适用人群：体虚易感冒者、老年人、儿童的预防用药，可连服57天。方解：方中黄芪甘温，大补脾肺之气，固表实卫，重用为君。陈皮辛苦性温，理气健脾，和中燥湿，合黄芪既能助其健脾之功，又使其补而不滞，东垣日“夫人以脾胃为主，而治病以调气为先，如欲调气健脾者，橘皮之功居其首焉”，为臣药。山银花辛凉，既有辛凉透邪，清热解毒之效，又具芳香辟秽之功，为佐药。大枣、甘草益气健脾，合黄芪加强益气实卫固表之功，甘草兼能调和诸药，共为佐使。诸药配伍，重在培固正气，兼以辟秽化湿、清解热毒。

武汉位于江汉平原东部和长江中游，长江和汉江在城中交汇，市内江河纵横、湖港交织，水域面积占全市总面积四分之一，被誉为“千湖之城”。加之2019年12月以来，武汉按二十四节气应是寒冬之时，却反而为暖冬，阴雨天连绵近旬，不时之气留恋持续。吴鞠通在《温病条辨·上焦》中指出：“冬温者，冬应寒而反温，阳不潜藏，民病温也。”《素问·六微旨大论》中“有至而不至”，武汉的暖冬和阴雨的气候相互影响，为此次疫情提供了良好的外部环境。而湖南与湖北接壤，自古即属荆楚之地，境内四水纵横，洞庭湖平原湖泊众多，很多地区山水相连，环境相同，气候相似，语言相同，民俗相通，人员往来十分密集，因此在疫病的发病和防控方面有相似之处。在预防处方时既要考虑气候环境因素，又要考虑体质因素以及此次疫情的病因及病情演变规律。本次疫情病因病机总的来说均以“湿”为主，随着病情的变化，出现夹寒、夹毒、化热、化燥、生瘀、致虚等病机变化。而预防是针对未病之时的正常人进行的干预行为，正常人不存在明显的各种病因病机变化，但因体质不同有感染病邪的可能。预防一是提高自身免疫力，二是避免发病原因，所谓“虚邪贼风，避之有时”。因此两首方均重在扶助正气，提高人体免疫力，同时兼以芳香化湿、辟秽解毒。新冠1号（XG–1）由玉屏风散加芳香辟秽的藿香、石菖蒲，并取银翘散之意组成；新冠2号（XG–2）以固表防感冲剂为主加山银花、陈皮、甘草组成。玉屏风散作为经典名方，具有益气固表的功效，用于肺卫气虚证，对表虚不固所致的多种疾病均有很好疗效。药理研究表明玉屏风散具有提高免疫功能、固本御邪的作用，常用于防治免疫低下所致反复发作的上呼吸道感染，并可直接抗击病毒。固表防感冲剂由国医大师刘祖贻于20世纪70至80年代发明，由黄芪、大枣组成，具有很好的益气固表、预防感冒作用，能全面提升人体免疫功能，包括细胞免疫与体液免疫，并且能诱导人体产生干扰素。刘老认为，正常人尚未感邪，首先应该是固护人体卫外之气，尤其是老年体弱之人，多有气虚存在，易招外邪侵袭。

四、结语

传染病是威胁人类生命健康的重大疾病，2019年底以来的新冠肺炎疫情更是关系国计民生。国外疫情形势严峻，入境病例的防控形势也日趋严峻，中医药在抗击传染病的战斗中发挥了重大作用，积累了丰富、有效的防治经验。虽然新冠肺炎已经肆虐全球已超过一年，造成了上百万人死亡，但仍没有特效药，虽然已经开发出许多疫苗，但接种率仍有待提高。可以预计的是，中国及其他国家在相当长的一段时间内要与新冠肺炎斗争。在斗争过程中，中国的医疗体系较其他国家而言的优势力就在于中国还有中医，中医有治疗新冠肺炎的有效方案，例如“三药三方”是中医药抗击疫情实践中有效方案的典型代表，中医人展现智慧，因地因人制宜的开展预防也是证明。

中医有几千年的与疫病斗争的实践，此次应对新冠肺炎的实践又一次证明，中医药在疫病防控领域是可以发挥作用的，也必须要发挥作用。中医人应该坚定中医药的理论自信、文化自信，展现中医药抗疫的优势，积极促进中医疫病学的不断发展。

胡方林　曹　淼

参考文献

[1] 任星，杨静，张菀桐，等．基于网络药理学探讨新冠肺炎初期用药清肺排毒汤的作用机制 [J/OL]. 世界中医药：1–16[2021–05–30].

[2] 董思颖，江泽强，孟翔鹤，等．王琦教授新冠肺炎预防方预防新型冠状病毒肺炎机制的网络药理学探讨 [J/OL]. 世界科学技术 – 中医药现代化：1–13[2021–05–30].http://kns.cnki.net/kcms/detail/11.5699.r.20210408.2015.010.html.

[3] 蔡羽，曾珉，陈运中．基于网络药理学中药复方“三药三方”治疗新冠肺炎的分期治疗分析 [J]. 世界科学技术 – 中医药现代化，2021，23（02）：358–384.

[4] 王旭杰，张菀桐，王妙然，等．基于网络药理学与化学成分研究的连花清瘟胶囊治疗新型冠状病毒肺炎作用机制探讨 [J]. 世界科学技术 – 中医药现代化，2020，22（09）：3169–3177.

[5] 陈新宇．抗击新型冠状病毒肺炎湖南中医的主动作为与思考 [J]. 湖南中医药大学学报，2020，40（03）：259–262.

[6] 陈青扬，刘佑辉，王伟，等．国医大师熊继柏对新型冠状病毒肺炎的辨治方略 [J]. 湖南中医药大学学报，2020，40（03）：267–270.

[7] 秦裕辉，胡方林，葛金文．新冠系列方预防新型冠状病毒感染用方探讨 [J]. 湖南中医药大学学报，2020，40（02）：129–133.